稱王的病

自律神經失調

前大林慈濟醫院
耳鼻喉科主治醫師
安律診所院長

李丞永　著

自序

這本書的由來，實在很意外，可以寫個簡單小故事來交代始末。

二〇二一年底，我在臉書信箱收到了陌生的訊息，原來是時報文化的主編詢問我是否有意願出書，只要我將網路上發表的文章略加整理即可出版，這便是本書的緣由。而這個緣由又得從十年前開始說起，那時我服務於嘉義大林的慈濟醫院，在門診中，約莫有五分之一的病患是因耳鳴而來求診，然而這麼多病患的耳鳴卻幾乎沒有被治好過或是緩解過，實在令人沮喪，同樣的情形可不只是我所面臨到的，連其他醫師也有類似情形。我們每週開會，研讀許多國際學術期刊，定期參與醫學研討會議，廣納新知，也嘗試不同治療方式，依舊難以改善耳鳴。在那時，有一種利用紅外線照射鼻孔來治療過敏性鼻炎的儀器，這或許是一個契機，我與當時的科部主管何旭爵主任醫師討論，試想將儀器改裝，以紅外線照射耳朵，看看能否治療耳鳴。在二〇一二年，何醫師與我二人去拜訪臨近慈濟醫院的南華大學，請教專業設計的教授，這位教授聽了我們的改裝紅外線儀器的想法，就引薦我們去嘉太工業區，實地走訪業者，瞭解如何設計、改裝。雖然治療耳鳴的紅外線儀器一直都沒有改裝，但與業者交流後，我們重整旗鼓，把教科書的知識擺在一旁，非常專注在耳鳴的治療上面，並且蒐集、記錄各種生病前後所發生的事件與情緒的變化等多種因素。我們設計的治療方式除了口服藥，還有肌肉注射、耳朵注射、頭皮注射、靜脈注射、增生治療、星狀神經阻斷治療，還有中醫針灸、小針刀治療，我們也請遠紅外線廠商提供各式機器照射耳朵，到後來還有開刀治療的方式；在工作之餘，休假空檔期間，開車到全國各地訪視病患，去看看他們的生活與工作環境，為的就是要解開耳鳴之謎。

早在二〇一四年，我們就注意到耳鳴不會單單只有耳鳴一種症狀，它常常還有其他的症狀，比如頭痛、眩暈、焦慮、睡眠障礙、肩頸僵硬、胃腸不適。假如耳鳴能夠改善，那其他的症狀也可能一併改善。我們意識到隱藏在耳鳴的背後，其實是一大群病症，也就是後來我們所知的自律神經失調，而且還觀察到來自於個性的影響因素。在二〇一六年下半年，門診的病患日益增多，有耳鳴病患，也有各種症狀的自律神經失調病患，先後有巫佳珍、孫麗英二位女士病患在臉書設立了社團，也有陳建成先生熱心為我設立了粉絲專頁，那是一個分水嶺。之後，我開始寫文章並張貼在社團與粉專，隨著病患人數的累積，也看到更多、更複雜、更奇怪的病症，於是發表的文章也多數是困難治療的案例。二〇二一年底，我在臉書社團、粉專上已經寫了上百篇關於自律神經失調的文章，而時報文化主編所詢問的，就是要把這些文章加以整理、集結、出版。

書本的由來始末，從十年前的起心動念開始，一點一滴爬梳出自律神經失調的脈絡，再動手寫文章分享到網路；感謝時報文化出版社，將自律神經失調相關的問題、診斷、困難之處，給予付梓刊行的機會，讓更多的人得以窺見究竟。這本書上的所有病症，都是我親自診療的案例，內容也全是平常看診時，跟病患提及的語言，書本編排順序也是我看病的思考順序。在第一章會以醫學院的觀點說明什麼是自律神經失調；第二章則是告訴大家現在醫師、病人所共同面臨的困境；第三章是自律神經失調常見的症狀。看診中，即使閉著眼睛不看病人，只要隨機講出一個症狀，通常有很高機率可以猜對病人的症狀；第四章列出了看診過的所有自律神經失調症狀，從最常見的到非常罕見的症狀都有；第五章是病人在以往就診經驗裡，可能接觸到的藥物。其實藥物並沒有很多種，也就是那幾種藥輪來輪去，我們可以想看看，千奇百怪的病症，除了這幾種藥物之外，還有沒有其他藥物可以替代治療呢？第六章寫的是疑難雜症，而且都是醫療上所公認的非常困難治療的疑難雜症，它們具有的共同特色是只有一個病名，卻難以在身體找到問題的疾病。也正因為找不到身體上的問題，於是也就難以治療；第七章是我在治療方面的想法，也會給失調的朋友一些建議；第八章則回答了門診常見的問題，有部分是老生常談，也有部分是科普。書本中的每個章節、段落都可以獨立來看，也可以整篇連貫性地看。

自律神經失調像是謎一般的病症，空有一個病名，對於發病的前因後果卻毫無所悉。假設我們展示超強記憶術，表演性會大於實用性，如果能把記憶術移植到課業、工作，那才是真正有用。如果記憶術讓功課、工作都作不好，那就等於神化了記憶術，它只是舞臺效果，純粹是表演而已。同樣的道理，診斷，只是推測病症；治療，才叫處理問題。提出一個診斷，目的就是要治療。如果有了診斷，卻無法轉移到病人的治療上面，那麼就像是記憶術一樣，只是表演，卻對課業與工作沒有多大的幫助。目前醫學研究對自律神經失調所知不多，況且世界衛生組織也沒有這個疾病的編碼，我們此刻所說的自律神經失調，也只是籠統地將各種無法檢測出來的神經異常、感覺異常，統稱為自律神經失調。既然我們對自律神經失調所知有限，那何來的診斷呢？更別提治療了。

但凡可稱王的病，是難以診斷，即使有了診斷，也是難以治療的病，自律神經失調就具有這特色。即使困難，不過仍然有方法去應對的，本書不僅寫出了我在診間的治療經驗，也結合了診間之外，走訪無數病患的觀察記錄。再次感謝時報文化出版社國祥主編，是他敦促了本書的出版，然而最想感謝的仍是無數病患，他們以自身的苦痛來教導我如何看待自律神經失調。

本書從開始整理、修訂，最後再作系統性整合，期間僅僅幾個月，必定有所疏漏，比如我將深奧難懂的神經可塑性的章節刪除不提，但我深切認為神經可塑性正是自律神經失調的核心所在，好在這部分並不影響全書的可讀性。疏漏、寫得不完整，是必然的，請各方多多包容並給予指正，謝謝大家。

李丞永　二〇二二年五月一日，臺中安律診所

第一章　來自醫學院的知識

自律神經失調像是一座高山，無法翻越的高山
面對它，沒有人不低頭的

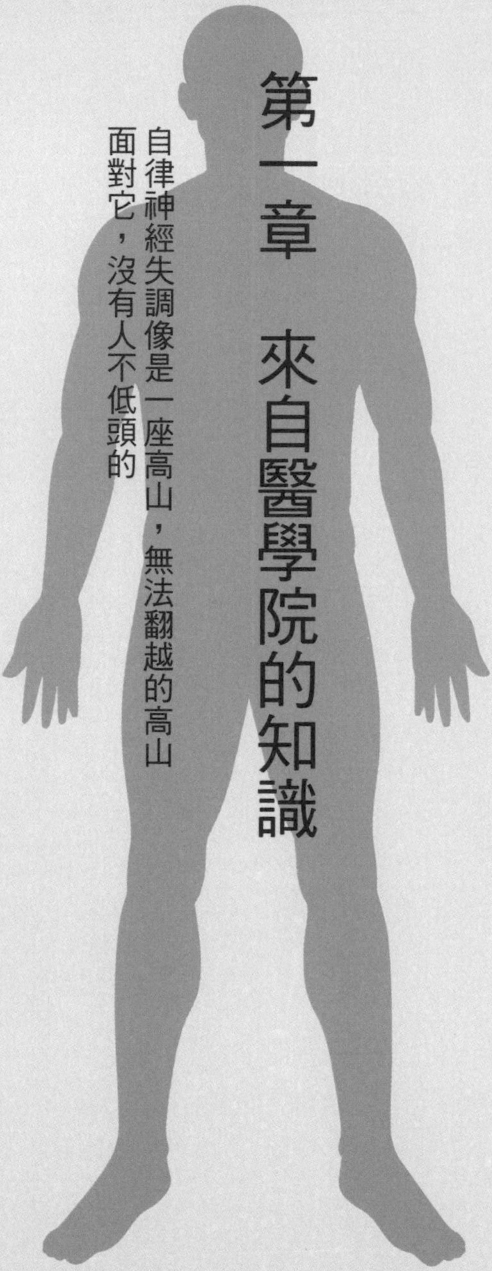

要瞭解稱王的病——自律神經失調，就得先從神經說起。或許你有疑問，會說神經就是神經，神經痛就是神經會痛，神經不正常就是不正常，這有什麼好說的呢？

其實，這裡頭有好多學問，有好多細節要明瞭。每當醫學院教到神經這個範圍時，難度就增加了，因為神經方面有許多醫學名詞，還有更多背都背不起來的神經傳遞路徑。

神經是一種細胞，有細胞核、細胞質、細胞膜。它負責訊息的解讀、處理、整合、接收、發送。生活當中的每件事，都可以當作例子來說明神經的功能。像是舌頭吃到辣椒時，舌頭的神經把訊息傳到中樞大腦去解讀、處理，然後中樞大腦會再發送訊號出去，讓身體作出回應，像是口水增加、頭皮流汗、鼻水直流。還有嘴巴吃到某些食物時，那些味覺、嗅覺會誘發大腦會去搜尋記憶，讓人想起小時候的味道。

如果有一個人因緊張而冒汗，或者像是有高速公路恐慌症的人，他們一上到高速公路就變得恐懼而害怕開車，還有的人嚴重到眼睛全黑，好像瞎子一樣，完全看不到東西，這之間的發生過程也可以歸因於神經的關係。當身體從外界接收到訊息，然後中樞大腦會去解讀、處理、整合，之後再發送訊息出去，讓身體去回應。有時候大腦所發出的回應，並不是適當的，像是極度害怕、眼睛變模糊看不清的現象，這些不適當的回應就造成了好多不舒服。

傳出與傳入

好了，現在知道神經是將外在的、以及內在的訊息傳到中樞大腦，然後進行訊息處理，之後中樞大腦會把訊息反饋並傳遞出來到身體各處。你看，原來神經就像是人體的靈魂，沒有神經就沒有訊息的輸入與輸出。再來說神經系統，既然有中樞大腦，那麼當然就有周邊神經。周邊神經可以將訊息傳入，也可以接收大腦發出的訊息。若以神經的架構來劃分，就是二個部分：中樞和周邊。若以功能來劃分，就是傳入和傳出。

中樞：大腦、脊髓。

周邊：傳入及傳出。

關鍵問題就藏在自律神經：自律神經只負責接收大腦的訊息而已，並不負責將訊息傳入到大腦。

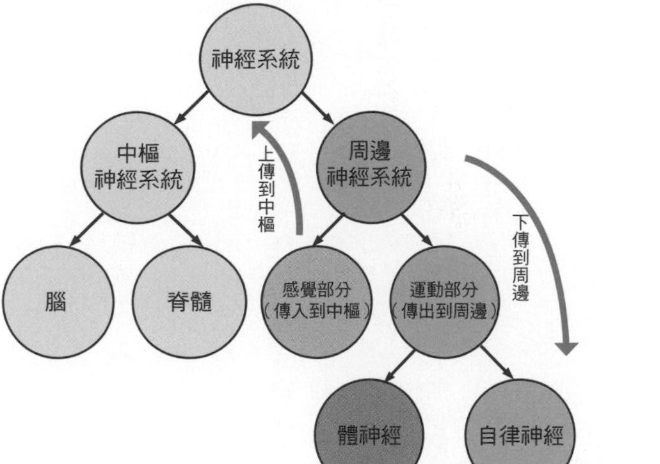

神經是如何傳遞訊號的？

神經負責訊息的傳送及接收，它可以蒐集身體各部位的訊息，傳到中樞大腦，也可以把中樞大腦的訊息發送到身體各個部位。那神經要如何將訊息發送出去，要如何接收訊息呢？就是依靠神經傳導物質。

神經傳導物質就像是接力賽跑的接力棒，第一棒選手把棒子交給第二棒，第二棒選手接到棒子後，他再把棒子交給下一棒。假如沒有神經傳導物質，那麼神經就無法傳遞訊息，或是無法接收訊息。

神經傳導物質是如何產生的？是細胞自己產生的，身體很多細胞也能自行分泌。當神經傳遞物質釋放出去之後，所接收到的神經或細胞就會啟動一系列的運作，有的神經傳導物質是用來抑制的，有的則是具有興奮的作用，這要看看是屬於哪一類型的傳導物質。

至今所知，科學家能夠區分出來的神經傳導物質已經有數十種了。有些神經傳導物質是非常有名的，例如GABA（丙胺基丁酸），這個傳導物質具有抑制性，而腎上腺素也是一種神經傳導物質，具有興奮性。組織胺、血清素、多巴胺也被視為神經傳導物質。

血腦障壁

市面上一些健康食品，會標註GABA成分，其意是指具有抑制作用，也就是鎮靜安眠效果。然而，吃下去的GABA要進入大腦前，必須先通過大腦外部一層保護膜，醫學名詞叫血腦障壁，這層障壁會把某些藥物阻擋下來，其目的是要保護大腦，不能讓所有的藥物隨隨便便就可以進入大腦，總是要有一道過濾的系統才行。而GABA也一樣要經過這層障壁的考驗，最終結果就是吃的GABA並不會完全被大腦所運用。

如果神經失調了，可能的原因是神經傳導物質的分泌有問題，分泌太多或分泌太少都會有問題。那麼，我們如何知道哪種神經傳導物質不正常了呢？很難知道，因為有數十種神經傳導物質，而且每一種物質的作用還不能全盤理解，由此可知，越深入瞭解自律神經失調，越發覺其範圍又難又深。

什麼是自律神經？

人體的神經有很多種的，有大腦的神經，有眼睛的神經，有腸子的神經，也有手指的神經。如果把全身上下這樣多種的神經作分類的話，就有好幾種分類方式，但大致上可以區分為中樞神經、脊髓神經、運動神經、感覺神經、自律神經。

傳出與傳入

眼睛的視網膜神經將光線的訊號傳到大腦；舌頭的神經把食物的分子訊號傳到大腦；風吹頭

髮，髮根上的神經將訊號傳到大腦。這些神經負責把訊號傳入大腦。

冬天寒風侵襲，為了保存體熱，所以血管收縮，這是中樞發出的訊號到身體周邊神經；大腿被蚊子叮咬很癢，接著用手搔癢以止癢。這是從中樞發出訊號到周邊神經，所以是傳出神經。

訊號的傳遞靠神經，所以神經就可以分成傳入大腦中樞，也可以是從大腦中樞傳送出來的。神經還可以再分成你可以控制的神經，以及你無法控制的神經。你可以控制用手抓癢，但你卻不能控制血管收縮或舒張。

自律神經

自律神經或稱自主神經，按照英語翻譯是「自動導向的」神經，意思是這些神經是不必控制就能自動運作的。例如心臟跳動，你無法叫心臟多跳一下，也無法叫它少跳一下；腸子在咕嚕咕嚕叫，你無法控制腸子，叫它不要動，也不能叫它趕快動。這些不是你能控制的生理現象，但心臟會自己跳，腸子會自己動，而且快或慢也不是我們能控制的，這就是自律神經在背後運作。

我們從一樓爬上十樓，心臟要加速。晚上躺床睡覺，心臟要緩慢。依據環境，心臟有時要跳得快，有時要跳得慢，這是有二種神經在控制，一種是「交感」神經，它的作用是加速的，另一種是「副交感」神經，它的作用是減速的。我們所不能控制的自律神經，就是由交感神經及副交感神經組成。

戰鬥與休息

當交感神經活躍的話，讓人心跳加快，血壓上升，呼吸變快，腸子蠕動卻變慢，這種像是進入了戰鬥模式。

副交感神經剛好相反，如果活躍的話，則是心跳變慢，血壓下降，口水變多、腸子蠕動快，這種像是休息吃飯模式。

我們全身上下，到處都有自律神經的分布，有皮膚的、有腸子的、有心臟的、有血管的自律神經。從頭到腳、從皮膚到五臟六腑，通通都有自律神經的存在。

自律神經失調是什麼？

所謂自律神經失調，是指這二種神經：交感神經及副交感神經失去了應有的協調性。為何這二種神經需要協調性呢？

人體的運作，是隨環境而調整的，你在家吃飯，出門上學工作，用餐盥洗，睡覺起床，等等一切的活動，自律神經都在背地裡協助。春夏秋冬，白天或黑夜，外出或在家，上山或下海，也都仰賴自律神經讓人們適應環境。

吃飯，要分泌口水，胃腸要蠕動消化；外出活動，精神會維持警覺性；躺床睡覺，心跳要緩和，精神要放鬆。寒冷時，身體會顫抖，炎熱時，身體會流汗；口水及胃腸都需要副交感神經參與，保持清醒則依靠交感神經。不管是在哪一個環境，不管是什麼季節，我們要隨著環境而調整身體的模式，這是由自律神經的交感及副交感神經來負責調整的，它們協助我們去適應環境。

在緊張的環境下，自動進入了戰鬥模式，交感神經會比較活躍；同一時間，副交感神經會比較不活躍；反之，在鬆懈的環境中，自動進入了休息吃飯模式，交感神經會比較不活躍，而副交感神經會比較活躍。所謂自動進入戰鬥或休息模式，也就是交感及副交感這二種神經之間，會按照不同環境而自動切換模式，完全不需要我們去命令。它們不止是幫助身體去適應環境，二種神經還存在著協調性，如果是戰鬥模式多一點，那休息模式就要少一點，反之，休息模式多一點，那麼戰鬥模式就會少一點。這二種神經有天生的默契，它們會自己去協調，如果失去了協調時，二種神經各自為政，一人一把號，各吹各的調，那時戰鬥與休息模式就不能自動切換，結果則是身體不能適應環境了，於是不舒服的症狀就出現了。

自律神經就是人體內部一套隱藏的神經系統，它會自動調整的神經模式，幫助身體運作、讓身體去適應環境。若是神經系統失調了，那就出現各式各樣的症狀了。

自律神經失調的類型

默契

人體天生的、自然的、與生俱來的生理運作規則，就是交感與副交感這二種神經是互相拮抗的，這二種神經也就像是二個人在拔河，一個在左，一個在右，如果一個前進，另一個就要後退。它們有一種默契，這意思是其中一條神經若是高亢，另一條神經就必須要低下。如果交感神經是高亢的，則副交感神經就必定是低下的；如果交感神經是低下的，則副交感神經必定是高亢的。所謂失調，就是違反了這個生理原則，默契不見了。知道了這個原則，那就能對自律神經失調作出分類了。

分類

如果把神經從高亢到低下作出幾種可能的話，那麼至少有三種情形：高亢、平和的、低下。

於是，我們就能夠簡單地列出交感和副交感的所有可能情形：

	交感高亢	交感平和	交感低下
副交感高亢	情形1	情形2	情形3
副交感平和	情形4	情形5	情形6
副交感低下	情形7	情形8	情形9

情形1：交感高亢、副交感高亢。

情形2：交感平和、副交感高亢。

情形3：交感低下、副交感高亢。（神經之間有默契，符合生理原則）

情形4：交感高亢、副交感平和。
情形5：交感平和、副交感平和。（神經之間有默契，符合生理原則）
情形6：交感低下、副交感平和。
情形7：交感高亢、副交感低下。（神經之間有默契，符合生理原則）
情形8：交感平和、副交感低下。
情形9：交感低下、副交感低下。

符合生理原則的是情形3、5、7，也就是交感和副交感符合互相拮抗的原則，一個高，另一個本來就要低。嚴格來說，這三種可能狀況都不算是失調。但是硬要說是自律神經失調的話，或許稱呼第3種情形為作副交感神經高亢或交感神經低下，可能會比較適合一些。而第7種情形也應該稱作交感神經高亢或是副交感神經低下，這樣也比較適合一些。

真正的自律神經失調是違反生理原則的，也就是交感和副交感它們已不是在拔河了，它們是各自為政，它們沒有默契，他們可以同時旺盛，或是同時低下。所以，第1種情形和第9種情形，這二種才是真正的自律神經失調。

還有另一類型的違反生理原則，就是一個神經是高亢的或是低下的，但另一個神經卻是平和的。交感及副交感無法互相拮抗，失去了默契，失去了協調性，這種類型也屬於自律神經失調。

自律神經失調的各種類型

真正的自律神經失調是違反生理原則，交感和副交感二種神經無法作出拮抗，它們各自為政，它們是雙頭馬車，它們各吹各的調。

第1種失調情形：交感高亢、副交感也是高亢

有人焦慮時，心跳變快（交感旺盛），同時會急著上廁所（副交感旺盛）。一個正常人應該不會上半身（心臟）交感旺盛，同時下半身（大腸）副交感也在旺盛。這樣就違反了生理原則了。

第2種失調情形：交感平和的、副交感卻是高亢

長期腹瀉拉肚子，而胃口卻也一直很好，這就是副交感處於興奮的狀態。副交感會刺激胃腸，讓胃腸蠕動加快。如果白天活動正常，但一天之內多次腹瀉的話，那就是交感狀態是平和的，而副交感神經卻經常亢奮。

第3種失調情形：交感高亢、副交感是平和的

有人緊張焦慮時，到了晚上，照樣呼呼大睡，不會因為交感神經處在緊張的狀態，而關閉了副交感神經。關閉副交感神經的話，也就等於身體沒有辦法踩剎車，整個人會變得疲倦但無法進入休息、睡眠狀態。

第4種失調情形：交感低下、副交感是平和的

交感低下就是心跳不快，血壓不高，但胃腸蠕動正常。在交感低下的情形下，要注意看看胃腸的功能。

第5種失調情形：交感平和、副交感低下

副交感低下就是胃腸幾乎不動，胃口不佳，通常此時會因食慾不好而活動力變差，但若活動力還好的話，就屬於這一類型。

第6種失調情形：交感低下、副交感也是低下

有人憂鬱時，心跳變慢（交感低下），同時胃腸也不蠕動（副交感低下）。以生理角度來看，一個人應該不會上半身（心臟）交感低下，同一時間，下半身（胃腸）的副交感也在低下。這情形違反生理原則，算是典型的自律神經失調。

到底有沒有自律神經失調這種病？

我們對自律神經失調這個病既熟悉，卻又非常陌生。

熟悉，是因為我們從小到大，一直聽到這個病，不熟也會變熟。陌生，是因為我們講不出這是什麼病，但大概可以瞭解神經失調這四個字的意義。

那到底有沒有自律神經失調這個病？世界衛生組織（WHO）無意中給出答案：沒有！但有類似病症的描述。

國際疾病分類（ICD）

WHO給世界上的疾病作出分類，這個分類就叫國際疾病分類，簡稱ICD，每種疾病都有編號，例如梅尼爾氏病的編號是H8101，胃食道逆流的編號是K210，大腸癌的編號是C18。WHO甚至連各種症狀都有編號，例如長期待在外太空無重力的狀態，這種匪夷所思的狀況，WHO也都有編號。基本上，只要你去看病尋求治療，都可以在WHO的疾病分類中找到病症的編號。健保署也會要求醫生看病必須要有疾病編號，所以今天不管你去到哪裡看病，醫生一定會給你的病症一個編號，看完病後，醫生還必須上傳這個編號到健保署的雲端。

WHO的疾病分類編號每幾年會更新，目前國內使用第十版ICD-10作疾病分類。在ICD-10中，找不到自律神經失調這個編號，換言之，我們每天說的自律神經失調這個病，WHO沒有編號，所以美國人聽不懂什麼叫作自律神經失調，英國人也聽不懂，因為在他們的社會中，根本就沒有自律神經失調這個病。因為沒有這個病，所以醫學院讀的原文書中，也理所當然沒有人會寫出自律神經失調這個病。現在回想從前在醫學院念書時，確實沒有老師教我們怎麼診斷、治療自律神經失調。

為什麼沒有自律神經失調這個病?因為,身體檢查全部都是正常,所以美國人也不知道這是什麼病,英國人也不知道這是什麼病,於是WHO在疾病分類時,也無法對自律神經失調給出編號。全世界大概只有我們、日本、韓國、香港、中國大陸這些東亞地區才會講自律神經失調這個病,我們已經無從追溯起源了,不知道是誰第一個發明了自律神經失調這個病。根據地區的分布的話,可以合理推測可能與中醫的概念有關吧?

擬身體化症

那美國醫生或英國醫生如果治療到一位所謂的自律神經失調的病人,醫生又必須要給疾病一個編號,那醫生要怎麼辦?在ICD-10的編號中,找來找去,只有一個在文字描述上,類似自律神經失調的說法,就是編號F45,叫擬身體化症(Somatoform disorders),它的解釋是:

> 重複地表現出身體症狀,也要求做醫療之身體診察,雖然診察不出什麼結果,且醫師亦已保證非身體原因所致者。即使存在有身體之疾患,也仍無法解釋病患症狀之本質及程度,或解釋其痛苦及此症先入為主之部分。

簡單說,就是身體不舒服,但檢查正常,也無法解釋為什麼會不舒服,就算身體有問題,但也無法解釋症狀和身體的不舒服之間的關係。這就像是我們常講的自律神經失調，只要使用二句話就能說明了：身體不舒服，但檢查都正常。

ICD-10中，還有一個編號G90，翻譯叫作自主神經障礙，表面上的翻譯很接近我們講的自律神經失調，但它的內含是特定原因造成神經失調，例如帕金森、喝酒、糖尿病所引起的。聽起來，又不像是我們講的找不出原因的自律神經失調。

流行病學

直接的證據來自於世界衛生組織，他們沒有定義自律神經失調這個病，另外還有一個間接的證據，無法說明自律神經失調這個病，那就是不管是什麼疾病，都有流行病學的統計，比如高血壓的人口是多少，糖尿病的人口是多少，即使是少見的疾病，例如小腦萎縮漸凍人，我們都可以估計出來在這個社會上有多少人。只有自律神經失調，唯獨它沒有流行病學的流計，我們不知道這個社會上有多少人有自律神經失調。

所以到目前為止，國際上並沒有自律神經失調這個病的描述，它只是存在於我們臺灣的文化裡。雖然WHO沒有定義，我們也不清楚美國、英國如何診斷、治療自律神經失調這群朋友，更不知道外國醫生要如何編碼，不過，這並不能表示沒有自律神經失調，因為無風不起浪，事出必有因，身體必定有某種原因，導致了神經失調，只是現今還沒有辦法依靠檢查去判斷的一種失調病。

自律神經失調需要看醫生嗎？

二分法？

自律神經失調有需要看醫生治療嗎？這樣的問法，是過於簡略了，只想知道「需要治療」或「不需要治療」這二種答案。

同樣的問題，不妨問自己看看，我的自律神經失調需要治療嗎？如果覺得需要治療，為什麼需要治療？你是不是覺得自律神經失調有影響到你什麼嗎？

如果覺得不需要治療，你是不是覺得自律神經失調並沒有對你產生影響？

自律神經失調的人數，目前無法估計有多少人，但單從其中一項症狀，就拿焦慮來看，焦慮的人數至少占了人口的十%以上，這個數字很大，遠比每天去找醫生看感冒的人還多，可是真的有去找醫生看焦慮的人，又比看感冒的人還要少。顯然地，有很多焦慮的人，並沒有去看醫生。

所以我們可以理解，有一部分自律神經失調的人，並沒有去看醫生，但也有一部分的自律神經失調的人，才會看醫生。

如果現在再重新問一次，若是你覺得自律神經失調有對你產生什麼影響，那就不妨去尋求醫療的一些建議。若是你覺得自律神經失調沒有對你產生什麼影響，你仍舊好吃好睡，沒煩沒惱，活動正常，作息正常，睡覺正常，生活都沒有被影響，那麼也表示去治療自律神經失調，應該不會帶給你多大的影響，而且治療方式，可能要吃藥、打針、抽血、針灸、拔罐、推拿，這需要花時間、耗精神以及金錢支出，而且沒有人喜歡吃藥、被打針、被抽血、被針灸的。

正常人也會有自律神經失調的時候，因為失調並沒有造成什麼影響，所以正常人當然不會去看醫生，也不會請醫生把那些正常的喜怒哀樂反應，像是憂鬱、焦慮治療到消失為止。

「自律神經失調需要治療嗎？」這個問法需要轉換一下，應該這樣問「自律神經失調影響了我什麼嗎？」如果真的有受影響了，那就尋求醫療協助。

什麼是共病？

在治療頭暈時，常聽病人說到看很多科醫生，有胃腸科、心臟科、神經科、身心科等等，又聽過許多病人吃飯後會暈、會拉肚子、胸悶、心臟跳得不舒服。這種全身同時有很多病症的情形，我們稱為共病。

共病不一定是很多疾病，它可能只有一個疾病，但卻會呈現各種不同的病症。這便是門診常見到有胸悶的，有頭暈的，有胃悶的，有頭脹的各種病症，同時在一個人身上出現，當然病患會去看好多科醫生。自律神經失調正好具有共病的現象。

共病也可能是許多種病，同時在一個身上出現。比如身體有些器官生病了，因而免疫力變差，當免疫力下降，可能又引起其他地方出現了感染。這種免疫力不好的人，身體常有生病的症狀，這也是共病的一種型態。

其實，很少有一種病症是自己單獨出現的，也就是生病時，會有綜合性的病症，症狀是一個接一個出現。感冒不會只有一個發燒症狀，它還會有喉嚨、鼻子之類的症狀出現，而且還有肌肉痠、無力，拉肚子。這麼一個稀鬆簡單的感冒，也有綜合性的多種症狀。盲腸炎也不是單純肚子痛，它還可能發燒。慢性病如糖尿病、高血壓、痛風等，通常還會有其他伴隨的症狀。

人體是一個小宇宙，每個地方互相連結在一起，沒有一個地方是獨立的。病症也是一樣，一個地方生病了，其他地方也會跟著生病。甚至，身體與心情，也無法分開，它們是一個整體。自律神經失調的人，有不舒服會去看醫生作檢查，然而總是事與願違，常常是檢查都正常，找不出身體不舒服的病因，其真實情況是檢查的是針對共病的症狀去作檢查，想要治療的也是針對共病的症狀去治療，但是隱藏在共病的背後，造成各種症狀的真實病因，卻還不知道，也因此治療成效不彰。

不可忽視的邊緣系統

視丘

人類的中樞在大腦，大腦的中樞在視丘，視丘又稱丘腦，它是處理訊息的交匯點、集散地，它的位置就在整顆頭顱的正中心。在視丘的外圍，有一些尚未完全解鎖的區域，因為這個區域就位在大腦核心的外面邊緣，所以傳統醫學給它一個既讓人很熟悉但又看不懂的名詞，稱它作「邊緣系統」。邊緣是指在核心的邊緣，系統是指集合了很多構造。

邊緣系統

邊緣系統到底含有哪些構造，直到現在還沒有一個統一的定義，但多數的教科書會提到中隔區、海馬體、杏仁核、下視丘、扣帶迴，不一而足。自律神經也發源於邊緣系統。

邊緣系統負責哪些功能？喜怒哀樂的情緒、食慾、性慾、以及調節基本生理功能如呼吸、心跳、血壓。當邊緣系統失調時，喜怒哀樂的情緒必然不正常，食慾也不正常，生理表現也會不正常。

在較低等生物的大腦裡，邊緣系統並沒有多少進化，功能也不顯著，所以爬蟲類的蜥蜴、烏龜，以及魚類，它們沒有明顯的喜怒哀樂的表現，可是哺乳類的邊緣系統就有明顯進化，所以小狗、小貓看到主人會開心，遇到危險會害怕。邊緣系統正是掌管了情緒的調控。由情緒上的調控，還能進而連接到食慾。當一個人高興時，食慾就增加，如果是難過，食慾就不好。所以從食慾上的變化，也大致反應出此時的邊緣系統是在高興還是低落狀況。

所謂人為財死，鳥為食亡，說的是為求填充某些慾望，而置身於危險之下，這也說明了邊緣系統支配了某些活動，讓我們降低了大腦內的理性思考，以滿足了身體內部的潛在驅使。口嫌體正直，就是形容這種處境，身體是誠實的，而大腦會騙人，身體卻不會騙人。

自律神經是不必經過理性思考的，它的運作都是讓身體去適應當下的外在的環境與內在的驅使。

什麼是接受器？

接收器又叫受器，是醫學名詞。接收器的位置在細胞的表面，長的樣子像是鑰匙孔。一個細胞的表面，布滿了成百上千不同的接收器，這和我們所想像的平滑的細胞表面是完全不同的。

在細胞外面的分子，如果想要接觸到細胞，不是我們想像的那樣簡單，必須透過接收器才行。當肺炎病毒想要進入細胞，得要透過接收器才行；細胞外的鈣離子想要進入細胞內，也是要透過接收器才行；身體循環的血清素要啟動細胞運作，也是要透過接受器才行；睡覺前吃的安眠藥會讓我們睡覺，安眠藥也是透過接收器才能啟動。細胞表面分布了各種接收器，不同的接受器就有不同的樣貌，利用不同形狀的接受器，細胞可以分辨出不同形狀的分子。血清素有血清素樣子的接收器，安眠藥有安眠藥樣子的接收器，非常具有專一性，一種接收器只能辨識出一種分子，這就像是鑰匙和鑰匙孔一樣。假如不是血清素的分子去接觸到了血清素接收器，那還是不會啟動運作，因為這是不對的分子去接觸到不對的接收器。人類不會感染動物或植物它們身上的細菌或病毒，其原因可能是人體細胞表面沒有動植物那種病毒的接收器。

當神經釋放出神經傳導物質，接收的神經表面必須有專一的接收器，才能接收到神經傳導物質，也才能啟動下一步動作，假如沒有專一的接收器，那個接收的神經也等於沒有被啟動。

第二章　臨床的難題

自律神經失調在現實的醫療中，是一個未知的疾病或症狀

無法經由檢查而知道真正的病因

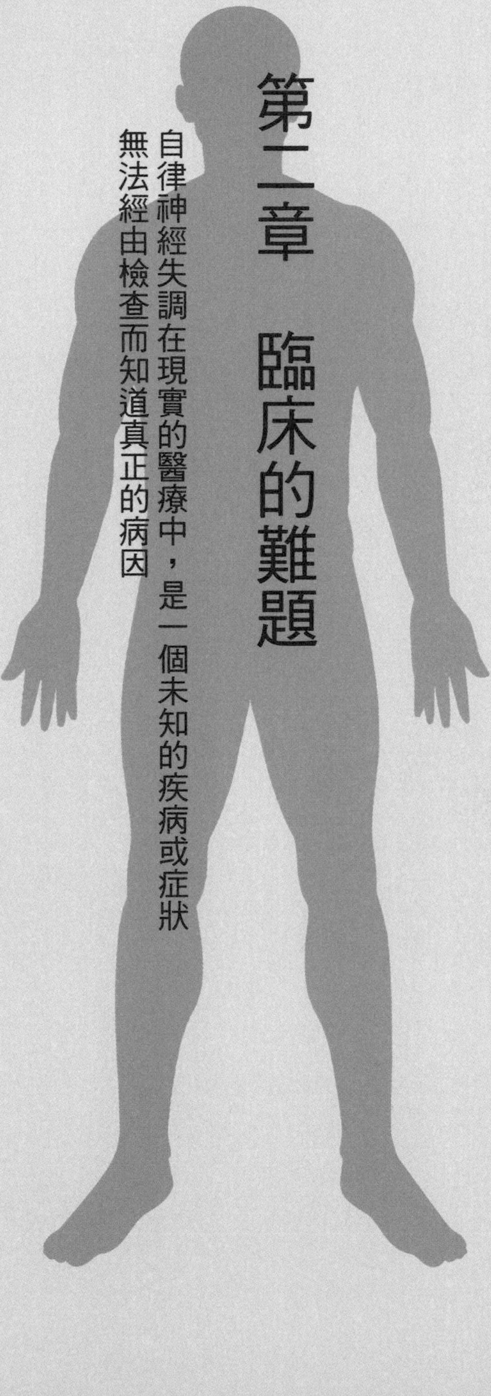

比悲傷更悲傷的故事

行醫看病，就像是在破記錄，打破你對病痛折磨的想像記錄。曾在一天之內，連續接觸到二位病友的求診，他們的痛苦超乎常人，令人難以置信。

有一位大哥，每天打嗝超過一千次，對，連吃飯講話就會打嗝。打破了以前曾經治療過的三十秒就打嗝一次的記錄。

有一位大姐，每天上廁所排便四十次，對，就是擦完屁股，褲子才剛穿起來，又馬上要脫掉褲子再坐回馬桶。這樣根本無法出門，甚至連房間都不敢離開。她打破了以前我曾經治療過的每天大便十次的記錄。

難以言喻的痛苦，永遠都有，而且就分布在社會中的許多角落。可憐的這些朋友，受病魔纏身的故事實在多到說不完。憐我世人，憂患實多。

自律神經失調既是身魔，也是心魔。身魔是限制了身體的行動，心魔則控制了情緒。

病人才是醫師的老師

每一位自律神經失調的朋友對醫師來說，都像是老師一般，也像一本書，他們的身心所承受的痛苦，課本都沒寫，醫學院也沒教的，其原因就是國際上對自律神經失調還沒有一個明確定義。

那麼誰來教醫生看這個病呢？

若不是因為病人的痛苦，醫師也只不過是個會考試的人而已。形形色色的病友、家屬來來去去，有時會留下特別的印象，有些印象是深刻到一百年也洗不掉的。從治不好的感冒，長期咳嗽，到早洩、月經不規則、月經痛、耳鳴、眩暈、重聽、頭痛、腰痠背痛、幻肢痛、燒燙傷疼痛、陰道分泌物、舌頭痛、臉麻、胃食道逆流、長期打嗝、長期腹瀉、喉嚨異物感、酒糟皮膚、失眠、憂鬱、恐慌、多夢、熱潮紅、肺臟痛、飛蚊症、乾眼症、顳顎關節痛、腳癢等等，我們最大印象就是這些病友都跑遍了各大醫院、診所、民俗療法，為的就只求病症緩解。

是的，這些看似平常的病症，但聽病友講述時，忍不住地令人感慨，因為沒有一個病症是簡單的。有人生一個病，看了十年醫生，到現在還在看這個病，有人生病才四年，卻已花了一百五十萬在治療，而且越治療越嚴重。有人甚至為了籌措醫藥費，還得賣地，然後把錢拿去看病，真實情形是沒有一個病症是簡單的。

曾經聽聞三位病人提起，第一位為了治耳鳴，把退休金都花光了；第二位為了治頭暈耳鳴，已經花了六百萬了；第三位也是為了治頭暈，把房子賣了。

這些明明就是很平常的病，可是病人正是以自身的痛苦，來告訴醫生沒有一個病症是簡單的。當我們覺得這是普通的病時，我們已經遠離病人，不能理解他們的感受。當我們覺得這是不簡單的病時，我們也才開始進入病人的世界，開始去瞭解病人的感受。醫學院教你博覽群書，會讓你拿到學歷，而病人教你體會病魔，會讓你瞭解病症的變化。

為什麼自律神經失調會讓我們感覺到痛苦？

你的大腦可以一心多用嗎？

多工指的是同一個時間點，可以處理很多事。單工則是在一個時間點，只能作一件事而已，第二件事就作不了了。一心多用，就像是多工，一心一用，就像是單工。

多工與單工

我們打開電腦一個又一個視窗，執行許多程式，有文書的程式，也有繪圖軟體，同時還有防毒軟體在背景執行。電腦可以同時執行很多程式，所以我們會覺得電腦是多工的，但實際上，電腦是單工。這下讓人迷糊了，電腦不是多工嗎？怎麼會是單工呢？事實上，一個電腦的核心處理器在一個時間點，只能執行一個程式，在還沒執行結束之前，就在極短時間之內，它又暫時跳去執行下一個程式，處理一下，再暫停，接著又再跳去執行更下一個程式。因為處理器的速度很快，所以當它把所有程式執行一輪後，又重新回來執行第一個程式時，時間也不過才一剎那而已。因為電腦速度很快，它可以在一秒鐘之內，來回反覆執行所有的程式很多次，當然在人眼看來，電腦是多工的，但如果把時間暫停的話，電腦只是正在執行一個程式而已，它還是單工的。簡單地說，就是電腦速度太快，在所有的程式之間來回執行，讓我們誤以為是多工的。

假如某些程式占用很多資源，以致於處理時間比較久時，那麼整體的速度就慢了下來；有時程式執行後，想要跳卻無法跳到下一個程式，也就是電腦處理器還停留在上一個程式，懸在那裡不動，這就是當機了。

注意力

同樣的道理，我們的注意力也像電腦一樣，可以多工，但其實是假的多工，不是真的多工，因為我們的注意力一次只能注意一件事，如果要同一時間注意很多事，或作很多事時，那也只是來回反覆地將注意力放在很多事情上，這個處理一下，如果沒處理完，就先暫停，趕快處理下一個，處理好了，再回來處理還沒有結束的。說穿了，單獨一個時間點之內，注意力還是只能作一件事。我們平常說的一心多用，只是將一個心，分配在很多件事情上面，有的事情分配的時間多一點，有的事情分配少一點而已。

和平共處

我們常常會對別人說「放輕鬆，別緊張。」說起來很容易，但做起來卻很難，正是因為很憂慮焦急，所以才無法放輕鬆。為什麼說的容易，做起來困難？因為憂鬱的人，注意力被剝奪了；焦慮的人，注意力很難持久；恐慌的人，注意力很難集中。我們聽別人在抱怨事情時，我們也常說：「不要去理他就好了。」這樣一點幫助也沒有，因為注意力在某些事情上面時，因為卡住，無法將注意力轉到下一件事情上，所以才是讓人困擾。

我們也常對耳鳴的人說，要跟它「和平共處」。這句話還是要看人說的，如果能夠和平共處，就代表注意力可以跳開、轉移了，而無法和平共處的人，便是注意力卡住了，無法作其他的事。耳鳴之所以讓人困擾，便是注意力一直注意在聲音上面，而正常人雖有生理性的耳鳴，但注意力卻從未放在聲音上面。

自律神經失調之所以讓人感到痛苦，除了身體上的不舒服之外，主要的還有被綁架的注意力。你看，憂鬱、焦慮、恐慌、耳鳴，都是因為注意力被卡住了，無法像正常人可以自由地將注意力轉移到其他事情上，所以覺得度日如年。當你越在意時，憂鬱、焦慮、恐慌、耳鳴就越明顯，當你越不在意時，它們也就越不明顯了。所以當注意力被卡住時，即使很難將注意力轉移，但也一定要想辦法作些事情，來弱化此刻被綁架的注意力，盡全力不要深陷困境之中。

自律神經失調患者有哪些困惑？

自律神經失調並非和平共處、相安無事就不嚴重了，而應注意的是長期低落或不安的情緒，以及對生活、工作、家庭的衝擊。

治療方式：頭痛醫頭，腳痛醫腳

一個原本健健康康的人，在得到自律神經失調之後，生活會有不小的改變，比如失眠、焦慮、憂鬱。目前還沒有多少醫學研究在探討自律神經失調，以致於在臨床的治療方式，只能按照症狀給予治療。如果失眠，就採用鎮靜安眠藥方式來對應；如果憂鬱，就採用抗憂鬱劑或思覺失調方面的藥物來對應；如果是疼痛，則採用止痛的策略。說起來，就是依據症狀來治療，目的是緩解病情，可是，我們想要的不是只有緩解病情而已，其實我們更想要的是治癒這個病，那麼令人困惑之處就在於如果我今天吃了安眠藥之後，明天以後就不再有失眠了嗎？如果再一次失眠的話，那不就是要一直吃安眠藥嗎？如果吃了止痛藥後，從此就不再疼痛，那可以說是治癒了，可是自律神經失調所帶來的疼痛，都是要經常吃止痛藥的。所以自律神經失調的朋友，感到困惑的就是檢查沒有找出哪裡有問題，吃藥也沒有治癒。

對於患者而言，不同病因確實有一些藥物可以改善，但那也是症狀治療，其背後的病因仍然不明，也就無從治療了。雖然此刻難以知道神經失調的真實起因，但中醫與西醫都還是認為身體某個地方出了問題，有可能是在神經，也可能是循環，也可能是大腦，總之，有某種我們尚未瞭解的複雜原因，使得身體某些部位的功能出了問題，也就產生了神經失調。

既然是身體出了問題，可以用和平共處來面對呢？

自律神經失調可以是二十四小時、無止盡的煎熬，如果換成是二十四小時、無止盡的發燒，那麼和平共處可以讓發燒沒事嗎？

如果是二十四小時、無止盡的頭痛，可以和平共處嗎？

如果是二十四小時、無止盡的拉肚子，可以和平共處嗎？

和平共處雖是好意，但卻不能讓身體不痛、頭也不痛、也不會拉肚子。所以身體上的某種病痛，實在無法和平共處。

不可忽略的心理狀態

我們一向把自律神經失調當成是身體的病痛在治療，我們卻忽略了這些患者的心理狀態。於是我們也就會問自律神經失調會好嗎？就像在問感冒、盲腸炎、高血壓這些身體的病痛一樣。感冒、盲腸炎會好，高血壓也可以控制很好，唯獨自律神經失調，我們對它卻毫無所悉，不知道哪裡出問題，除了身體不舒服，還有外加的焦慮、恐懼等不安的情緒。

如果能夠和平共處，何必到處逛醫院找醫生？每一位自律神經失調的朋友，走過的路都一樣，都是無助、孤獨、害怕。他們需要的不是和平共處，反而是需要被理解，這樣至少可以緩解低落的、不安的心情。

為什麼會引起自律神經失調？

「自律神經失調發病的當下，你正在作什麼事呢？」

很多人一定會說：「沒有呀！就沒有什麼特別的事。」

好吧！我們如果把問題修改一下。「發生自律神經失調之前，你有發生什麼事嗎？」

這時候，我們就可以問到了一些事情。或許你不記得當下那一刻或那一天作了什麼事，但應該有印象在生病之前的一個月、三個月、半年、一年，那些較長的時間裡，有沒有發生特別的事。這時通常就能問出一些端倪了，我們還可以歸納出一些特殊的族群。例如：

1. 家裡有人生病、住院、開刀
2. 家裡有人過世
3. 搬家
4. 激烈運動
5. 生病、開刀
6. 懷孕中、生產後
7. 打官司
8. 考試
9. 加班工作

我們稱這些族群叫「易感的」，意思是容易發病的。雖然我們一直在問說自律神經失調要吃什麼藥，要去看什麼醫生？但卻很少有人討論是哪些人會生病。

現在，我們還可以從「易感的」族群中，再繼續挖掘出自律神經失調的底層原因。為什麼家人生病時，我們就比一般人更容易得到自律神經失調這些病？為什麼生病、開刀的人，會容易有自律神經失調呢？

從已經歸類的族群中，像是家人住院、過世，這要付出精神及體力去照顧的；搬家也是很耗體力與精神的；運動本來是有益健康的，但激烈運動造成過度消耗體力則損傷到元氣；至於生病、開刀則是抵抗力、免疫力下降；懷孕中、生產後可能和荷爾蒙有關，也可能是更廣泛的原因，例如與壓力、睡眠、情緒有關。打官司、考試、加班更直接與睡眠、壓力有關。我們不禁猜想，自律神經失調可能和睡眠、壓力、精神、體力、免疫力有關的。

「易感的」人不止這些，有許多人是在出國旅遊中發病的，旅行原本是愉快的，但不知為什麼而得到自律神經失調。其實，每一個人都可能是「易感的」而發病，然而也不是「易感的」人就一定會得到自律神經失調，況且真實病因也沒有人可以知道。可是只要睡不好、壓力大，沒有足夠的精神、體力的復原休息，那就會比一般人有更高的機率得到自律神經失調。

現今，我們不確定造成自律神經失調的真實原因，但是好多的人卻經歷相同的過程，就是睡眠不好、壓力過大、情緒起伏，之後就發病了，由這些間接的證據，來反向推測自律神經失調似乎與睡眠、壓力、情緒有關。

自律神經失調有哪些症狀？

自律神經失調的症狀，就是交感神經或副交感神經的症狀，只要它們失調了，那很多事都作不了。如何知道交感神經與副交感神經作了什麼事？有一套記憶口訣，告訴我們交感神經負責作什麼事，副交感神經又負責作什麼事。交感神經讓瞳孔放大，這樣才能看清楚東西，接著會小鹿亂撞，心跳加快，血壓升高，因為呼吸急促，支管氣管會擴張，加深呼氣吐氣，不敢流口水怕惹人看了討厭，也不敢上廁所，所以膀胱可以裝多一點的尿液，少流口水就不會肚子餓，胃腸蠕動變慢，胃酸也就減少分泌。副交感神經不用什麼記憶口訣，因為它和交感神經的作用是相反的。

傳出神經

我們單單就交感神經的作用來看，它負責瞳孔的放大、心臟搏動、支氣管擴張、血壓上升、調節口水、膀胱、胃腸蠕動、胃酸分泌。還有交感神經負責手汗，但副交感神經負責手汗以外的流汗。如果交感神經失調了，那麼可能心臟搏動、呼吸、血壓、胃腸蠕動可能有症狀，同樣地，副交感神經失調了，也都是這些症狀。

傳入神經

我們曾在第一章提到過，貓膩就藏在自律神經，因為自律神經只是接收大腦的訊息而已，自律神經並不負責將迅息傳入到大腦，那就表示心跳、呼吸、血壓、胃腸等等症狀是「傳出」，是由自律神經發出到身體的訊號。然而心臟亂跳引起的不舒服、胸口呼吸不順，有重物壓住，喘不過氣的感覺，胃腸悶悶的、脹脹的等等令人不適的感受，則有二種可能，一種是先有了自律神經失調，之後才讓我們感覺不舒服。另一種可能是自律神經本身沒有失調，反而是「傳入」神經失調異常，就是把身體周邊的訊號，錯誤地傳入中樞，讓我們感到不舒服。「傳出」神經是自律神經，但「傳入」神經不是自律神經。結果，令我們不舒服症狀，有可能只是單純的「傳入」神經所帶來的不舒服。現在，我們把「傳出」、「傳出」這二種神經的失調，通通都叫作自律神經失調。

失調的症狀

怎麼知道是自律神經失調？之前說過是依靠排除，只要檢查都沒有查出異常，那麼我們就可以暫時地稱為自律神經失調。自律神經失調的症狀，不止是交感神經、副交感神經的失調症狀，我們還把檢查不出病因、卻感到不舒服的這些症狀，也叫作自律神經失調。

要看哪一科醫生？

自律神經失調與其他疾病有一個很大的區別，也算是它的一個特殊之處，就是共病的現象。什麼是共病？共病是在同一時間，有許多病症同時存在。比如胃食道逆流可能合併焦慮、心悸。又比如焦慮可能合併胸悶、腹瀉。你看，自律神經失調的共病現象，可能呈現心臟、胃腸、皮膚、泌尿等病症，於是乎、想當然爾、很自然地，心臟不舒服的就看心臟科，胃腸不舒服的就看胃腸科，只要哪裡有問題，就去看那一科的醫生。如果不看西醫的話，那就去看中醫。該看哪一科？就看那一科。何來的問題？

但是不要忘記了，自律神經失調是一種找不出毛病，卻又感覺不舒服的病症。心臟不舒服，去看心臟科卻找不出問題；胃腸不舒服，去看胃腸科卻也找不出問題，既然都找不出問題，那接下來醫生要怎麼治療？很難治療。給你血壓藥？不對，因為血壓檢查沒問題。給你消炎藥？不對，抽血檢查都正常。給你止痛藥？不對，那是治標又不是治本。給你類固醇？不對，別鬧了。

你看，即使身體這裡不舒服，那裡不舒服，好多地方不舒服，在檢查之後，卻難以找出問題之所在。也因為都無特別異常，以致於醫生不知道要如何治療。心臟檢查都正常，那為什麼要吃心臟藥？胃腸檢查都正常，那為什麼還要吃胃腸藥？

自律神經失調的人，一開始就看醫生，到處看，什麼科都會看，看到後來，會有二種情形。第一種情形是變成了人球，醫生也不知道該如何有效治療，於是只好將病人轉介給其他醫生了，最後，只能接受這個病叫作自律神經失調；而最常看到是第二種情形，既然西醫沒辦法了，只好找中醫調理。

自律神經失調不單單是一個醫學問題，人們和它的互動是一面鏡子，照映出中醫與西醫的不同觀點，也照映出人們的直覺式反射思維。

工業革命開始，科學已逐漸取代傳統經驗，這可由人們看病求醫最常問到的三個問題獲得證實。

「醫生，我這是什麼病？」

「醫生，為什麼會這樣？」

「醫生，吃什麼樣的藥才會好？」

你看，多數人會好奇這是什麼病，為什麼會這樣，要怎樣才會好。這種思維是很正常的，是現代科學化的思維，有這樣的疑問其實是對的，去發現問題、去解釋問題、去處理問題。從一開始的身體每個地方不舒服就去看醫生，而且每一科都去看，然而，看到後來越看就越沮喪，因為雖然知道問題，卻沒有好的解釋，也沒有好的治療。於是乎，出現了上述的二種結果，要不是繼續成為人球，不然就是尋找中醫或民俗方式的調理。那除了中醫的調理之外，難道西醫真的沒有哪一個科叫自律神經失調科嗎？真的沒有，因為自律神經失調的共病現象，呈現出許多不同科別的症狀。

到底要看哪一科？先照著直覺去看吧！心臟不舒服，當然先看心臟科；胃腸不舒服，當然要看胃腸科。有哪裡不舒服，還是要看那一科。這個階段，主要是要排除心臟、胃腸等問　，如果看過醫生卻沒有多大的改善時，那時候才開始考慮是不是自律神經失調了。即使看病的經驗令人沮喪，但是許多醫師仍然努力想要改善自律神經失調的。

自律神經失調的檢查

抽血可以知道自律神經失調嗎？不能。照X光可以知道自律神經失調嗎？也不能。那到底要如何檢查神經有沒有失調？

檢查有沒有失調，其實就是檢查交感神經和副交感神經是如何的不協調。從理論上說，只要知道交感神經、副交感神經活性的話，就能夠比對二者之間的協調性。所以檢查就是要去比對二者之間的協調性，然後設計出檢查方式。不過在檢查協調性之前，有幾個困難點還要努力克服的。

困難定位

自律神經遍及全身，人們知道有它們的存在，卻無法正確定位。眼睛、耳朵、嘴巴、雙手、皮膚、內臟，都有自律神經的分布。當然也有喉嚨的、血管的、頭皮的、身體各部位的自律神經，無所不在。如果是小的神經，極小到肉眼看不到，如果是大的神經，又深藏在脊椎內側區域。換句話說，小的神經，你很難定位，大的神經，位置太深很難偵測，那是要怎麼檢查出自律神經呢？

困難區分交感或副交感

假如能夠找到神經的話，還是很難辨識出是交感還是副交感神經，因為神經的外觀都是一樣的。既然都不知道檢查的是交感或副交感，更別說要比對二者之間的協調性。

但是，卻有個間接的方式，可以解決以上二個困難處。那就是檢查心跳。交感神經可以令心跳加快，副交感神經則使心跳減慢。下一步就是檢查協調性，也就是比對心跳的變化程度。心跳不會每分每秒都固定不變的，所以心臟的一跳跟一跳之間的變化程度，就反應出了自律神經的狀況，跳得快的，可能是交感活躍，跳得慢的，可能是副交感旺盛。如果這一分鐘跳了八十下，下一分鐘跳了八十三下，三分鐘後，跳了七十九下。所以研究者利用心跳次數的變化，去推斷出交感、副交感是否失調。

這就是目前自律神經的檢查。它利用心跳的變化程度來告訴我們是交感旺盛還是副交感旺盛，或是告訴我們交感低下還是副交感低下。可是這項檢查尚有多處缺點，仍然需要研究人員去突破。

缺點一，檢查結果是二分法，也就是只有二種情形，要不是交感神經旺盛，不然就是副交感神經旺盛，只有這二種結果。但是理論上，真正的失調是交感旺盛並且副交感也同時旺盛，這種情形就不是檢查可得知的。例如緊張時，有人心跳變快，但同時會去拉肚子。這就是交感及副交感同時旺盛。

缺點二，以心臟的自律神經去推論其他部位的失調，這樣有種隔靴搔癢，不是真正打到要害的感覺。例如胃食道逆流的失調，或是長期腹瀉的案例，吾人利用心跳的變化去推論胃腸神經，還是沒有辦法直接告訴我們胃腸的自律神經是如何失調？

缺點三，要如何解釋正常的部分？某人的右手臂感覺冰冷，長期冰冷，然而身體其他部位的感覺皆是正常，那麼自律神經失調的檢查結果是告訴我們右手臂的失調結果，還是告訴我們全身其他部位的失調結果？

缺點四，時間不同，檢查結果也不同。白天，交感神經本來就是旺盛的，晚間，副交感神經會逐漸取代白天的交感神經，也會轉為旺盛。所以同一個人，白天和夜晚的檢查結果會是不一樣。

缺點五，只能檢查傳出神經，無法檢查傳入神經。傳出神經就是自律神經，但自律神經失調的症狀還涵蓋了感覺異常，而感覺異常可能單純來自於傳入神經，這一部分卻非檢查可以作到。

缺點六，無法檢查神經傳導物質。自律神經失調可能是神經傳導物質的異常。檢查只是告訴我們心臟的心跳之變異程度，去推論交感或副交感哪一種神經比較旺盛而已，檢查並不能告訴我們失調是否來自於神經傳導物質。

缺點七，無法知道自律神經失調是原因，還是結果。如果病症的產生會導致自律神經失調，那麼治療的方向是要治療病症，而不是自律神經失調；如果病症是因為自律神經失調所導致，那麼治療的方向則是要朝向神經失調。例如：血清素這種神經傳導物質過高可能造成腹瀉，而副交感神經旺盛也會腹瀉。那麼一位長期拉肚子、吃不胖的人去作了檢查，這樣的檢查並無法區分是血清素造成的，還是副交感神經旺盛所造成的。

缺點八，無法檢查邊緣系統。自律神經失調的人，多數受苦於焦慮憂鬱，那麼焦慮、憂鬱是否是自律神經失調所造成的？答案是不知道，但我們更寧願相信焦慮和憂鬱是因邊緣系統所掌控的，這就不是檢查可以告訴我們的。

自律神經失調要如何診斷？

你怎麼知道自己是不是自律神經失調？要診斷自律神經失調，不是靠檢查，而是靠排除，一樣一樣地排除後，最後無法排除的，就剩下自律神經失調這個病了。

檢查有檢查報告，例如心悸、胃食道逆流、皮膚過敏這些病，去作了檢查，如果心臟有問題，那醫生會把心臟問題抓出來告訴你；如果作胃鏡發現有胃酸現象，那醫生會抓出胃腸問題告訴你；抽血可以找到過敏原也能知道過敏指數，那醫生就會有個方向去治療過敏了。

所以，去作檢查有檢查報告，這個報告就是告訴你心臟有沒有問題，或胃腸有沒有問題，或是大腦有沒有問題，或是過敏指數有沒有問題。如果心臟有問題，或胃腸有問題，或大腦有問題，能夠抓到問題，那當然就不是自律神經失調。

相反的，如果心悸去作檢查，報告上說心臟沒問題，基本上，就可先排除了心臟問題。胃食道逆流去作胃鏡，報告上說胃部只是輕微的或是沒什麼問題，基本上，就可先排除了胃部問題。

等到都把所有問題都排除後，那時還找不到病因，我們才可以暫時性地稱作自律神經失調。

換言之，自律神經失調就是作完檢查都找不出明確原因後，在那個時候才可以叫作自律神經失調。你看，自律神經失調是怎麼診斷的？要靠排除疾病，而不是靠檢查。

神經異常的例子

進入自律神經失調的世界，就好像進入了虛擬世界了，虛擬世界是假的，但感覺卻是真的。

我們來說一下這些年來，所聽過的比較奇怪的病症：

1. 眼睛有觸電的感覺
2. 大腦會癢，但又無法搔癢
3. 小腿有螞蟻爬的感覺
4. 頭頂被插針的感覺
5. 有蟲在肛門爬的感覺
6. 肛門被橡皮筋綁住，很緊打不開的感覺
7. 眼皮內好像有雙面膠一樣，把眼睛黏住
8. 左手對冷對熱沒有知覺，右手就有知覺
9. 眼睛掉下來的感覺
10. 膀胱有種打鼓的咚咚震動感覺
11. 一片花生的皮膜黏在喉嚨的感覺

12. 腸子麻麻的感覺
13. 大腦像豆腐一樣地翻攪
14. 所有的食物都是甜的，包括辣椒也是甜的，鹹豬肉也是甜的，炸雞也是甜的
15. 所有的食物都是生的，沒有煮熟的
16. 感覺十年沒有睡覺
17. 背部永遠有一塊痠痛藥布貼在皮膚的感覺
18. 大腳趾跟二腳趾之間，被夾腳托用力卡住的感覺
19. 永遠吃不飽，只是胃已經容納不下了，食物吃到吐出來了，還是強烈飢餓感
20. 肛門癢，自小就癢，癢到現在四十歲還在癢
21. 胃內有牛隻在犁田的感覺，而且犁田的位置會移動

三個定律

自律神經失調有三個定律，可以適用在很多看病的場合，這也是臨床上常見情形。

慣性定律

第一定律叫作「慣性定律」，身體有不舒服，當你去看醫生時，會希望醫生給你答案，告訴

你生了什麼病，也會想要檢查去找出哪裡有問題。看醫生、作檢查都是習慣性的想法，除了希望醫生告訴你答案，你自己也會想辦法去找出答案，最常見的辦法就是上網搜尋，其次是向親友打聽。這種追尋答案，想要知道哪裡有問題的動機，在剛剛生病之初，是特別強烈的。

運動定律

第二定律叫「運動定律」，看醫生，作檢查，吃藥打針，之後身體還是不舒服，於是看了第一位醫師後，就會轉向去尋找第二位醫師，接著再轉向，去尋找第三位醫師，因為不斷地轉向，不斷地尋找醫師，無法停止，就這樣找醫生、看醫生、換醫生，從有醫生看到沒醫生，所以就叫運動定律。

作用與反作用定律

第三定律叫「作用與反作用定律」，因為去看醫師，作檢查，希望能找出答案或是解除不舒服，可是寄予的希望越大，得到的失望也會

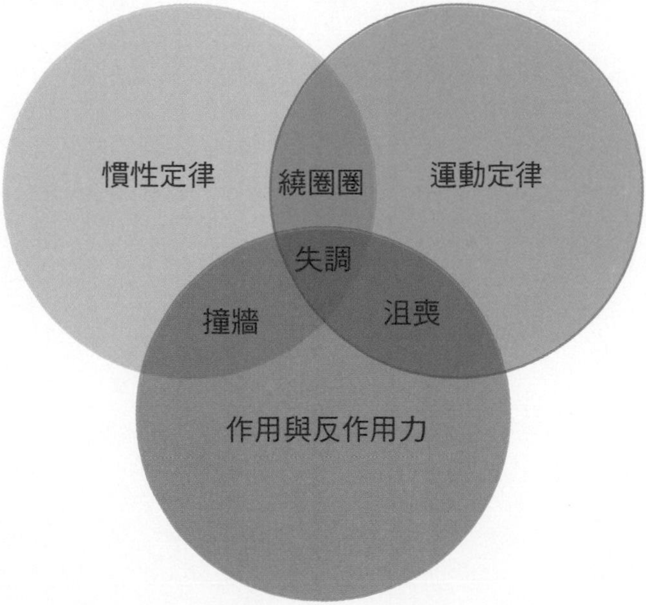

越大，所以就叫作用與反作用定律。

自律神經失調有這三個定律，人們習慣要知道答案，人們會去找醫生、看醫生、換醫生，可是抱著希望去看，但結果常是令人失望的。不止自律神經失調有這三個定律，連頭暈也是這三個定律，耳鳴也一樣是這三個定律。

現在，我們重新再來看這三個定律。我們習慣要知道生病是什麼原因時，卻不見得所有的疾病都能找到原因。當我們去找醫生，看醫生，換醫生時，卻總是遇不到會看病的醫生。我們抱著希望去醫生，常常帶著失望離開，可是理論說的都很有道理，為什麼治療就是無效呢？

真失調？假失調？

我們之前提到自律神經是屬於傳出神經，就是負責把中樞的訊息傳到周邊，而周邊在接到訊息後，會啟動一連串的反應。所以傳出訊號會讓身體作出反應，心跳應該加快的，就跳快一點；血壓應該降低的，就降低一點；應該流口水的，就流口水吧。自律神經失調指的就是傳出神經已經失調了，也可以說傳出的訊號有問題，應該跳快的卻不跳，不應該降低的卻反而升高，不應該流的卻一直流。

試問焦慮、低落憂鬱、恐慌算不算自律神經失調？手麻麻的、腳冰冰的、頭脹脹的、胸口緊緊的、胃悶悶的，這算不算自律神經失調？耳鳴、頭暈、眼花、腦昏、疲倦，算不算自律神經失調？

我們根據解剖，可以在科學上明確地知道心跳、血壓、流口是由自律神經控制，但是焦慮、憂鬱、恐慌、手麻、腳冰、頭脹、胸緊、胃悶、耳鳴、頭暈、眼花卻難以找到科學上的證據，證明它們是由自律神經所控制的。那麼科學上找不到明確證據的症狀，要算什麼病呢？還是再回頭看看自律神經失調是如何診斷：只要是經過排除，確認沒有明確病因，但又讓人感到不舒服的病症時，我們都可以暫時稱作自律神經失調。我們使用「暫時」二字是因為目前的醫學尚未突破，還不知道詳細的來龍去脈，所以我們只好退而求其次，姑且使用自律神經失調來稱呼這些病症。

到此，我們作一個總結，將自律神經失調說個明白。自律神經失調是交感神經與副交感神經的失調，這些失調所造成的症狀，從頭到腳，從皮膚到內臟都有可能牽涉到。診斷則是依靠排除，將每個可能的病因逐一排除後，若仍找不出病因的，則暫時稱作自律神經失調。

在第四章，詳細列出一〇二種自律神經失調的症狀，在這麼多的症狀中，有些是真正的自律神經失調，有些是假的自律神經失調。假的失調是指那些病症並沒有明顯來自於自律神經的證據，可是目前也沒有更好的病名去形容它們是什麼病，所以也就暫時地稱作自律神經失調。真的自律神經失調是指交感神經或副交感神經有問題，例如流口水、流眼淚、流鼻水、腹瀉，這些器官都是由副交感神經所控制，如果神經失調了，那麼症狀就是流太多，或流太少；如果是交感神經失調，症狀則多屬於緊張、焦慮那些方面。假的自律神經失調則多屬於感覺異常，例如胸口有重物壓住、頭部有發脹、皮膚有螞蟻爬過、身體麻麻的、肌肉僵硬無法伸展等感覺異常。

無論是真失調，還是假失調，我們還是稱作自律神經失調，因為目前還沒有更恰當的病名來形容了。

什麼是坑病？

坑病，只是流行的戲謔用詞，真實意思是花了很多錢、精神、時間，看過很醫生後，仍舊沒看好的病，那麼這個病就可以叫坑病。

所以要入坑的三個條件就是：

1. 花很多錢
2. 花很多時間
3. 花很多精神

看了很多醫生，然後都沒好的病，就叫坑病。

花很多錢的案例

之一：曾有病人告訴我，有人一帖藥二十八萬，保證治好頭暈，然後他真的給對方二十八萬，結果還是天天頭暈。

之二：曾有病人告訴我，為了治耳鳴，有看過一次醫生要花二萬元的，也有看一次要一萬元的，還有檢查耳鳴要一萬五千元，從南到北到處花錢看醫生，結果花了錢仍然無法改善耳鳴，也查不出原因。

花很多時間的案例

之一：曾有病人告訴我，從耳鳴發生到現在已經二十年了，從未間斷地每個月去針灸、拔罐，結果還是照常耳鳴不能睡。

之二：曾有病人告訴我，為了治頭暈，每個星期和一群同病相憐的人，揪團從臺北搭高鐵到高雄，再轉搭計程車，大家平分車錢去小鎮看醫生，持續看一年多，結果還是天天在頭暈。

花很多精神的案例

之一：曾有病人告訴我，他把西藥房所有可以用上的藥都買了，只要有新的藥，不管是擦的、吃的、喝的、噴的，他就去買來用，然而嘴巴還是破，破了Z年，睡覺還是不能睡，失眠Z年。

之二：曾有病人告訴我，他到誠品看到日文翻譯書，飛到日本去找日本作者治療頭暈，在日本住了二個月，看了九次醫生，結果到第十次才看到醫生本人。然後花光錢返臺，頭還是暈，還比去日本前更暈。

看過很多醫生的案例

之一：曾有病人告訴我，為了看耳鳴，他把臺北、臺中的大醫院都看過了，每位醫生說的都不一樣，然後吃了一堆藥，耳鳴還是吱吱叫。

之二：曾有病人告訴我，為了治胃痛，作了許多胃鏡，還去作胃部手術，然後又去作心臟神經的電燒，再來去看身心科，還不忘去看中醫，結果胃痛更嚴重，心跳更是亂跳。

自律神經失調的朋友容易陷入坑病，不斷焦急投醫。你看，有人傾家蕩產就為了要治病，也有人花了二十年還不斷地找醫生治病。結果到頭來，自律神經失調的症狀還是一樣地在原

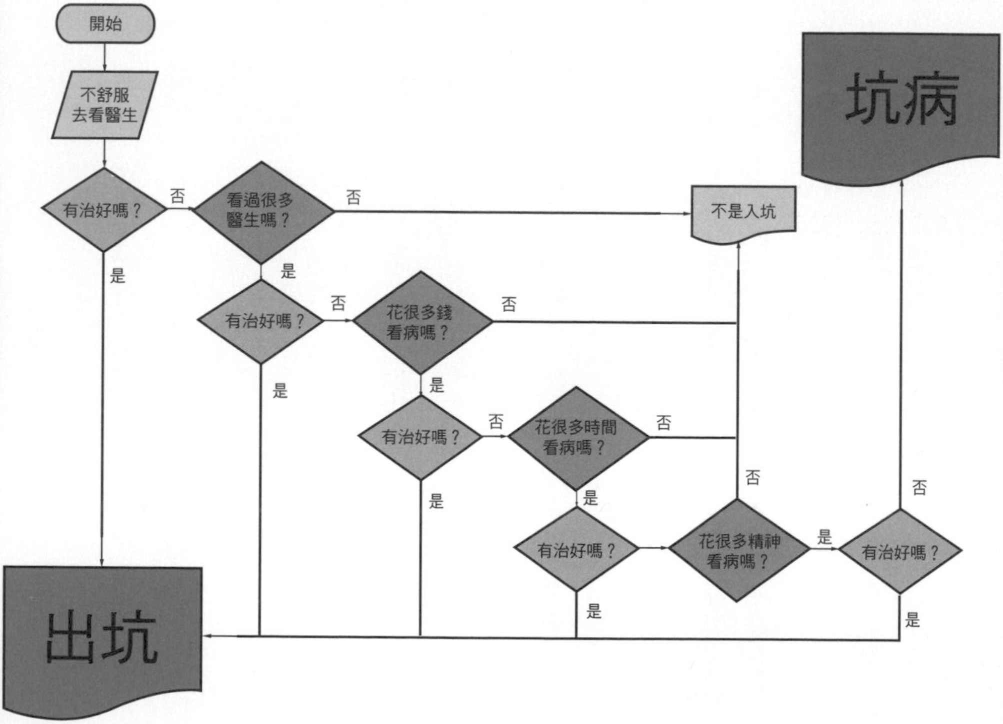

地不變。說它是坑病，一點也不為過。

自律神經失調是慢性病，不是急性病！

什麼是慢性病？就是指病症的歷程持續三個月以上。例如糖尿病就算是慢性病，需要經年累月的追蹤診療。急性病則與慢性病截然不同，急性病是在很短的時間之內促成病症，然後快速地暴發生病，病症持續時間不超過三個月，因為超過了三個月就會被叫作慢性病了。

換言之，急性病是可以在短期之內就康復了，幾乎不會超過三個月。現在我們以醫學概念來區分急性病性或慢性病，就能理解自律神經失調是一種慢性病，因為它的病症也常常持續三個月以上。

原來，我們都錯怪了自律神經失調。我們以為像感冒一樣，看幾次醫生，吃幾次藥就會好了，其實是誤解了，自律神經失調是很難纏的，每位失調的朋友去看醫生，早就飽受長期的困擾了。自律神經失調是一個長期心靈與身體折磨的病症，它剝奪一個人的睡眠，也剝奪一個人的快樂，真是讓人不安。

既然自律神經失調是長期性的病症，那就無法像治療感冒一樣，以為看一、二次醫生就會好，相反地，治療自律神經失調更需要耐心。

難搞的個性

藥物可治療疾病、緩和症狀，不過有一個東西卻治不好，任哪一位醫師都沒辦法，那就是個性。

「不要去想它就好了！」

「不要去理它！」

「你就是想太多，才會這樣子！」

「想開一點！」

「沒有什麼過不去的！」

「快樂是一天，難過也是一天，何不選擇快樂過一天？」

「時間就是最好的藥！」

「剛才不是已經講過了嗎？你是聽不懂？」

沒有藥物可以讓你不要想太多，也沒有什麼醫師可以讓你不要鑽牛角尖，或許心理支持與輔導可以協助幫忙，但仍改變不了個性。個性來自於從小到大，長期塑造而來，它是一個長期穩定的思維方式與心性觀念。然而個性並非一成不變的，它是可以被改變的，假如想要改變個性，也要長期去塑造，這並非一朝一夕可以讓個性改變，除非有重大的、意外的事件的介入，才有可能短期之內改變。

以時間的尺度來說，雖然一個人的個性是長期穩定的，但其實它每天都在一點一滴變化，就這樣形成了現在的個性。換言之，個性具有可塑性，只是很難在短時間之內就改變了。藥物可以改變人的反應，改變了神經傳導物質，但很難以改變原本的個性。

門診當中，面對許多自律神經失調、憂鬱、焦慮、想東想西的朋友，第一困難治療的是耐心，但無法治療的卻是個性。

稱王的病

能夠稱王的病會有特色，它一定是難診療的，因此也一定是難治療的。在耳鼻喉科，能稱王的病有耳鳴、眩暈、喉嚨異物感；在胃腸科，能稱王的病有假的胃食道逆流、腸漏症；在泌尿科，能稱王的病有間質性膀胱炎；在神經科，能稱王的病很多，光是眩暈、頭痛就難倒不少人。在婦產科，能稱王的病有經前症候群；其實在每個專科領域，都有不少能夠稱王的病。

我們知道癌症不容易治療，但是不管是初期或末期，我們都知道下一步該作什麼事，比如我們要開刀，或是我們要作化療或者電療，就算是在生命末期的癌症，我們也知道盡人事聽天命。即使有先進的醫療水準，也還不能保證癌症可以存活，但是，我們永遠都知道下一步該作什麼事。

癌症攸關生命，但還不能稱王，因為癌症是我們可以經由檢查，確定出來的病，既然知道是什麼病，也就知道下一步該作什麼事。反觀稱王的病，都無法經由檢查去確定什麼病。因為不知道什麼病，我們也就不知道下一步該作什麼治療。耳鳴、眩暈，經由各種檢查，都不知道發生了什麼事，只知道病人感覺很痛苦；纖維肌痛症，僅是一個病名，卻沒有適當的檢查去確認病因，只知道病人全身到處痛。對照癌症，能夠稱王的病就是原因不明，自律神經失調也是一個稱王的病，它的影響範圍比耳鳴、眩暈都還要更廣泛。

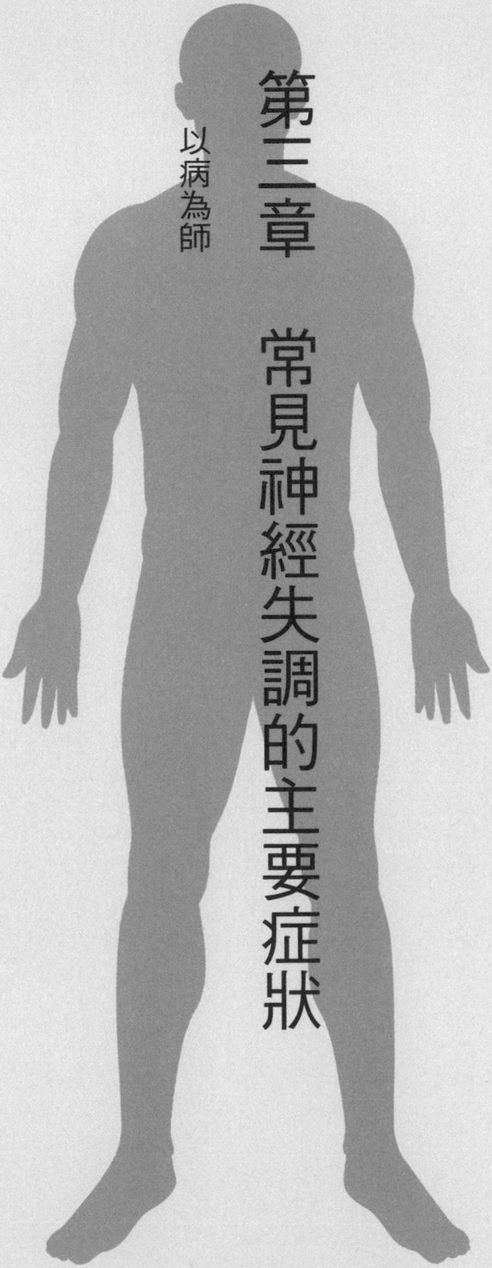

第二章　常見神經失調的主要症狀

以病為師

疼痛

疼痛是所有感覺中，算是最重要的，因為這與生物的生命有關。如果有危險而不知道的話，那麼生物在古代很可能早就滅亡了，正因為有這種疼痛的感覺，讓生物可以去躲避掉危險，也才有機會生存下來。

因為疼痛，讓我們有動機去看醫生，如果沒有去看醫生，我們也會想方設法去減少疼痛，像是按摩、敲打、貼藥布、吃止痛藥等等方式。如果疼痛減少了，生活就過得正常，如果天天都疼痛，那日子就過得很辛苦。

傳統認知上，有幾種痛是很難忍受的，比如生產的痛，可是這還不算最痛的，帶狀疱疹的神經痛、癌症的痛、三叉神經痛、燒燙傷的換藥痛就遠比生產的痛還要痛，還有急性胰臟炎會痛到身體像蝦子彎縮，腎結石卡在輸尿管也會讓人痛到昏倒。疼痛有從小痛到大痛，為何生物要演化出這種感覺呢？原來疼痛是一種警告信號，那是一種面臨危險而需要去避開的訊號。

手被熱鍋燙到、腳踩到釘子，讓我們立即把手腳縮回來，避開持續的傷害，但是癌症的骨頭痛、蛀牙的牙髓痛、生理期的下腹悶痛，卻讓我們不知如何避開危險，只能吃止痛藥讓疼痛減緩而已。為什麼有的痛，我們可以避得開，有的痛卻避不開呢？

因為疼痛有二種，一種是急性痛，就是燙到、切到、刺到、割到這類可以讓人立刻反射性地躲開，另一種是慢性痛，它無法讓人反射性躲開。所以，急性痛具有警告功能，告訴我們身處危險，但慢性痛則沒有警告功能，而是告訴我們身體發生了異常，應該去改善異常。急性痛、慢性痛各有其功能，這便是生物演化出疼痛的目的。

疼痛的神經被觸發的方式，有機械性的觸發，例如刀割、針刺、壓傷；也有溫度性的觸發，例如燙到、凍傷；也有化學性的觸發，例如藥劑腐蝕、傷口發炎。這樣來看疼痛的原因，似乎很容易理解，但人算總不如天算，總有某些疼痛的原因，至今還不能被完全瞭解，比如纖維肌痛症、叢集性頭痛、風溼痛、癌症痛。

自律神經失調的人常常抱怨的疼痛症狀，如果在頭部，除了痛之外，還會覺得重、脹、緊、麻；如果是肩頸部位，則會再多了痠；如果是在腹部，則多了悶；還有些人的四肢會有電到、割到、壓到的感覺。所以疼痛本身就可以用多種不同型式出現，舌頭吃到辣椒，那也是一種痛覺，皮膚癢也是一種痛覺，坐馬桶坐久了腳麻，也是一種痛覺。疼痛本身就是令人不舒服、讓人討厭的感覺，不過卻很難去量化，因為這牽涉到痛覺敏感。同樣的痛，有人覺得是小痛，但有人覺得是大痛，所以當面對自律神經失調的朋友在抱怨疼痛時，要仔細去區分疼痛的程度、類型、發生的頻率，而且不能僅以止痛藥就帶過一切。

眩暈

頭暈？眩暈？雖然都是一個「暈」字，但其實有好多種暈的方式，每一種暈法，都隱藏著線索，或許可以找出背後的原因。眩是指會旋轉的，暈則是指會不平衡的。當然眩和暈二者有時很難分開地說。

有的暈是天旋地轉的暈，張開眼睛會更暈，無法看東西，閉著眼睛可能還比張眼好一點。這種暈比較像是內耳或前庭神經引起的。而前庭神經炎的暈，是最痛苦的暈，只有睡覺才能忘記暈。

有的暈像地震時在搖晃一樣，地板不穩，也好像船漂浮在波浪上，走路不穩。這種暈法可能很嚴重，也可能不嚴重，可能短暫，也可能暈很久。

有些暈是近似快昏過去，眼前一片黑暗，這種暈比較傾向是血壓方面。蹲下去站起來之暈，也是血壓方面的問題，不一定是貧血引起的。

有些暈是頭重腳輕或頭輕腳重，腳步虛浮。這種比較不像是內耳引起的。

有的暈是坐雲霄飛車般的感覺，上下搖晃，或左右搖晃的感覺，還有的暈像自由落體的感覺，這些暈法，算是困難診斷，就是不知道哪裡引發的眩暈，當然也就困難治療。

還有暈車、暈船、暈機的暈，既不是天旋地轉的暈，也不是地板不穩的暈，反而是噁心想嘔吐的感覺，明顯大過於眩暈，這種暈法是比較容易治療的。

還有一種暈，就是閉著眼睛站立，不用多久，身體就會搖晃，站立不穩，這種是正常的現象，只是眼睛睜開就能平衡了，所以不算真的暈，而是站立不穩。

「暈」，有幾種暈法，但通通都叫做「暈」，每一種暈的原因不盡相同，常伴隨噁心嘔吐，需要詳細分辨。有一種老年人最常有的暈，不是天旋地轉的暈，也不像地板不穩的暈，老年人自己都很難去形容是怎樣的暈法。臥床太久的人，翻身或坐起來也會暈。無論是哪一種暈法，一定要記得分辨伴隨而來的其他症狀，例如頭痛或冒冷汗之類的。這樣可多提供一些線索給醫師，而不是只有一個頭暈而已。

胃食道逆流

很多胃食道逆流的人看過胃腸科之後，將原因歸於自律神經失調。

胃食道逆流就是胃、食道內的東西往上逆流，逆流的東西就是食物、胃酸。如果是胃酸逆流，則胸口或喉嚨有灼熱、酸感，少數人有胸悶胸痛；如果是單純食物不含胃酸的逆流，則喉嚨有感。胃酸逆流比食物逆流會更加讓人不舒服。胃酸會逆流表示胃酸過多了，或者胃內壓力過大而將胃酸擠上來到食道了。所以服用制酸劑、胃腸蠕動藥、調整飲食、控制體重，就是要減少胃酸、減少胃內的壓力。

從以上看起來，胃食道逆流是一種可以看得到的病，可以檢查出來的病。我們使用制酸劑，就能使胃酸減少；使用胃鏡檢查可以看到胃食道交界處的賁門是否鬆弛，而且還能看到腹腔內的壓力或是胃內壓力是否過大，而將胃往上推擠，造成一部分的胃被推上了橫膈膜；為了盡快讓食物進入小腸，我們還能使用胃腸蠕動的藥，加速胃內排空；食道內的酸鹼度檢查，也能判斷胃酸有沒有逆流上來；有時候顯影劑用喝的，這樣的X光檢查可以看到食道有沒有異常的樣貌。

顯然地，可以利用吃藥後的反應來判斷是否有胃食道逆流，或是經過檢查也可以確認。你看這些吃藥、檢查都是在胃腸科內就能完成的事，可是還是很多人將原因歸於自律神經失調，為什麼會這樣？這得要回到了失調的定義了。自律神經失調是檢查都沒怎麼樣，但身體卻是不舒服。所以表面上，我們以為是胃食道逆流的症狀，但實際上卻不是胃食道逆流。原來胃食道逆流有分真的胃食道逆流和假的胃食道逆流。所謂假的胃食道逆流，就是沒有胃酸，但卻有胃食道逆流的症狀。

如果是真的胃食道逆流，吃了胃藥就能改善，或是作了檢查就能知道。

如果是假的胃食道逆流，吃了胃藥也不容易改善，或是作了檢查也很難判斷病因。

假的胃食道逆流

常見假的胃食道逆流還有一些附屬症狀，例如打嗝、噯氣，胃悶腹脹，喉嚨異物感。如果吃完東西後，心臟跳動不正常的話，那大概就是假的胃食道逆流了。其實有一個很淺顯明瞭的原則，就已經直接告訴我們這是真的還是假的胃食道逆流。這個黃金不變的原則就是吃了胃腸藥、制酸劑、或是氫離子幫浦抑制劑（簡稱為ＰＰＩ），如果沒有什麼改善，那要考慮假的胃食道逆流。

假的胃食道逆流，不用吃胃藥，即使吃很多的胃藥，還是改善有限，因為原因就不在胃酸。還有一些很簡單、看起來也不難的線索，一聽也能夠判斷是不是假的胃食道逆流，包括：

1. 吃完東西後，心臟會亂跳，有的人說漏拍，也有人說心臟跳很快。胃酸多、胃酸逆流都不會讓心跳漏跳一下，也不會讓心跳變快。

2.吃完東西會打嗝。打嗝只有吃太飽時，或吞太多空氣到胃時，才會把氣排出。胃酸幾乎不太可能讓你打嗝。

3.喉嚨卡卡。這個是最容易分辨真假的症狀，只要去吃胃酸的藥，如果喉嚨還是卡卡的感覺，那一定要懷疑假的胃食道逆流，而且臨床上的經驗，胃藥幾乎無法控制喉嚨卡卡。因為很少看到胃藥有效，所以只要遇到喉嚨卡卡，一定要考慮假的胃食道逆流。

4.胃鏡檢查報告說是輕微的或是正常。如果檢查報告跟你的症狀有很大落差，例如檢查報告說的輕描淡寫，但你的症狀卻很不舒服，那也可能是假的胃食道逆流。

一個黃金不變的原則就能推測出是真的還是假的胃食道逆流，這個原則就是去作檢查、吃藥，如果還沒有改善，那就可能是假的胃食道逆流。在醫學上，並沒有假的胃食道逆流這種名詞，但是我們可以暫時借用自律神經失調來泛稱這種假的胃食道逆流的症狀。

飢餓

飢餓與食慾是二種不同的感覺經驗，但很難說清楚，所以容易混為一談。

飢餓

飢餓是一種不舒服的感覺，需要進食來緩解。就像癢一樣，那種不舒服的感覺需要用手抓一抓來緩解。飢餓通常與胃的排空有關，所以一天之中，會有陣發性地出現，像是早、中、晚的時間，定時或不定時地出現飢餓感。不管是白飯或滷肉飯，吃一碗後，飢餓感會逐漸消失。相對於飢餓感，就是飽足感。飽足感是在進食後的十到二十分鐘，逐漸顯現。飽足感一上來，飢餓感就消退。

食慾

我們在白飯上淋一些滷汁，在白粥上加點肉鬆，讓平淡無味的主食，增添了令人食指大動的風味。如果只有白飯，可能只扒二口飯而已，但加了滷肉後，反而不用配菜就可扒二碗飯。可見改變了香味、氣味後，胃口也跟著改變。

我們在料理各種飲食上，用了很多方式去增添食物的色、香、味，其目的是促進食慾，讓人們的胃口增加。從白飯變成了滷肉飯，所改變的胃口，是食慾而不是飢餓。

一碗香噴噴的滷肉飯，讓人食指大動、胃口大開，可以連吃好幾碗，但是我們卻無法連吃好幾碗的白米飯，原因在於食慾，而不是飢餓。去吃到飽的餐廳用餐，可以連吃好幾盤，但是越吃越飽，最後吃不下，其原因不是東西不好吃、沒食慾，而是飢餓感消失了，取而代之的是飽足感。

你看食慾是心理上的需求，飢餓則是生理的需求。當我們知道把食慾及飢餓分開看時，就開始能瞭解自律神經失調。

案例

五十八歲男大叔，工廠員工，主訴每二個小時，肚子就餓，為了止餓，要扒二碗白飯不配菜，就是二碗單純的白米飯。二小時後，又開始餓，再繼續扒二碗白米飯。然而，不要以為飢餓，他同時胃也是脹脹的，一邊胃脹又一邊肚子餓，是不是很奇怪？

你看，這位大叔不是食慾的問題，而是飢餓，不正常的飢餓，因為他沒有飽足感，所以始終停留在飢餓的狀態。

五十一歲女家管，股票族，每天早上五點，一定肚子餓醒，餓到很不舒服而醒來。為了止餓而不要被餓吵醒，睡前吃了大量食物，把胃撐得飽飽的再去睡。然而不管睡前吃了多少東西，早上五點一定餓醒。這個餓是很不舒服的餓。

你看，這位女家管也不是食慾的問題，而是飢餓的問題，她有飽足感，但是飢餓感更強烈。

五十二歲男公務員，每晚、半夜二點，一定餓到醒，而且定時會餓醒，如果忍著餓不吃東西，就無法再睡覺，耗到天亮還是沒辦法睡；但是，只要吃一個餐包，或是只要吃一口吐司，立馬可以躺回去秒睡。於是他的床邊一定準備一塊麵包，來對付半夜餓到醒。

你看，男公務員不是飢餓，因為只吃一口就能睡，這樣一口麵包是無法填飽胃的，也不是一口就有飽足感，然而只要吃一口，隨便吃什麼都能夠再回去秒睡，那麼他的問題比較不像是飽足感或是食慾的問題。

五十四歲女老師，每天肚子餓，餓到肚子痛，隨時都在餓，吞了二個便當了，還是肚子餓，可是已經塞了二個便當，已經沒辦法再吃任何東西了，肚子實在太撐了，但她還是肚子餓。不管吃多少東西，永遠都是肚子餓，因為胃都已經塞滿了食物，都快要吐出來了，卻還是餓到胸悶、胸痛、無法呼吸。

你看，女老師的問題就是同時有飽足感，又有飢餓感。飽足感讓人覺得很撐，飢餓感讓人想大口吃飯。

五十七歲無業男，每天下午四點到八點，餓到坐立難安，六神無主；而且一邊餓，又一邊胃脹胃悶。這真是矛盾，肚子餓了就要吃東西，但是吃了東西，胃又會脹而且悶。

你看，無業男是每天定時的飢餓感加飽足感，同時出現。

我們一般的認知，會以為胃腸失調就是吃不下，不然就是胃悶、胃痛，卻忽略了「餓」，也是胃腸失調的表現。

恐慌

恐慌症是怎麼樣的情形？它是一個自發性的，就是自己本身發生的，不是外來的情境、對象去誘導出來的。平常我們會說怕黑、怕暗、懼高、害怕某些動物、蟑螂毛蟲等等，這些害怕都有特定對象或情境，但是恐慌症沒有一個特定的對象，不是由外來的因素去決定的，它會自己發生，沒有預期，沒有前兆，一旦發生恐慌，一瞬間達到非常恐懼，只要發生過，一輩子的記憶都很明顯。

雖然自律神經失調不是恐慌症，但自律神經失調的人卻常有恐慌症的症狀，只是嚴重程度還沒有恐慌症的嚴重。常聽病人提到的有心悸、出汗、顫抖、呼吸困難、梗塞感、胸悶胸痛、噁心、頭昏、感覺異常。這些症狀，最常見的是胸悶、呼吸不順的感覺。

心悸，就是心臟亂跳，通常跳很快，有時漏跳，當送到急診作檢查時，卻常常找不出毛病。

出汗，最常見的手心出汗，一緊張就出汗。

顫抖，不止是抖，也常伴隨是肌肉僵硬，想動但動不了。

呼吸困難，明明不缺氧，但卻吸不到空氣，作了深呼吸卻感到胸口有阻塞感，也有人是換氣過度。

梗塞感，像是緊縮、攣縮的感覺，發生在胸口、喉頭，也有人是鼻孔梗塞，也有人是下巴、牙齦、顳顎關節緊縮感。

噁心，就是反胃想吐，肚子不舒服，通常去吐完或去上完廁所，狀況會舒緩。

頭昏，眩暈，無法集中精神，失去現實的感覺，甚至昏倒。

感覺異常，身體某些地方會有麻麻、刺刺的感覺，有些帶有疼痛的感覺。

發生過恐慌的人，常常害怕下一次的發作，因為當下那種感覺實在太令人恐懼了。一位四十歲大學教師，開車在高速公路，突然發作，無前兆、沒來由地全身僵硬，雙手麻刺感，無法握住方向盤，胸口悶塞、無法呼吸，那瞬間他以為會死掉，這種感覺讓他不敢再開車上高速公路，害怕再次發生，可是開車在平面道路卻一切都正常。

水土不服

人到了新環境，身體會自動調整適應，如果不能適應而產生問題，我們叫水土不服，英文翻譯就直接叫作「不能適應新環境」。

有一個明顯的例子，就是太空人待在太空中超過十天，肌肉會迅速且大量萎縮，骨質也快速流失。每日在太空艙之中會看到好多次的日出和日落，這情形讓免疫力受影響。等到返回地球後，身體會虛弱到要由人攙扶才能離開太空艙，並且接受隔離以免感染，在隔離期間又得作些活動來增加肌肉力量。你看，能當太空人都是身強體壯，可是待在太空十天的環境中，就能迅速破壞這樣的身體。人體是在地球表面經過千百萬年才演化出來的，可是人體並不適合在太空無重力的環境下生活。

在門診最常遇到的水土不服的人，是外籍配偶，他們遠渡重洋來臺過新生活，身體必定要重新適應新的食物、空氣、溼度、水質、日照時間、氣候與壓力。我看過冰天雪地的哈爾濱人，到臺灣後，竟然怕冷，冷到頭痛。照理說，哈爾濱人比我們還不怕冷才對。

無辣不歡的重慶姑娘，來臺反而胃腸不適，胃腸痛苦到相約姐妹去自殺。照理說，重慶人吃麻辣的胃腸應該比我們還有抵抗力才對。

還有越南籍的女子每天要吃上百元的止痛藥硬撐去工作。我也見過不少僱主帶著外傭來看病，這些外籍人士原本在家鄉都好好的，但到了臺灣後，就生病了。

水土不服就是一個人到了新環境，但身體狀態還停留在舊環境，以致於身體無法適應新環境，然後產生了莫名的症狀。說起來，水土不服像是一種適應病，也像是一種體質病。其實身體的每個細胞都正常，只是在新環境之下，細胞的功能無法像在家鄉那樣正常運作。

睡眠障礙

在所有自律神經失調的症狀中，超過一半的人會有失眠。

失眠這個症狀是一個很含糊的描述，我們改稱作睡眠障礙或許會好一點。它可以粗略分三種類型，就是很難入眠，進入睡眠又容易醒，不然就是睡不久：

難以入眠

躺在床上，不管有無睡意，就是很難進入睡眠，翻來覆去，有時身體很勞累，但大腦卻想東想西，停不下來。有時有點睡意，剛睡又馬上清醒。

困難沉睡

即使睡著，但無法深沉地熟睡，很容易醒來。多夢易醒，有時醒來之後的睡眠，其夢境竟可以接續上一段的夢境。

早醒

病人半夜醒來一次，可能在上半夜，也可能在下半夜，睡眠時間無法持續，被中斷了。這種半途醒來之後，明顯睡眠時間不足，但卻再也睡不著了。

不同類型的睡眠障礙可能也暗示著背後原因，例如身體上的病痛不舒服，就容易導致難以入眠。緊張焦慮的人，對環境具有警戒心，所以一點風吹動靜，就會醒來，這算是困難沉睡，不過有一部分的老年人是屬於這類型。憂鬱低落則通常是早醒。有人單純生理上的不舒服，有人是生理加上生活不正常，有人則合併生理與憂鬱、焦慮，也就是說三種睡眠障礙類型，可以是單獨一種，也可以合併多種。

為什麼自律神經失調的人，容易有睡眠障礙？還是要回歸到生理、心理、環境三方面去解釋，生理的不舒服，生活節奏緊張壓力，焦慮憂鬱，到後來，已經分不清楚是自律神經失調引發睡眠障礙，或是睡眠障礙引發睡眠障礙。要治療睡眠障礙，第一步還是要區分是哪一種類型的失眠，其目的是要找出原因，而非使用安眠藥去治療。

焦慮

焦慮症是身心科中，盛行率最高的疾病。焦慮症有醫學診斷上的標準，而焦慮和焦慮症只差一個字，二者仍然有症狀上的差別，嚴重程度也有差別。那麼焦慮症算不算自律神經失調？不算！焦慮症不能說是自律神經失調，因為如果經過檢查都不知道病名時，我們才會說自律神經失調這種診斷，現在既然已經知道病名是焦慮症的話，那就不能再稱作自律神經失調。這意思是說焦慮症不是自律神經失調，自律神經失調也不是焦慮症，不過二者是可以同時存在。同樣地焦慮和自律神經失調也常常同時存在，甚至可以說，焦慮是自律神經失調最常見的症狀。

什麼是焦慮？焦慮是對還沒有發生的事情，或不確定的事情感到擔憂害怕。這種莫名的擔憂害怕可以在事情發生之後消失，只要不確定的事情轉為確定之後，焦慮的感覺就消失了，但現實生活中，人們總是反覆地、持續地、自動地陷入令人焦慮情境。學生會擔憂考試，上班族會擔憂工作表現，媽媽會擔憂家庭、小孩。生活有生活上的擔憂，工作有工作上的擔憂，家庭有家庭上的擔憂、人際關係有人際關係上的擔憂，經濟有經濟上的擔憂，越複雜的環境，就有越多的不確定性，也就有更多的焦慮。短暫的焦慮還不是令人煩惱的，焦慮真正困擾人的，是無休止的、一直存在的還不知道結果的不確定性，這樣長期的焦慮可能改變某些心理狀態，比如易怒、沒有耐心，也可能改變某些生理狀態，比如腹瀉、胃食道逆流。我們面對焦慮時，體內會有壓力荷爾蒙釋放，這讓人容易衰老。

焦慮不止影響了身體和心理，它幾乎是全面性的影響，從而引發了全身上下各式各樣的自律神經失調。也可以說，自律神經失調是一種壓力病。

憂鬱

憂鬱低落可能會導致自律神經失調，或者，自律神經失調可能造成憂鬱低落，到底誰是先發生，誰是後發生？

憂鬱低落有幾個特徵，比如心情低潮，任何事都沒興趣，全身乏力疲累，心思被掏空、世界變成灰色讓人絕望的色調。如果憂鬱低落的時間持續夠長，就可能進展到憂鬱症了。這些憂鬱低落的特徵，幾乎都是當事人的感受，若是旁人來看，有時很難去理解。

快處理和慢處理

大腦要如何處理憂鬱、低落、沮喪呢？原來大腦有二種機制去處理情緒反應：快處理和慢處理。快處理的機制是邊緣系統中的杏仁核、海馬體之類的構造，它讓我們可以立即反應，比如瞬間抓狂、暴怒、理智線斷掉、破涕為笑、心情盪到谷底，它是下意識的反應；慢處理則發生在大腦最表面的皮層，它會蒐集、處理訊息，然後再作出情緒反應。快處理是不經大腦思考的立即反應，像是直覺；慢處理則多了大腦思考，會將訊息消化、整合，最後才作出反應，這需要後天養成的邏輯思考，也與成長環境、經驗有關，所以慢處理多了個人的個性影響。

個性病

客觀上，凡人遇到挫折，總有抑鬱、低潮、沮喪，若干時間過去了，即可平復；主觀上，總有人持續壓抑、低潮，這就傾向是慢處理，也就與個性相關了，所以憂鬱低落也可說是一種個性病，是由個性導致的症候。

先憂鬱再失調

那憂鬱低落如何導致自律神經紊亂失調？在大腦有一個叫韁核的神經核，在其外緣細胞會釋放穀胺酸，穀胺酸進而影響多巴胺釋放。無論是穀胺酸、多巴胺，都是神經傳導物質，它們會影響神經的功能，也當然會導致神經失調。

先失調再憂鬱

那自律神經失調如何造成憂鬱低落？在慢處理階段，情緒會受大腦的思考、個性而影響。當我們受苦於自律神經失調，卻發現不管作了什麼治療都沒有用，對症狀失去改善能力的時候，在認知上就形成了「習得性無助」，這便進入了憂鬱狀態。

憂鬱是自律神經失調常見的病症，但是憂鬱不一定是自律神經失調所造成的，也有可能是憂鬱去導致自律神經失調。如果從這個觀點來說，自律神經失調可能是生病的原因，也可能是生病的結果。

長期嘴破

人體與生俱來就有自我修復、痊癒的能力。

皮膚的更新，是透過角質形成細胞的有絲分裂而完成，有絲分裂就是細胞的複製，可以讓新的細胞取代衰老凋亡的細胞，而有絲分裂幾乎都是在夜間進行。

如果不熬夜，晚上儘量早點關燈睡覺，那麼角質形成細胞就比較能夠有效率地進行更新。所以，真的有美容覺這件事。

購物平臺有無數的面霜、眼霜、精華露，但是人體本來就可以利用夜間睡覺這段期間來進行細胞更新，而且這是不用花錢的。

口腔黏膜細胞和身體的皮膚細胞是一樣的，醫學名詞叫作鱗狀上皮細胞，每天吃東西，舌頭、牙齒、食物都會磨擦口腔內的細胞，所以一樣會凋謝死亡，然後再由新生的細胞來取代。同理，長期嘴破可能是新生細胞的效率不好，所以嘴破最需要做的第一件事就是睡覺，而且早睡更好，讓口腔黏膜細胞儘快更新。

睡覺真是一件有益健康的事，它可以幫助更新細胞，可以補充體力，可以忘記痛苦，也可以提升免疫力。你看，一個人在感冒時，去睡一覺後，病症是不是可以好得比較快呢？

喉嚨異物感

醫師執照考試的教科書，有一大章節在講喉嚨異物感，主要討論二個原因，一個叫胃食道逆流（GERD），一個叫咽喉逆流（LPR）。每年有許多醫學期刊針對喉嚨異物感進行研究與發表，然而現實中，喉嚨異物感幾乎無法經由治療而改善。醫學院會教學生嘗試使用胃藥、胃腸蠕動、消脹氣、抗組織胺等藥物治療，不過還是又回到原點，喉嚨異物感很少改善的。

梅核氣

喉嚨異物感是一般性的名詞，還有個更通俗的名稱，就叫喉嚨卡卡，醫學名詞則是「臆球症」，中醫則說是「梅核氣」。

喉嚨異物感或是喉嚨卡卡的，形容的是有東西卡在喉嚨的感覺，或是有小蟲在爬，可能是不痛不癢，只有吞東西時，才感覺異物感。雖然異物的感覺是吞不下去，也咳不出來，但幾乎不影響吃飯、喝水。簡單地說，就是可以吞嚥，但卻感覺有東西卡在喉嚨。

有人卡在喉嚨左側，有人在右側，有人比較上方，有人比較下方，通常不會痛，少數人會抱怨不吞不痛，只有吞的時候會痛，有人形容是針刺感，有時這種痛還會牽連到脖子或前胸。中醫形容這是梅核氣，意思是有一股瘀塞的氣，像梅子的核一樣，卡在喉嚨的地方。古人形容像炙臠，就是一塊燒肉，梗在咽喉。

胃食道逆流

對於自律神經失調而言，永遠要記住：診斷是靠排除，而不是靠檢查。如果喉嚨異物感是因胃食道逆流所造成，那麼病因也就找到了，也就是胃食道逆流造成的，當然只要針對胃食道逆流去治療就好了。你看多麼簡單的病症啊！但是稍等一下，臨床上，喉嚨異物感卻很難獲得改善，顯然地，喉嚨異物感不是由胃食道逆流所引起的。這就是為什麼疾病的診斷是靠排除，而不是靠檢查。那麼已經排除胃食道逆流之後，接下來會是什麼病呢？仍然是靠排除。

鼻涕倒流

許多臨床醫生會考慮鼻涕倒流造成喉嚨異物感。我們鼻腔是前後相通的管子，前方是鼻孔，後方是喉嚨，如果鼻涕不是從前方鼻孔流出，就是往後方流入喉嚨。既然鼻涕往後流到喉嚨，自然而然喉嚨就會有不舒服想要咳的感覺。不過還是再一次地強調，自律神經失調是靠排除，而不是靠檢查。那我們要如何知道是不是鼻涕倒流所引起的呢？其實還算很簡單，只要服用流鼻涕的藥物，就可以減少分泌物了，然後再看看是否可以改善喉嚨異物感。

辨別方法

像喉嚨異物感這種謎樣的病症，幾乎找不出病因的，喉嚨有卡東西的感覺，咳不出、吞不下。最常見的說法就是胃食道逆流、鼻涕倒流。那醫生說的對不對？我們在家就能分辨出這二個原因。

方法1：是不是胃酸逆流？吃胃藥後，胃酸就應該減少。如果胃酸減少了但還是沒改善，那就不像是胃酸逆流。

方法2：是不是胃食道逆流？吃飯時，一口飯、二口飯、三口飯這樣吃，飯菜經由吞嚥而進入食道，然後再進入胃，食物不斷地下降，胃酸幾乎沒有時間去逆流到喉嚨。如果把一碗飯或一碗麵吃到最後，還有喉嚨異物感，那就不像是胃酸逆流。

方法3：是不是鼻涕倒流？把卡在喉嚨的痰或鼻涕，隨著溫開水喝下去，多喝幾口後，還有卡卡的異物感，那就不像是鼻涕倒流。

辨別的原理很簡單，就是利用食物、開水，把胃酸、鼻涕去除掉。如果還有異物感、卡卡的感覺，那就幾乎可以排除胃食道逆流或是鼻涕倒流了。

還個另一個方法去辨別，假設喉嚨異物感是由胃酸逆流或鼻涕倒流引起的話，那麼每次異物感的位置應該要變動才是，因為胃酸不會每次都剛好逆流到固定一點，鼻涕倒流也不會倒流到固定一點，每天吃飯、喝水，躺下、站起來、轉頭、低頭，這些種種的動作都可以讓胃酸逆流或鼻涕倒流不會固定在同一點才對。換言之，如果喉嚨異物感、卡卡的感覺都固定在同一點的話，那麼就不像是胃酸逆流或鼻涕倒流了。

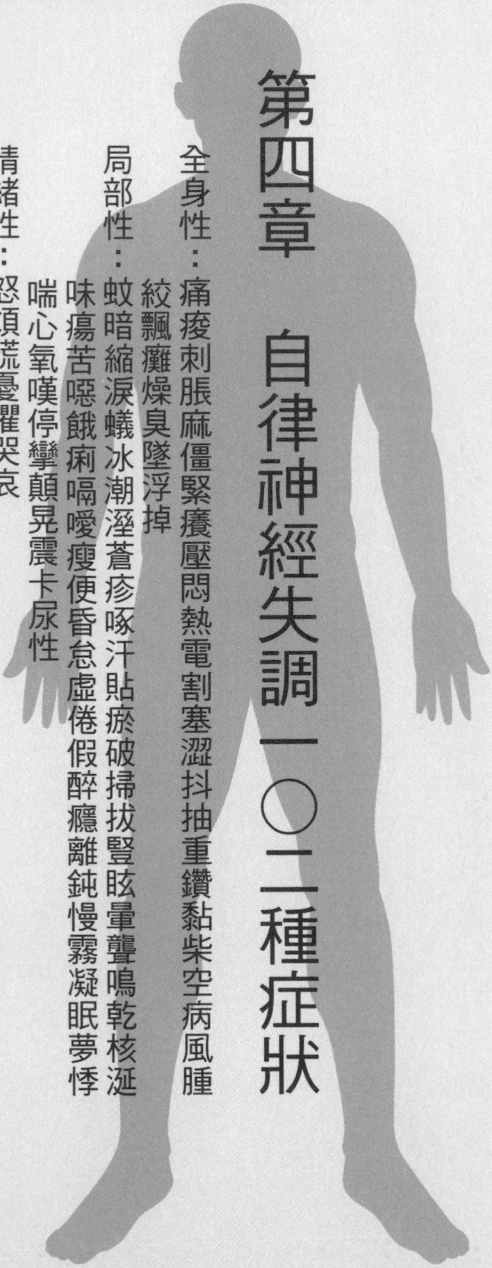

第四章　自律神經失調一〇二種症狀

全身性：痛痠刺脹麻僵緊癢壓悶熱電割塞澀抖抽重鑽黏柴空病風腫
絞飄癱燥臭墜浮掉

局部性：蚊暗縮淚蟻冰潮溼蒼疹啄汗貼瘀破掃拔豎眩暈聾鳴乾核涎
味瘍苦噁餓痢嗝噯瘦便昏怠虛倦假醉癮離鈍慢霧凝眠夢悸
喘心氧嘆停攣顛晃震卡尿性

情緒性：怒煩慌憂懼哭哀

全身性

1.痛。長期痛、慢性痛、隱約的痛、難忍的痛、頭痛、腹痛、解尿痛、吞嚥痛、說話痛、舌痛、鼻痛，止痛藥對於此類的痛，效果通常是有限的。

個案1：三十五歲越南籍女性配偶，生完小孩後，天天頭痛，三餐吃止痛藥。

個案2：六十五歲家管，肛門痛，只要排便就痛，在肛門擴約肌的某一位置會引發疼痛，解便時只要接觸到那一位置，就會疼痛，而且疼痛會往上半身漫延。

2.痠。眼痠、舌痠、頸痠、背痠，身體許多地方在痠，這類的痠與疼痛是不一樣的，對止痛藥或肌肉鬆弛劑的治療，常常效果不彰。

個案3：四十七歲男，走路正常，一旦走路超過一公里，右腳踝開始痠，越走越痠，走不下去了。

3.刺。像針在刺的感覺，有時伴隨疼痛，有時伴隨麻麻，也有時與心跳同步刺。有時針刺的痛比打針還痛。

個案4：二十歲男同學，看書時，眼球之內會有針刺感，是在眼球之內，不是眼球表面，不看書時就不會有針刺感。

個案5：三十八歲太陽能公司主管，左前臂不能受涼，一受涼就有針刺感，此時要以熱水沖一沖，讓溫度升高，針刺感就能減緩。

4.脹。頭脹、耳脹、腹脹、胃脹、眼脹。脹可能是搏動地脹，也有持續地脹。

個案6：六十八歲歐吉桑吃奇異果，舌頭脹大的感覺，自己照鏡子，舌頭並無異樣。

5.麻。麻麻的、或麻木沒感覺的。頭皮麻、舌根麻、舌尖麻、手指麻、背麻、臉麻、鼻子麻、肚子麻。比較奇怪的還有人說大腦麻麻的。

個案7：五十三歲女士，憂鬱提不起勁，常常不吃不喝，肚子發麻，並漫延到雙足。

6.僵。僵硬，肌肉、關節僵硬、舌頭僵硬、頸部、膏肓、肩膀、腰背僵硬。

個案8：三十七歲女性，右腳不敢往外伸展，一伸展就收不回來，整隻腳是僵住，必須用雙手把右腳搬回來。

7.緊。頭緊緊的，有人形容是緊貼的感覺。嘴巴緊緊的，脖子緊緊的、肌肉緊繃的感覺。

個案9：四十七歲富家太太，每到人多之處，喉嚨必緊縮，困難吞嚥。

8.癢。皮膚癢、嘴巴癢、喉嚨癢、耳朵癢、舌頭癢、眼睛癢、屁股癢、背癢、腳底癢。

個案10：二十七歲妥瑞氏症業務員說他不是故意要動來動去，而是骨頭癢而讓他不由自主地動來動去。

9.壓。有東西壓住的感覺，胸口被壓住無法呼吸，後腦被東西壓住。恐慌、緊張的人常常胸口有東西壓住的感覺。

個案11：四十三歲女保險經紀人，平常胸口正常，月底業績不佳時，胸口開始逐漸有重壓的感覺。

10.悶。胸悶、氣悶、耳悶、胃悶、頭悶。密閉空間也常讓人覺得空氣悶悶的。

個案12：十歲女童坐車，一定要爸爸打開車窗，不然空氣悶到無法呼吸。

11.熱。熱熱、燙燙的感覺、腳底燙、手掌燙、臉燙、大腦發燙、頭頂發燙的感覺。

個案13：六十二歲大學教授，脖子以上發熱，脖子以下冰冷，在夏天時，頭部冒汗，身穿長衣保暖，在冬天時，要用電扇吹頭，身體要蓋厚厚的棉被睡覺。

12.電。有電流流過、刺激的感覺，常常是會痛的。耳朵有電流，大腦有電流流過的感覺，也有人形容身體某些地方有電流通過，時常被電到的感覺。

個案14：五十五歲大學教授，雙耳上方有電流感，越疲倦越會放電。

個案15：四十六歲臺商，左耳有電流貫穿大腦，直達右耳，不定時，一日可發作數次至數十次。

13. 割。有東西在割的感覺，常常是疼痛的。

個案16：三十五歲男加油站員工，無法一覺到天亮，因為睡覺中，常常有感覺一把刀子在割腳，刀割那種感覺很痛，會痛醒。

14. 塞。耳朵塞住、頭部塞住、喉嚨塞住的感覺。

個案17：五十歲男公務員，常常感到頭部塞住，特別是在上床睡覺的那段時間。

15. 澀。眼澀、嘴巴澀、鼻子澀、手指觸感澀澀的感覺。

個案18：三十八歲網拍男，自訴眼皮很難張開，因為眼皮澀澀的，不容易滑動，所以張開有困難。

16. 抖。身體有些地方會抖動，手抖、腳抖、嘴抖、舌頭抖、眼皮抖、皮膚在抖。抖是比較大幅度、頻率少一點的描述，如果是小幅度、高頻率地來回的動作，則叫顫。

個案19：六十七歲女企業家，長期舌抖，無法控制的舌頭抖，不自主的抖，沒有方向性的抖，吃飯有問題，講話有問題。

17.抽。可能伴隨疼痛的抽。抽和刺是相反的感覺。

個案20：四十五歲警察，左耳重聽，偶有耳朵內有抽痛一下，有時是連續抽幾分鐘。

18.重。頭重、腳重、手重、身體重、眼皮重的感覺。

個案21：四十歲工廠女作業員，吃完飯後胃有重重的感覺，解便後，肛門有重重的感覺。

個案22：三十三歲女企劃，自從發生天旋地轉的眩暈後，後腦一直重重的，睡覺必須側睡，不能壓到後腦，否則後腦更重。

19.鑽。有東西在鑽的感覺。

個案23：八十歲婆婆，每晚睡覺時，大腿有尖物在鑽，從外鑽進大腿內的感覺。

20.黏。嘴巴黏、皮膚黏、腳底黏、手黏、舌頭黏、上下眼皮黏住的感覺。

個案24：二十九歲退伍軍人，走路怪怪的，因為每一步都感到腳黏在地板上

21.柴。感覺不靈敏、用手觸摸的感覺是怪怪的。

個案25：五十一歲IT女企業家，腦瘤手術後，嘴角柴柴的，遲鈍感覺。

22.空。頭空、腦空、身體空洞的感覺。拍打、敲打身體一些部位，也有空心的感覺。

個案26：六十歲幼兒園廚師，拍打頭部就像拍打氣球的感覺。

個案27：六十歲大樓清潔婦人，拍打頭部、胸部、腹部，感覺是空心的。

23.病。免疫力不好、容易生病、常是介於生病與健康之間。

個案28：六十五歲退休國中女老師，過去十年間，每個月至少都要感冒一次以上，症狀就是發燒、喉嚨痛、鼻塞流鼻水。

24.風。有空氣流動、吹過的感覺、或感覺耳朵有風。

個案29：六十三歲公司女老闆，去歐洲旅遊中，右手有風吹的感覺，強烈的風吹感令人難以忍受，去捷克當地醫院診療，一切都正常無異樣，返國後仍有風吹到手的感覺。

25.腫。身體腫腫的感覺，水腫、臉腫、手腫、腳腫，通常和腎功能無關，有時沒有腫，但卻有腫腫的感覺。

個案30：七十三歲營造商，每次睡醒，左手掌腫，右手掌正常，中午之前就能自行緩解。

26. 絞。翻絞、扭轉的感覺，腦漿在翻絞、胃在翻絞。

個案31：三十四歲無業男，自二十七歲開始，大腦有翻絞的感覺，有人用湯匙在大腦攪拌的感覺，以致於無法思考，無法作事。

27. 飄。走路在飄、身體在飄的感覺。

個案32：六十九歲男，走路有飄浮感，雙腳並沒有踩在地上的感覺，所以不敢正常走路，怕跌倒，只能小碎步走，就怕沒有踩到地而跌倒。

28. 癱。不想動、沒有動力的感覺。

個案33：三十八歲日本籍配偶，每天下午四點開始，全身沒電，不能動，一定要躺在床上，躺到六點才能夠起來活動了。

個案34：六十九歲醫師娘，每日下午二點開始，癱軟在床上，醒醒睡睡，直到六點起床，又是精神奕奕。

29.燥。身體體內有燒火的感覺。

個案35：六十二歲家庭主婦，大腦內有一把火在悶燒的感覺，用冷水沖頭洗臉，也無法緩解大腦內的燥熱感覺。

個案36：七十五歲家庭主婦，頭頂有燥熱感覺，到了夏天更嚴重，冬天比較不嚴重，一旦頭頂有燥熱，整個人會癱軟。

30.臭。有臭味、鼻臭、口臭。

個案37：四十五歲男證券經紀員，始終聞到鼻味，平常食物的味道是可以正常聞出來，可是卻夾雜著一股臭味，電腦斷層檢查並無異常。

31.墜。下墜感覺。身體下墜，胃腸下墜的感覺。

個案38：三十九歲多元成家女性，吃完東西，感覺胃會往下掉落。

個案39：三十七歲主婦，懷孕生產之後，下腹始終有下墜感。

32.浮。牙齒浮、牙齦浮、眼睛浮起來，膨脹起來的感覺，身體或某部位有浮出來的感覺。

個案40：六十三歲國術教學老師，五年前腰痠去讓人整脊，之後始終覺得右邊大腿浮出來的感覺。

個案41：二十五歲男碩士生，一次運動跌倒後，左肩胛骨有浮出來的感覺，電腦斷層檢查無異常，復健、按摩、推拿並無改善。

33.掉。掉出來、掉下來的感覺。眼睛有掉下來的感覺，牙齒有掉出來的感覺，耳朵有掉下來的感覺。

個案42：五十四歲女教師，睡眠不足時，眼睛就有掉下來的感覺。

個案43：四十三歲男貨運司機，長期吃檳榔，不吃檳榔時，會感覺牙齒掉出來，特別是在臼齒的部位。

區域性

眼睛

34.蚊。視野中有飄浮的影子，飛蚊的感覺。飛蚊的形狀不一定。

個案44：五十歲外送員，視野中，呈現人字型飛影，睡眠充足時，影子比較不明顯，沒睡飽時，影子就明顯。

個案45：六十一歲農婦，視野中，星光點點。

35.暗。視力昏暗不明，看東西暗暗的。看出去的世界都是昏暗不清楚的。
個案46：六十歲學校男職員，視線模糊，看東西暗暗的，好像手機的亮度調暗。

36.縮。瞳孔縮小，目光如豆，或是視野縮小。
個案47：三十七歲男業務，開快車時，瞳孔會縮小，視野變小，所以只能開慢車。

37.淚。淚水過多，或淚水過少，或是一直有眼淚分泌的問題。
個案48：五十八歲工廠退休老板娘，一直感覺淚水很多，多到要用衛生紙去擦，可是衛生紙永遠都是乾的，實際上一滴淚水也沒有。
個案49：二十八歲網拍賣家，感覺眼睛很乾，每一小時要點人工淚液數次，然而眼科檢查正常，不是乾眼症，淚液分泌很正常。

表皮

38.蟻。有螞蟻或異物爬過皮膚的感覺。有時是螞蟻，有時是蒼蠅，有時是較長的蜈蚣在爬的感覺。

個案50：三十六歲男醫師，自小到大，洗完澡穿衣服便有螞蟻鑽進衣服在身體爬的感覺，以手抓一抓就好了。

39.冰。腳底、手、背、腰、頸部冰冰涼涼、冷冷的感覺。已經穿很多衣服了，但還是冰涼。

個案51：三十七歲男醫護，一年到頭都要穿長袖，不穿長袖就會冰冷，即使夏天，也要穿衛生衣、衛生褲睡覺。

個案52：七十三歲作曲家，一年到頭都要穿襪子，而且只穿左腳的襪子，因為左腳底永遠是冰冷的，即使泡熱水，仍是冰冷的腳底。

個案53：三十五歲女護士，刮痧完身體會發冷，吃人蔘補品也會發冷。

個案54：六十八歲農婦，身體自小冰冷，但是只動一下就全身發熱大量出汗，出汗完又是全身冰冷。

40.潮。皮膚泛紅或容易泛紅，也常有發熱的感覺。

個案55：五十歲保全，半夜胸部會發熱而到醒來，胸部發熱之處有一大片泛紅，微汗。幾天半夜二點固定就發作。

41.溼。皮膚潮溼或腳底溼、手指觸感溼溼的感覺，但是摸起來也沒有流汗，就是溼溼的感覺。

個案56：七十三歲婆婆，自從更年期之後，頭髮內一直有溼溼的感覺，像是流汗溼溼的，可是手摸卻又是乾的。

42.蒼。沒有血色，皮膚蒼白。

個案57：四十八歲女，戴口罩、穿衣服，只要有外物遮閉，皮膚都正常，沒有外物蓋住之處，皮膚是蒼白，溫度也較低。

43.疹。皮膚容易起疹子，沒來由地起疹子。有些疹子會癢，也有不會癢的疹子。

個案58：四十二歲虛擬貨幣玩家，幾乎天天發生，屁股近肛門之處會起疹子，有時癢，有時不癢，但越抓會越癢。

44.啄。有鳥在啄的感覺。

個案59：四十三歲比丘尼，唸經時，頭部有鳥啄感，她自己是解讀為菩薩在敲打她，提醒她要專心唸經。

45.汗。多汗、少汗、易出汗、或不易出汗。有些特定部位很會流汗，也有從不流汗的部位。

個案60：五十九歲女家管，從小頭部就沒有流過汗，但身體很會流汗。

46.貼。皮膚上有一塊貼布的感覺，或是身體某一部位有塊犀牛皮貼住的感覺。
個案61：二十七歲科技新貴，彎腰時，左腰會有一大塊雙面膠貼在上面的感覺。
個案62：六十歲男講師，去年中風後，左頰像是一塊犀牛皮貼住的感覺。

47.瘀。莫名其妙的瘀青。
個案63：五十五歲政府單位女雇員，只要頭痛，身體就會瘀青，大便會出血。不頭痛時，就不會瘀青，也不會血便，大腸鏡檢查無異常。

48.破。皮膚容易破皮，撞一下就破皮。
個案64：五十歲女教師，皮膚易破，嘴巴也易破。一旦嘴巴破了，吃東西就會痛，只能喝冰的水來抑制嘴巴痛。

49.掃。有東西掃過皮膚的感覺。
個案65：六十歲外籍男，五年前左胸以下至肚臍之間的皮膚，感覺被某種東西掃過，在洗澡沖水時，這種掃過的感覺會減緩一些。

50. 拔。毛髮被拔，頭髮被拔的感覺。

個案66：四十女造型師，長期失眠，在親人過逝後，心情轉為憂鬱，並且開始有汗毛被拔的感覺。被拔的汗毛是全身性的，沒有哪個地方比較多或比較少。看到害怕的情景時，被拔的感覺會更強烈。

51. 豎。汗毛豎立，毛髮豎立。

個案67：五十五歲企管顧問，躺下來，後腦靠到枕頭的瞬間，汗毛豎立，如果後腦不靠到東西的話，則沒有豎立的感覺。

52. 乾。眼乾、口乾、皮膚乾。

個案68：三十三歲新手媽媽，眼乾無法看東西，五分鐘要點一次眼藥水，但經過幾位眼科醫師診斷，並無乾眼症。

耳朵

53. 眩。天旋地轉、看東西在轉、天花板在轉的感覺，也有人感覺身體在轉。

個案69：二十八歲書局女員工，地震之後開始有天旋地轉的感覺，躺著時，是逆時鐘轉；站著時，是順時鐘轉。

54.暈。搖晃、不平衡、前後左右在動、自由落體的感覺，有時是沒來由地暈一秒，有時暈了一整天。

個案70：三十歲辦公室女職員，坐著打電腦，沒來由地來一陣左右搖晃的暈感。躺在床上，也沒來由地來一下自由落體的感覺。

55.聾。耳朵聽不到，聽不清楚，男聲聽得到、女聲聽不到，有些聲音聽不到，有些聽得到，有時聽力檢查無異常但卻感覺聽不到。

個案71：七十四歲餐飲店經營者，可以聽到清晰的佛經吟誦聲，但與家人對話卻聽不清楚。

56.鳴。耳鳴、腦鳴，與幻聽不一樣。

個案72：五十八歲高階警官，感覺腦內鳴叫，干擾睡眠，鳴叫地方在頭頂一塊約五十元硬幣大小的區域。

個案73：四十八歲音樂老師，咬緊牙根時，右耳有鳴聲，往右側轉頭時，右耳也可聽到鳴聲。

嘴巴

57.核。喉嚨有東西的感覺，有顆梅子核卡住的感覺。
個案74：七十五歲歐吉桑，拿牙刷去刮喉嚨，還會拿筷子去戳喉嚨，他說有一塊洋蔥皮卡在喉嚨，要把它弄出來，可是那塊洋蔥皮無法吞下，也咳不出。

58.涎。口水過多、過少，太黏、太稠、太臭。
個案75：三十五歲男物理治療師，口水太多，一分鐘要吞四次的口水，平均十五至二十秒要吞口水一次。

59.味。味覺改變、吃東西的味道變得奇怪、或是東西沒有味道。
個案76：六十八歲農婦，口腔有薄荷味道，吃任何食物、喝水，都有薄荷味道。
個案77：三十七歲賣場熟食女工作員，所有食物嚐起來都是生的，沒有煮過的。

60.瘍。嘴破、舌破、潰瘍。也有人是在皮膚上破皮。
個案78：臺東四十歲女老師，嘴破、舌破，一次至少有三處潰瘍，造成飲食、說話困難。

61.苦。嘴巴苦苦的、吃東西苦苦的。
個案79：四十歲農機操作員，嘴巴苦苦的，靠著吃檳榔把苦味壓過去，平常飲食的味道就有微微苦味。

消化道

62.噁。反胃、想吐、或有胃酸逆流的感覺。
個案80：八十歲歐吉桑，看到食物就噁心，太太費心煮了許多好吃的料理，希望歐吉桑能多吃一點，無奈歐吉桑看到食物就不自覺噁心想吐。

63.餓。不管是吃飽或是沒吃飯，總有飢餓的感覺。
個案81：五十歲老師，不管有吃沒吃，肚子一直餓，即使吃了大餐，已經吃很多了，但還是餓。

64.痢。拉肚子、或是頻繁上廁所、長期水便。
個案82：六十五歲司機，一天至少要拉七次水便。

65.嗝。打嗝，胃容易脹。與噯氣不同。

個案83：二十歲男大生，自從去年感冒後，就天天打嗝。

個案84：二十七歲工程師，緊張時就打嗝，與人爭吵也會打嗝。

66.噯。噯氣，把胃內空氣排出。與打嗝不同。

個案85：四十歲，竹科工程師，吃到某些食物就會噯氣，喝水會噯氣，特別是冰水。

個案86：五十七歲比丘，中午噯氣可以排出早餐的味道，晚上噯氣可以排出中餐的味道，早上噯氣可以排出上一餐的味道。

67.瘦。吃不胖，沒有胃口，體重下降。

個案87：四十六歲女工務員，體重從未超過四十公斤，吃什麼就拉什麼，胃口也不好，雖然可勉強進食，但體重始終未增加。

68.便。便秘，裡急後重。

個案88：八十歲歐巴桑，一天要大便數十次，有很強便意，但坐在馬桶上卻不解便，褲子穿好起身，便意又來，只好再解開褲子坐上馬桶。

精神

69.昏。昏沉沉、精神不濟的感覺。

個案89：二十二歲體育系女學生，在校正常，但回到家裡就昏昏的，沒有精神，可是到校又正常。

70.怠。不想動、作事沒勁的感覺，傾向是精神方面的怠感，與倦的感覺不一樣。

個案90：四十三歲大叔，公司結束營業，中年被迫轉行，但找新工作卻沒有動力，整天就躺在家裡不想動。動了一下就沒有體力。

71.虛。無力、無氣、無體力、虛脫的感覺。

個案91：四十七歲男教授，宛如開學症候群，在學校開學前二個星期，整個人變成行屍走肉，體力變差，精神上空虛，講了上半句，卻想不起下半句要講什麼。

72.倦。疲倦、勞累的感覺，傾向是身體方面的疲倦感，與怠的感覺不一樣。

個案92：四十三歲男房仲，一個月有二十天是疲倦的，只有星期六日二天才沒有疲倦的感覺。

感官

73.假。感覺手不是自己的、腳不是自己的、身體不是自己的感覺。

個案93：四十歲女教師，感覺手不是自己的，身體不是自己的。

74.醉。醉酒的感覺。

個案94：三十一歲男業務，大腦有喝醉酒的感覺，平常就有這樣的感覺。

75.癮。重覆的、強迫的、不由自主的念頭或感覺。想要抽菸、想要喝酒、想要吃東西的癮。

個案95：五十歲清潔隊員，每天吃檳榔，即使沒有工作，晚上在家，也吃檳榔，含著檳榔睡覺。

76.離。身體和心靈分離的感覺。

個案96：四十歲女乩童，睡覺時靈魂會出竅，家人說睡覺都正常無異樣，並無靈魂出竅的情形，個案卻形容身體飛起來，可以看到自己還躺在床上。

77.鈍。腦鈍鈍的感覺。

個案97：四十九歲出租婆，長期吃安眠藥，白天腦鈍鈍，算錢會算錯，日期會看錯。

78.慢。動作慢、思考慢、整個世界變慢，想快也快不起來。

個案98：五十八歲出家和尚，說話緩慢，思考緩慢，想要說話快都快不起來，想要思考快也快不起來，動作也慢慢的，外人覺得這是修道之人應有的情形，只有和尚自己知道是沒有辦法說話快、思考快。

79.霧。思考不清楚，一層霧罩住大腦的感覺。

個案99：二十二歲髮型造形師，轉換新工作的第一天，被學長責備後，大腦開始蓋了一層霧，思考不清楚，記憶力記不住。

80.凝。空氣凝結、腦袋凝結、世界凝結的感覺。

個案100：四十歲女主婦，自從四年前父親往生後，整個世界是停滯的，時間、空間是凝結不動的。

81.眠。失眠、睡眠障礙、淺眠、易醒、睡不久、睡眠常中斷，入眠困難、無法一覺到天亮、睡太久、睡不飽、感覺沒有睡覺、睡醒還想再睡、半夢半醒地睡。

個案101：五十歲女，睡覺打呼，醒來卻說都沒睡，但家人說大聲打呼了一整晚，怎麼會沒睡。

82.夢。多夢、惡夢、或沒有夢。

個案102：三十歲海歸男，每晚作夢，夢境是和人打架，天天作同樣的夢，每天和不一樣的人打架。

個案103：四十歲音樂教室女老師，每晚作夢，夢境是被人帶到別的地方去，每天的地方都不一樣。

個案104：三十二歲女老師，每晚作夢，夢境和一群人作運動，每天和不同的一群人作運動。

循環

83.悸。心跳太快，不舒服的感覺。

個案105：三十三歲女鋼琴教師，心跳太快，會喘，吸不到空氣，在家量心跳都正常，去醫院量也是正常，常常因心跳太快而不舒服。當不舒服時，要去戶外，雙手張開，這種特殊的姿熱會讓心跳正常一些。她覺得在人群中作出張開雙手的姿勢很丟臉，但是當下也別無他法。

個案106：三十歲女烘焙師，吃完東西，心臟會亂跳，亂跳到不舒服，但二十四小時心電圖記錄卻顯示毫無異常。

84.喘。呼吸費力，呼吸不順暢，換氣過度、吸不到空氣的感覺。

個案107：五十二歲內衣店女老板，呼吸不順，以為是內衣束太緊，換成其他服裝也是呼吸不順，過去常常換氣過度至急診。

85.心。心臟不適，血壓不正常。

個案108：七十五歲男，血壓時而正常，時而不正常，以二十四小時監控，並無心跳異常。

86.氧。缺氧，有時會忘了呼吸，常常深深吸大口氣。

個案109：三十四歲水電工，他的女朋友說水電工常常嘆氣，水電工說常常有缺氧情形，必須深吸一口，才會有呼吸的感覺。

87.嘆。嘆氣出來。

個案110：四十歲男空服員，胸口鬱悶，感覺吐氣吐得不順暢，必須用嘆氣的方式，才有順暢的感覺。

個案111：三十一歲冷凍工廠技工，一遇到煩人的事情，就忍不住嘆氣，無法抑制嘆氣的動作。

88.停。心臟漏一拍或停止跳動的感覺。

個案112：三十四歲烘焙師，吃東西後，會有心臟漏拍情形，為了避免漏拍，不敢吃東西，致使體重下降。

肌肉

89.攣。肌肉攣縮的感覺，抽筋、結成一團，摸起來一塊硬硬的東西。大腦攣縮、喉嚨攣縮、胃、肚子攣縮。

個案113：五十歲炒股菜籃族，每天清晨5點由腹部攣縮之中醒來。攣縮之後，再去上廁所，攣縮可緩解，但繼而發生胃攣縮，吃不下早餐，待九點過後就一切都正常了。

90.顛。走路不穩、感覺要跌倒的感覺，想要正常地行走會感覺很奇怪。

個案114：八十七歲阿婆，走路沒有踏實感，肌電圖、腰椎斷層檢查皆正常無異樣，走路無踏實感，每踏出一步路，總是像試探性地踩地，深怕地層下陷。

91.晃。身體晃動，或身體有在晃動的感覺。

個案115：二十六歲女博士生，讀書時，身體有晃動的感覺，家人說身體很正常，沒有在動，但博士生就是覺得身體有晃動感，而且到了夜間更明顯。晚上躺在床上睡覺時，也有感到床在搖晃。

92.震。有震動的感覺，心臟在震動或胸口在震動的感覺，感覺手、腳、頭或身體在震動。

個案116：三十九歲男企業家，感覺脖子到肚子之間，有種微微震動的感覺，醫院肌電圖顯示正常，並無肌肉抽動，但個案始終覺得皮膚或肌肉有震動的感覺。

93.卡。關節卡卡，伸展不順的感覺。

個案117：六十八歲婆婆，右膝伸展不順，不順是指右膝會有喀喀聲，像是齒輪一樣的感覺。

私密

94.尿。頻尿、少尿、尿急、尿痛、殘尿、尿不乾淨，夜尿次數過多。解尿的症狀是瘻瘻的感覺、脹脹的感覺。

個案118：三十歲保母，三十分鐘要解尿一次，解尿並無困難，也不疼痛，就是想要尿尿，雖然才剛解尿完，可是過不了多久，又會再解尿。喝水也不是會特別多，就是會想要尿尿。

個案119：八十歲退休銀行主管，攝護腺肥大而解尿困難，解尿的當下，尿道口有抽痛感。

個案120：十六歲高中女生，五分鐘要去解尿一次，即使沒尿也要上廁所解尿。

95.性。興緻過高或低下。

個案121：六十五歲夜市燒烤老板，興緻高昂，一夜多次，需索無度，有時還自購威而剛，以利行動。

個案122：三十八歲臺商，男同性戀，勃起時，下腹異常痠痛。

情緒性

96.怒。心情陰晴不定，容易暴衝的感覺。

個案123：七十八歲鐵工廠退休阿伯，心情易怒，每天都要對太太生氣，對小孩生氣，生氣時，飯都不吃就去睡，睡也睡不好，不知道在生氣什麼，看什麼都不爽。

97.煩。心神不寧、坐立難安、注意力下降。

個案124：四十五歲樂透店老板，坐不住，靜不下，不停地煩躁。

98. 慌。不知所措、心不安、身不安。

個案125：四十六歲女精品設計師，無法開車，因為看到車流，會身心不安，坐在車內，也害怕堵車，不知所措時，總是想著要逃離現場。

99. 憂。擔心、憂慮的感覺。

個案126：二十九歲旅行社小開，每天起床張眼就煩惱，煩惱今天要怎麼過生活，不知要吃什麼東西，不知要去哪裡玩，有錢不用工作，但天天活在擔心之中，不知道該作什麼事。

100. 懼。恐懼、害怕的感覺。這種恐懼是比較沒有特定對象。

個案127：二十歲男大生，隨時身旁都要有人陪，不敢一人獨處房間，過馬路要跟一群人過馬路，不敢一人過馬路，坐電梯要和人一起坐，否則不敢一人進電梯，晚上睡覺要開燈，家人一旦把房間燈光關閉，個案會驚恐大叫。每天在恐懼、害怕之中過日子。

101. 哭。想哭的感覺。

個案128：五十二歲餐飲女廚師，雙眼泡泡的，像是哭泣，為免別人問起而尷尬，總是說切洋蔥引起的一句話帶過，其實她總是沒來由地想哭，不管什麼事都可以哭，不過奇怪的是她的心情卻不是悲傷的，就是想哭。

102. 哀。難過、不開心、心情低落的感覺，嗨不起來。

個案129：四十五歲櫃姐，多愁善感，與客人交流，常常觸動心弦而心情低落，這種頻率比正常人還誇張，很少笑。

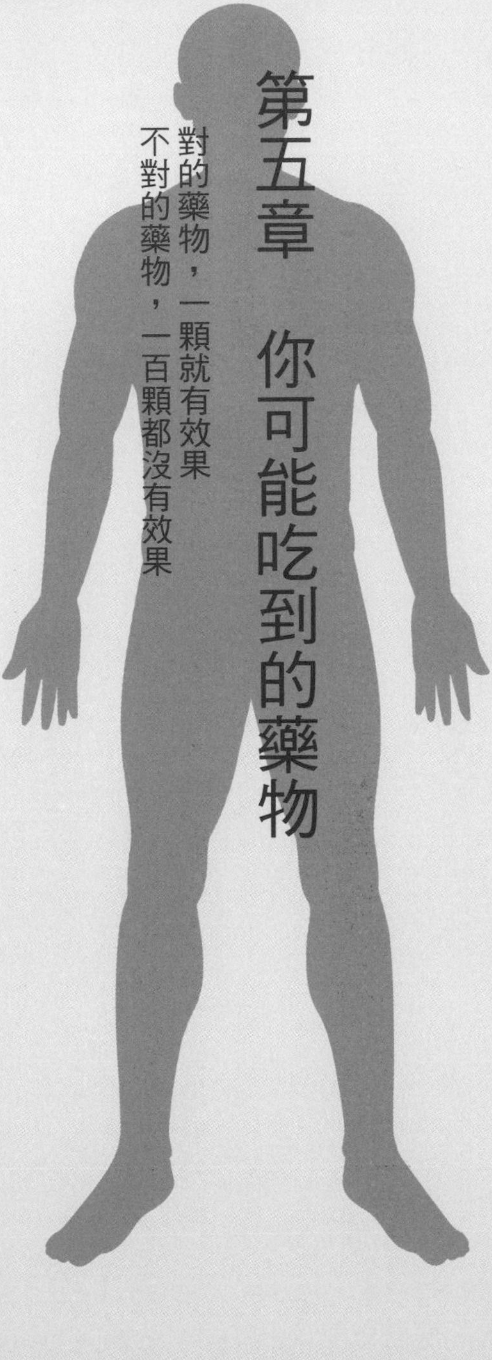

第五章　你可能吃到的藥物

對的藥物，一顆就有效果
不對的藥物，一百顆都沒有效果

止痛藥

止痛藥是一個通稱，是一大群的藥物的總合，這些藥物彼此之間，並不是同類，而是相異之處頗大，從輕微的普拿疼，到強效的嗎啡，通通都叫作止痛藥。當我們提到止痛藥時，得要注意二特點：

管制藥

有的止痛藥在藥房的貨架上，就可以買到的，想買多少就可以買多少，普拿疼就屬於這一類。也有的止痛藥，如果沒有醫師處方，就算在多錢也無法取得，像是嗎啡就不能用金錢買到。所以，止痛藥不能一概而論。

歧異度非常大

我們本來認為止痛藥就是止痛的作用，但是肌肉鬆弛劑也可以是止痛藥，抗癲癇藥也可以是止痛藥，三環抗憂鬱藥也可以是止痛藥，末稍血液循環藥也可以是止痛藥，連阿斯匹靈這種抗凝血劑也是一種止痛藥。原來，止痛藥的分歧竟然是如此之大。這麼多各不相同的藥，通通都可以被叫作止痛藥。

「醫生，我不要吃止痛藥，你不用開給我。」
「醫生，止痛藥吃多了會不會成癮嗎？」
「醫生，止痛藥對我來講都沒有用，吃了還是很痛。」
「醫生，我怕吃了止痛藥會傷胃。」

其實我們沒有必要把止痛藥看作蛇蠍毒藥，一來止痛藥那麼多種，各有各的適用範圍，二來如果適當運用，止痛藥既安全又可以發揮作用。

類固醇

有幾種藥是被誤解的藥，就是不講優點卻把缺點放大。真實情形應該是要利用藥物的優點，同時避開副作用才對，如此一來，藥物就可以使得地安全又有效。類固醇是容易被誤解的藥物，雖然藥物都有副作用，卻沒有一種藥物像類固醇一樣，受到放大鏡的檢視。

類固醇有優點，但也有副作用，當我們提到類固醇，並不會立即想到它的優點，反而是它的副作用：月亮臉、水牛肩，不過這必須是長期並且服用一定的劑量才有可能導致的。我們在外面走路，幾乎很少看到月亮臉、水牛肩的人，如果摒除少數特殊體質個案的話，一個人因類固醇而產生外觀的變化，其實還是要有一定的條件才會造成。假設是短期的服用，比如二個星期，這都還算安全。耳鼻喉科有個病叫突發性耳聾，在治療的藥物之中，就使用到非常高劑量的類固醇，這樣會不會有問題？幾乎不會，因為只是短期間使用而已，通常在二個星期後就停止使用了，而且類固醇的副作用很少出現。雖然類固醇並非沒有缺點，但也不必視為蛇蠍，謹慎地遵照醫師指示，好好運用類固醇的優點，並且留意副作用。

類固醇的全名是腎上腺皮質類固醇，腎上腺是一種內分泌腺體器官，因為位置在腎臟上方，所以叫腎上腺；腎上腺的外層叫皮質，裡層叫髓質。類固醇是一群具有固醇結構的分子，膽固醇也是具有固醇結構的分子。現在我們通稱的類固醇是指腎上腺的外層所分泌出的具有固醇結構的分子。

為何使用類固醇？因為類固醇是具有抗發炎、抗過敏的作用，也可以調節免疫功能，它幾乎是萬用的，很多疾病都能使用，在眾多藥物中脫穎而出，可以稱得上是神藥，所以早年就有美國仙丹之稱。既然類固醇具有抗過敏、免疫調節的功能，就像仙丹、神藥一樣，那麼是否應該要天天吃，來當作保養才對呀？其實不需要保養，因為人體本來就會天天合成類固醇，並不需要額外作補充，上帝給人的類固醇是夠用的。由此來說，人體天天都有類固醇在體內循環，你說，為什麼沒有人有類固醇的副作用呢？原因就是人體本來就是需要類固醇來調節生理機能的，只是所需劑量不用很多而已。所以不必害怕類固醇，謹慎面對才是正確。

過敏就是過度敏感。如果體內免疫系統出現過度敏感時，便會出現發炎的現象，不需要細菌或病毒的感染，免疫系統卻認為受到侵犯而作出免疫反應。過敏性鼻炎、類風溼性關節炎、氣喘、乾癬、蕁麻疹等，都是過敏、發炎、免疫失調的例子。

一旦有了發炎、過敏、免疫失調的情形，自身分泌的類固醇可能就不夠用了，那時就可以考慮額外使用類固醇來降低發炎、控制過敏，讓免疫系統不要過度敏感。那麼感冒的人，可以服用類固醇嗎？不一定，使用類固醇的目的是降低發炎、過敏，所以身體會覺得比較舒服一點，但是還是要謹慎，因為類固醇是有缺點的，它同時也會降低了免疫力，所以服用類固醇期間，雖然發炎、過敏減少了，但是免疫力也同時是下降的。

使用類固醇，目的是控制病情，但缺點會降低免疫系統的敏感性，也等於暴露在感染風險之下。使用類固醇應該要利用它的優點，避開它的缺點。

鎮靜安眠藥

管制藥物受到法律的特別限制，分為四個等級，一級有海洛因，二級有嗎啡、大麻，三級有安眠藥，四級有鎮靜安眠藥。我們一般會接觸到的鎮靜安眠藥，絕大多數被歸為第四類。

鎮靜安眠藥是一個可以極大也可以極小的藥劑。什麼是極大？什麼是極小？極大的作用是麻醉昏迷，極小的作用是指降低焦慮。所以鎮靜安眠藥就是多層次的，從最小效果的消除焦慮，再來是抑制消失（酒後吐真言就是抑制消失），再進展到鎮靜，之後催眠，最後最強效果的是全身麻醉與昏迷。原來鎮靜安眠藥是從弱到強，各種作用都有。

鎮靜安眠藥既然是管制藥，就需要注意耐受性，也就是藥物的效果要越吃越重，才會有效果，還有停藥之後所產生的戒斷症狀，比如情緒更暴躁、失眠更嚴重。鎮靜安眠藥最嚴重的就是一旦超出了安全範圍，那會昏迷麻醉，讓人連呼吸都無法呼吸，因而造成死亡。

由於鎮靜安眠藥的作用可能是極大也可能是極小，如果想要安全的使用，那就信任醫師的處方，利用它的優點，避開它的缺點。這類藥物不是只有鎮靜、安眠的作用而已，可以說它的用途很廣泛，可以對抗焦慮，也具有肌肉放鬆的作用，還能抗癲癇。那要如何避開缺點呢？謹慎、詳細記錄吃藥後的反應，與醫師討論吃藥效果。

副作用

其實管制第四級的鎮靜安眠藥主要副作用除了要注意成癮性之外，就是吃藥後會有昏昏沉沉、過度鎮定、運動協調不良、記憶喪失。有些老人家睡前吃藥，早上起床會因運動協調不良而跌倒。至於成癮的患者若停藥會有反彈性失眠和反彈性焦慮，也可以說是報復性失眠與報復性焦慮，會比以前更加失眠，更加焦慮，就算吃安眠藥也要比以前吃更多的劑量。

血清素

人體內有三個快樂分子：血清素、多巴胺、腦內啡。這三種分子都無法直接吃進去，其中的血清素藥物是以間接方式，利用藥物阻止血清素濃度下降，也等於維持了較高的濃度。

常見自律神經失調的病人在服用血清素，這樣的藥名是不精確的，其正式名稱叫血清素再吸收抑制劑，非常長的中文名稱，九個字要分成三個段落來看，血清素、再吸收、抑制劑。正常的血清素從細胞釋放出來，經由循環流經全身，當血清素被利用完，它會被再吸收，也就是重新吸收進入細胞，儲存起來，等待下一次的釋放。抑制劑就是不要讓血清素再吸收儲存起來，這樣一來，流通的血清素就會一直流通，就算利用完了，血清素還是流通，沒有被吸收儲存起來，於是濃度自然地升高。因為每天細胞會釋放新的血清素出來，而之前被利用過的舊的血清素並沒有被吸收儲存起，等於新的和舊的通通在血管內流動，這樣血清素的濃度就會逐漸提高了。我們吃的血清素的藥，不是真的吃進血清素，而是抑制血清素被吸收的藥。

接收器

血清素是個萬用的藥，可以抑制食慾減重，可以幫助睡眠，有抗焦慮作用，也能治偏頭痛，還有很多作用，簡直是自律神經失調的萬用藥。為什麼血清素是這麼好用？其原因是人體內有超過十種以上的不同血清素接收器，所謂接收器就是鑲嵌在細胞膜表面的鑰匙孔的構造，血清素就像是一把鑰匙，當接收器遇到血清素時，這把鑰匙插入了鑰匙孔，打開了開關，於是細胞就開始運作了。不同的鑰匙孔會啟動不同作用，而血清素有十多種不同的接受器，每個接受器有不同的作用，當然帶給身體的就有許多不同的作用。

通常血清素這類藥物是用來抗憂鬱使用的，在臨床上的治療情形有時差異頗大，許多人能夠穩定情緒而回歸正常生活，但也時有副作用產生，身體不適、頭昏昏的。說起來，每個人的耐受性不一樣，藥物就好比兩面刀，有人治療效果很棒，有人卻難忍副作用。我們得想想，服用了血清素相關藥劑，原本寄望可拉高濃度，改善憂鬱狀態，可是血清素有太多種不同的接收器，每個接受器的效果不同，有人的食慾被抑制了，胃口變很差，有人一整天都嗜睡，當血清素的濃度過高時，還會拉肚子，總體的影響說不定是弊大於利。正因為血清素是萬用的，當然也呈現出多種副作用，使得我們難以駕馭。

肌肉鬆弛劑

提到肌肉，一定不能忘了神經，因為肌肉的活動得靠神經來驅動，由神經下達命令，指揮肌肉運作，在神經與肌肉的連接的地方，有個特別名詞叫運動終板。當神經釋放神經傳導物質，最終會到達運動終板這個地方，去啟動肌肉。早在大航海時代，探險家在南美洲亞馬遜地區，看到原住民利用箭蛙的毒素來讓動物麻痺。這種箭蛙的毒素，是可以阻擋了神經傳導物質去觸發肌肉，這就是肌肉鬆弛劑的原型。

肌肉鬆弛劑能讓肌肉保持鬆弛不動，它有許多類型，利用不同作用方式，來達到肌肉不動的效果。我們可以想想看，如果要讓肌肉不動，至少有二種方式，第一種是不要讓神經釋放出神經傳導物質，當然肌肉就不會被觸發了。第二種是如果神經傳導物質已經釋放了，就趕在它們到達肌肉前，先去運動終板這個地方卡位，讓神經傳導物質無法和肌肉接觸。有了這二種思考，那就可以在某些細節上，開發出不同類型的藥物。

自律神經失調的人，有很高的比例是肩頸僵硬，腰背痠痛，此時醫師開立肌肉鬆弛劑，就同時具有放鬆肌肉、緩解疼痛的作用。因為肌肉鬆弛劑有不同類型，所以當服用第一種肌肉鬆弛劑而效果不理想時，不妨再嘗試第二種肌肉鬆弛劑看看。

鎮靜安眠藥也有一部分的肌肉鬆弛的作用，所以亦可充當肌肉鬆弛劑使用。反過來說，肌肉鬆弛劑有也一部分利可以讓神經緩和，於是也能緩和肌肉的痙攣、疼痛，由這個觀然，肌肉鬆弛劑也有一點像是鎮靜安眠的作用。

胃藥

胃食道逆流和自律神經失調有許多重疊的足跡，比如喝咖啡、飲食不正常、消化不良、熬夜、焦慮等，可以說要治療自律神經失調時，其實有一部分也是在治療胃食道逆流，那麼胃藥就經常出現在藥單上了。

胃藥有很多種型式，比如制酸劑、胃腸蠕動藥、消脹氣、保護黏膜、益生菌等。制酸劑又分許多類型：氫離子幫浦抑制劑（簡稱PPI）、組織胺受體阻斷劑、以及中和胃酸的藥。中和胃酸的作用是立即的，可以立即把胃酸中和，所以胃乳及口嚼錠就是立即中和胃酸的藥。至於氫離子幫浦抑制劑及組織胺受體阻斷劑，作用時間都比較慢，不是立即顯現。

氫離子幫浦抑制劑

什麼是氫離子幫浦？氫離子就是酸，所以胃酸就是胃壁細胞把細胞內的氫離子排出到胃裡內，排出的過程像是幫浦打水一樣，所以我們只要把幫浦抑制了，氫離子就留在細胞內，而不是被排出去，那樣胃酸就能大大地減少了。

組織胺受體阻斷劑

阻斷劑就是抑制劑，只是翻譯的名稱。組織胺會促進胃酸分泌，當組織胺接觸到胃壁細胞時，胃酸就會分泌。胃壁細胞上有組織胺接觸的地方，在接觸的地方，直接墊個東西，不要讓組織胺接觸到胃壁細胞，這樣胃酸的分泌也會減少。

胃腸蠕動藥可以治療胃、食道、小腸、大腸的蠕動，所以適用在消化不良、胃腸不太動的人身上，至於拉肚子的人就不適合服用了。益生菌是改善腸道的菌叢，幫助消化的作用。

維他命B

維生素或維他命？哪一個名稱是對的？

其實，都是對的，維生素是指維持生命所需元素，維他命則是英文的譯音vi-ta-min。

你有聽過維生素B群，卻沒有聽過維生素A群或維生素C群。這是因為早期發現維生素A之後，又發現這一群維生素B，其來源是類似的，例如穀物及動物內臟，所以就歸類為B群，然而每種功能不盡相同，所以就有B1、B2、B3、B12這樣的區分。

我們常說的B群，現在是指B1、B2、B3、B5、B6、B12。那麼B4、B7、B8、B9、B10、B11都跑去哪裡了？其實一直都在，只是換個名稱而已。

B1＝硫胺素

B2＝核黃素，或卵黃素

B3＝菸鹼酸

B4＝腺嘌呤（不是維生素）

B5＝泛酸

B6＝吡哆醇類（很多種）

B7＝生物素

B8＝腺嘌呤核苷酸（不是維生素）

B9＝葉酸

B10＝對氨基苯甲酸（沒有比較簡單的名稱）

B11＝水楊酸

B12＝鈷胺素

B13＝乳清酸

B14＝錯誤命名

B15＝潘氨酸

B16＝二甲基甘氨酸

B17＝……

B18＝……

隨著學者不斷研究，又發現了不止B12，還有B13、B14等等更多的維生素B，也排除了一些不是維生素B的舊有品項。時至今日，我們說的B群，大致上的成分是B1、B2、B3、B5、B6、B12，再加生物素（B7）及葉酸（B9），總計八種。那如果B13算不算B群呢？也算，但已經沒有人這樣區別了，因為約定俗成的B群，就是那六至八種。

通血路

通血路是民間的用語，這個藥名被廣泛地用在血管方面，比如銀杏，這是數百年來傳統的用藥，俗稱通血路，它的作用是抑制血小板凝集，這樣血管就不容易阻塞，當然就有血管暢通的作用。阿斯匹靈也是抑制血管凝集的用藥，對於心血管疾病的人來說，最怕血管凝集，堵住血流，造成梗塞，阿斯匹靈也一樣有通血路的俗稱。治療偏頭痛的藥物中，有使用到末稍血液循環藥物，它是一種鈣離子通道阻斷劑，可以防止血管收縮，這樣血管一樣可以保持暢通，所以也有人說這也是通血路。臨床上為了讓血流順暢一點，也有降低血液黏性的藥劑。有些藥物類似組織胺的特性，可以增加血管的通透性，增進局部的血流，這種藥物是末稍循環用藥，也被稱作通血路。電視廣告的清血油的藥，也都有通血路的俗稱。

這麼多藥都被叫作通血路，其實它們的作用相差十萬八千里。自律神經失調的人，接觸到的通血路藥物，還是以銀杏居多。

健康食品

保健食品和健康食品容易混淆，其實二者是不一樣的，是有區分的。但不管是保健食品或是健康食品，全部都是食品，它們不是藥，所以它們不能治病的，而藥品則可以治療、控制、預防疾病。

食品

保健食品就是食品，只是冠上了保健二個字而已。一般民眾聽到保健二字，就自動聯想到保養、健康的概念，然而保健食品並不是像藥品可以治病。那什麼是食品？食品就是攝入的醣類、脂肪、蛋白質，它們可提供人體營養。我們三餐吃青菜、水果、肉類、海鮮、牛奶、雞蛋等等，攝入的就是碳水化合物、脂肪、蛋白質。在各種食物之中，又內含了維生素、礦物質，所以我們不只是吃青菜、水果、肉類而已，我們還被置入性地吃進了維生素、礦物質。保健食品內容物多是維生素、礦物質，換言之，吃了保健食品等於吃了一頓飯，攝入了很多種的維生素、礦物質。

保健

健康食品雖然屬於食品，但卻和保健食品不一樣。健康食品需要經過官方審核通過，具有保健作用。什麼是保健？就是保護健康。民眾吃了健康食品，當然也會自動聯想到保護健康的概念。既然具有保護健康的作用，為何不歸為藥品而是食品呢？因為食品與藥品，有時很難用簡單的二分法去區分，例如優酪乳中的乳酸菌具有胃腸方面的作用，但優酪乳卻非藥品，醫生也不會開優酪乳去治病，所以優酪乳只是具有保護健康作用的食品。我們的家常菜中會吃到紅糟肉，紅糟肉有紅麴，而紅麴又具有心血管方面的效果，可是醫生也不會開立紅糟肉這一道菜當作藥物，紅麴雖具有保護健康方面的作用，但是它也只是眾多食品中的一種而已，終究還是食品而不會變成藥品。你看，食品與藥品之間，有個灰色地帶，就是食品兼具有保護健康但卻不是藥品，這種食品如果經過官方審核通過，就能被稱作健康食品。

失去才知珍惜

當人們失去什麼時，才開始懂得憐惜什麼。失去健康，才開始愛惜身體。當診斷出肺癌時，許多老菸槍立即戒菸；當診斷出肝癌時，人們就不止戒酒，還會早睡。當診斷出大腸癌時，人們就開始注意飲食，改吃清淡。你看，不用別人教，我們從小就知道的常識，要早睡早起，飲食要多注意，有空要能出外動一動，晒晒太陽。而自律神經失調的朋友，在看病的同時，當然也會直覺地要保養身體，於是會去購買保健食品、健康食品。對，就是基於保養的概念，所以膝蓋反射性地以為吃了這些食品就能促進健康，但是食品終究不是藥品，食品有某些保健作用，就像枸杞有明目作用，乳酸菌有腸道作用，紅麴有心血管作用，但食品仍無法取代藥品。

第六章　疑難雜症

所有醫學院的知識，遇上疑難雜症，通通都行不通了

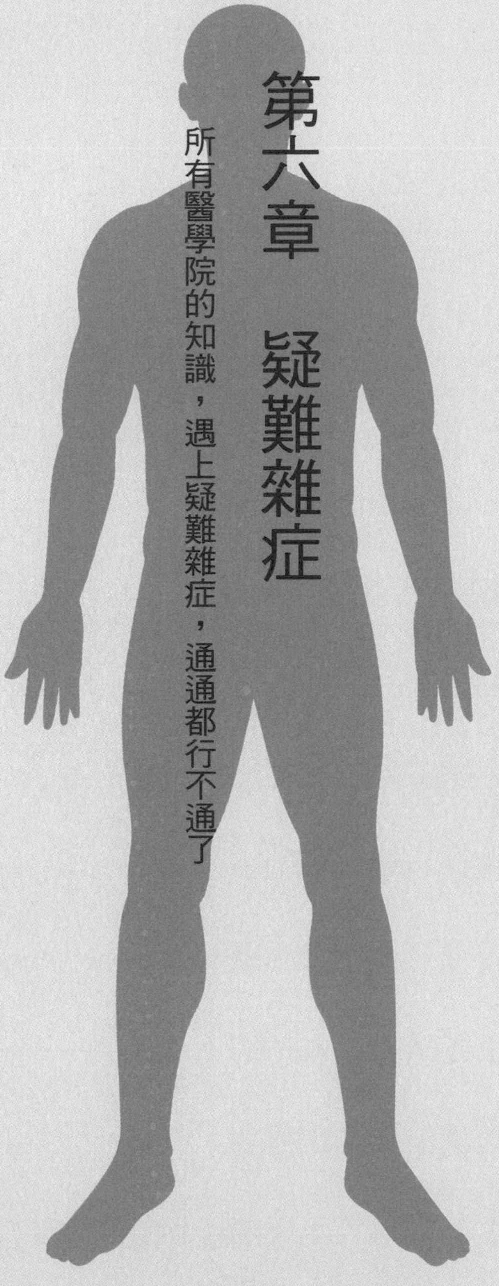

失眠

失眠很難治療嗎？不難，只要使用重一點的安眠藥就能睡了，但睡是睡了，卻不算是治療失眠。

失眠有許多型式，在第三章提到睡眠障礙類型有很難進入睡眠、易醒、睡不久，在這三種類型中，又各自有不同的變化型，每種型式也都有對應的藥物。我們可以列出睡眠的許多種變化型式：

有些安眠藥，可以幫助人們快速進入睡眠，有些藥物則是延長睡眠時間。看醫生時，不能只是說失眠，而應該與醫師溝通，分辨出是是哪一種失眠型式，例如很難入

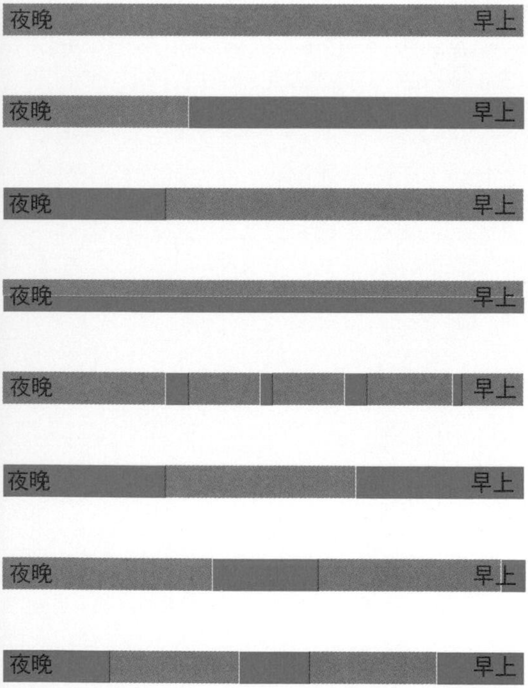

1. 正常睡眠，一覺到天亮
2. 可入睡，但睡不長
3. 很難入睡，但入睡可睡到天亮
4. 可睡覺，但多夢，容易醒，似睡又非睡
5. 睡眠常中斷，睡睡醒醒，醒醒睡睡
6. 難入睡，又睡不長
7. 睡眠中斷，半夜醒來，要再入睡很困難
8. 入睡困難，又睡不長，易醒
9. 可入睡，但日夜顛倒

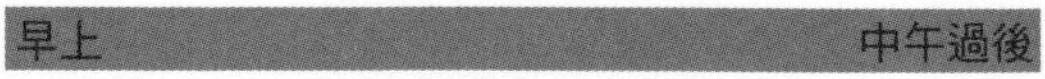

睡，或很容易醒，或是多夢淺眠等等，盡可能詳細說出失眠的型式，才能幫助醫生判斷該使用哪方面的藥物。

還有，想要改善失眠，藥物並不是唯一的方法，還有其他更健康的方式，例如運動、飲食、作息的調整，還有少滑手機，少看電視。

快速動眼期

在一個完整的睡眠過程，會經歷淺層、深層、快速動眼期各種階段，這樣叫作一個週期，為時大約九十分鐘。所以一個晚上，如果睡眠時間八個小時，則大約有五個或六個睡眠週期。正常的快速動眼期大約占了二十至二十五％的時間，如果服用安眠藥，則會抑制快速動眼期，將其縮短為十五％。如果一旦停藥，則快速動眼期會反彈為四十五％，等於一個晚上的睡覺時間，將近一半的時間都是在快速動眼期。

什麼是快速動眼期？就是睡覺中，雖然閉著雙眼，但眼球在眼皮底下，左右來回快速移動。為什麼人類會演化出快速動眼期，至今不明，但推測與記憶有關。由此推測，安眠藥會有記憶力方面的干擾作用。

安眠藥或許可以拉長睡眠時間，也可縮短入眠時間，但是安眠藥同時也破壞了睡眠結構，它縮短了快速動眼期，但它所增長也不是深層睡眠。

遲發性運動不能

遲發性運動不能，或稱遲發性運動障礙。遲發性三個字是指症狀不會立即出現，快一點的話，幾個月就會發病，慢一點的話，可能要等好多年才會出現症狀。運動不能或是運動障礙的意思，這四個字是指你無法控制你的動作，例如當你想說話時，你的嘴巴卻張不開，或者舌頭自動地翻來翻去，當然講話產生了困難。

遲發性加上運動不能，合計七個字，就是你無法控制自己的動作，這樣的症狀要等一段漫長的時間才會出現。為什麼會出現這個症狀？對，不是每一個人都會有症狀，通常在身心科的門診會看到這類病人，如果在眼科、胃腸科、復健科，就幾乎看不到這類病症。由於此病原因不明，但因為都集中在身心科或神經科的門診，所以推測是某些特定藥物引起的。

其症狀可以是身體性的，例如甩手、甩頭、搖身體，就是不能控制你的動作。症狀也可以是局部的，最常集中在口腔，例如舌頭動來動去，或是嘴巴不斷地咬，或是嘴唇上下動或左右動。

一旦出現運動不能的症狀，那就困難治療。也因為病因不明，於是臨床上，也經常被當作神經失調在治療。

幻肢痛

宇宙中、世界上，最虛無飄緲的痛，一定是幻肢痛，非它莫屬了。

在已經截肢、消失不見的手或腳，竟然可以產生痛，輕則微痛，重則巨痛到難以忍耐。聽起來很玄，明明手腳都被鋸掉了，不在了，但大腦卻告訴你，那個地方很痛。乍看之下，會不會是他們幻想出來的痛，但這卻真實、普遍地出現在許多截肢的朋友身上。根據許多文獻統計，少則十%，多則六十%的截肢的朋友，會出現幻肢痛。雖然是真實的痛，但對止痛藥卻不太有效，就算注射了止痛效果最好的嗎啡，對幻肢痛的止痛效果也是不理想。

很矛盾地來檢視幻肢痛，這是明顯的虛幻痛，卻是真實存在，當人們明確感受到疼痛，可是又對止痛藥沒有多大效果。你說這是假痛，但它卻是真痛，當你要治療真痛時，它又變成假痛。於是幻肢痛就成了醫學上的謎了。

幻肢痛也是一個廣義的名稱，其實在已經截肢掉的地方，會出現痛、癢、壓、熱、麻、痠、緊、脹，等等各式各樣的不舒服感覺，這都可以泛稱是幻肢痛。

三十七歲年輕創業的男老板，在十年發生重大車禍，而將右腳截肢。每逢大雨侵襲，此時正是幻肢痛好發的時間，右腳從大腿以下，開始抽痛。因車禍而截肢，雖然命救回來了，但取而代之的是經常抽痛，抽痛位置就是被截掉的小腿。

現在，我們還可以想像一下，一些朋友的自律神經失調，也像氣象臺一樣，變天時就會同步變嚴重，是不是和幻肢痛具有異曲同工的發作模式呢？

胃心症候群

胃心症候群先拆解成二部分，胃心就是胃腸和心臟這二個器官，症候群則是一群症狀，所以胃心症候群就是胃腸和心臟加在一起的一群症狀。

胃心症候群是指吃東西時，除了胃腸不適之外，還有心臟方面的不舒服，把這二種情況加在一起，就是胃心症候群。令人意外的是這個病症在胃腸科的門診，占了不少比例。一般人如果不瞭解這個病，會直白地認為胃腸不舒服怎會連帶心臟也不舒服呢？對，令人厭世的胃心症候群，重點是在心臟，胃腸不舒服只是促發的條件，所以胃心症候群通常先由胃腸造成不適，進而引起心臟的不適。心臟有哪些狀況呢？

狀況一：心臟漏跳

狀況二：心臟亂跳

狀況三：心臟跳快

狀況四：心臟跳慢

狀況五：心臟悶悶的

那麼胃心症候群的病患，該看哪一科？因為都是胃腸不適在先，特別是吃完東西後，然後心臟不適就出現了，所以病患會先看胃腸科，之後再看心臟科。令人沮喪的是制酸劑、胃腸蠕動藥、健胃整腸藥、消脹氣、益生菌這些胃腸藥很少改善胃腸不適的症狀，於是也很難改善心臟的症狀，其理由也不難理解，因為胃酸的分泌多或少，或是食物有沒有消化，實在很難與心臟產生關連，所以胃和心之間到底發生了什麼事呢？

胃胸症候群

胃心症候群是在上個世紀，有醫師提出的病名，描述胃腸和心臟的一群症狀。既然有人提出胃心症候群，於是我們也可以提出胃胸症候群。在診療假的胃食道逆流這個族群時，有一部分的患者會有胸痛、肋骨痛、胸悶的現象，這情形與胃心症候群如出一轍，先由胃腸不適開始，之後才引發胸部的不適，其症狀不外乎就是肋骨下緣痛、胸悶、背痛、胸骨後痛。你看，胃腸似乎是一個開關，打開了胃腸開關之後，然後引發心臟、胸部等等不舒服。

治療藥物

不管胃心症候群或胃胸症候群，病人會經歷一些胃腸的檢查、心臟的檢查，最後會吃胃腸藥、心臟方面的藥、或止痛藥。然而，這一族群的人，卻少有人改善，換句話說，治療結果就說明了胃心、或胃胸症候群，根本就不是單純的胃腸問題，而是表面上看起來像是胃腸出了問題，實際上卻不是胃腸出問題，也難怪胃腸方面的藥物，很少能夠改善症狀。

腦霧

腦霧這個病名是近十年才出現的病名。哈瓦那症候群則是二〇一六～二〇一七年才首次出現的病名。

哈瓦那症候群

哈瓦那是古巴的首都。在二〇一六年有數十名駐守於哈瓦那的美國外交人員，先後出現了認知症狀，包括注意力不集中，難以思考，記憶力減退，同時又有若干頭痛、頭暈、疲倦等現象，由於是在短時間之內，一群人出現同樣的症狀，而且又是外交人員，這當然引起了美國政府的重視，然而當這些外交人員回到美國本土接受最先端的醫療介入治療時，卻發現難以找到原因，很多檢查都正常。換言之，一群人、同一時間、同樣的症狀，卻找不出病因，於是就把注意力不集中、難以思考、記憶力衰退、再加上一些耳朵、眼睛、行動、精神上的症狀，統稱作哈瓦那症候群。

有研究者形容哈瓦那症候群是認知霧（cognitive fog），意思是意念、思考被罩上一層霧，這層霧霧的、模糊的情形，干擾了大腦活動。

腦霧

無獨有偶，早在二〇一六年之前，大約二〇一〇年開始，有人已經將這種大腦霧霧的、模糊不清的情形，用腦霧（brain fog）來稱呼，一開始大家對腦霧還沒有清楚的概念，經過幾年後，腦霧的概念逐漸成形，現在，我們把注意力無法集中、記憶力衰退、思考變得不清晰的情形就叫作腦霧。它形容有一層霧，蓋住了大腦，所以一切的大腦活動都變得不清楚。想要思考，卻思考不起來，想要專注，卻無法專注，想要回憶事情，卻不能清楚地回憶。

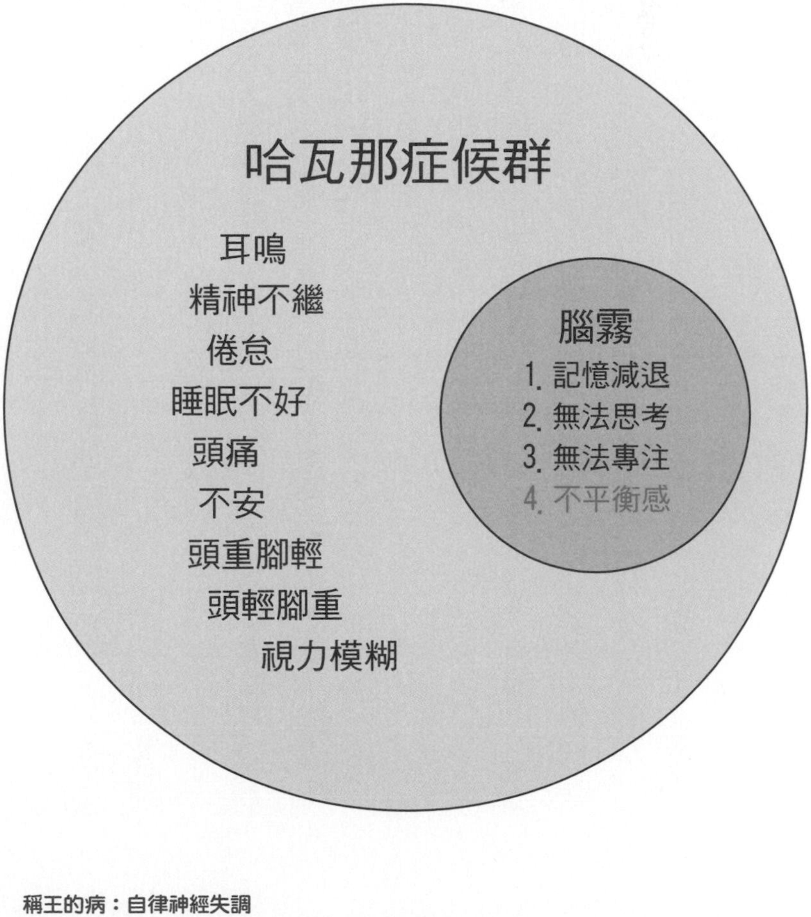

在腦霧還沒有被發明之前，這類病人通常會告訴醫生，頭暈暈的、昏昏的、重重的。醫生也順理成章當成頭暈在治療。

很有意思的是，腦霧的暈，並不是天旋地轉的暈，也不像是地震、海浪飄浮的暈。我治療過的幾位腦霧患者都曾告訴我，是一種靜態的暈，也就是在動的時候，不太暈，只有當靜止下來時，才開始感到暈。雖然是暈，但也沒有一個適當的字去形容如何的暈。

哈瓦那症候群除了和腦霧有一種大腦霧霧的感覺之外，還多了一些不同症狀，比如耳鳴與頭痛。在國內，我們對哈瓦那症候群或腦霧也有類似的病名，叫自律神經失調或是腦神經衰弱。目前，不管腦霧或哈瓦那症候群，都還是新的名詞，我們需要時間去瞭解這些病。

案例

二十二歲男大生，記憶力變差，無法記事情，忘東忘西，整天沒精神，倦怠，想睡，大腦空空的，不知道在想什麼。

三十五歲男業務，別人講的話，不知要用什麼字去回應，看到的字，也想不起來是什麼意思，想要思考，卻不知道在思考什麼。

三十歲女企劃，頭昏昏的，頭重重的，但不是旋轉的暈，也不是搖晃的暈，就是頭部內有重重的東西，無法固定。

四十五歲女包租婆，思考變差、記憶變差、整天都疲倦，想睡卻又睡不著，白天想喝咖啡提神卻還是無精打采。

二十八歲男作業員，困難與人溝通，無法知道對方在講什麼，也不知道自己該講什麼，大腦轉太快，也可能空轉，感覺就是一團混亂或一團空白。

你看，這幾位腦霧的朋友都有共同特點：思考會飄、無法專心、記憶空洞、時空混亂、疲倦、昏沉、不安、大腦無方向感。

以前沒有一個病名去形容晃忽、斷片、分心、空洞、混亂、迷茫。現在我們用一個新的名詞，腦霧，去套用這些症狀。

黃昏症候群

大約一千八百年前的金匱要略這本書有記載一段文字，大意是說下午到傍晚那段時間，特別是在太陽開始要下山的時候，有一種叫作風溼的病症，病人會全身到處痛，並且發熱，症狀變嚴重。

除了風溼之外，門診還可以看到各式各樣的病症，也常常是一天之中，在太陽下山的時候變嚴重。舉幾個門診見過的黃昏症候群例子：

1. 失智。白天還好，但到了傍晚就鬧情緒，到晚上又回復了。
2. 筋肌膜症候群。傍晚最痛。
3. 胃腸失調。傍晚肚子很不舒服，吃完晚餐後就好了。每天最不舒服就是下午四點到晚上八點這四個鐘頭。
4. 眩暈。每天傍晚暈到不行，什麼事也不能作，一定要去躺，躺到吃晚餐，就比較不暈。

下午接近傍晚，真是一個奇怪的時刻，就像是一個被設定的鬧鐘，時間一到，病症就自動變得嚴重。

自律神經失調有千百種症狀，症狀有時會定時出現，有人是固定早上比較嚴重，也有人是晚上比較嚴重，但黃昏這個時段還是最奇怪的，為何失智的人常在這個時段變嚴重，而過了這個時段就船過水無痕呢？

耳鳴

耳鳴就是耳朵聽到一些叫聲，即使到現在，還有很多人不知道耳鳴是什麼病。我們一般在講的耳鳴，指的是主觀性耳鳴，意思是只有你自己才能感覺到的耳鳴，其他人則無法聽到你的耳鳴，就連醫療儀器也無法偵測出來你的耳鳴聲，於是沒有人能夠感受你的耳鳴是有多麼痛苦、多麼困擾。那麼為什麼會有耳鳴這個症狀發生？就目前所知，僅有少數原因是可以被「比較肯定地」診斷，例如腫瘤、中耳炎、外耳炎、血管異常，除了這些原因之外，則很難證實耳鳴的病因，就算打了疫苗之後產生耳鳴，也是很難建立疫苗與耳鳴之間的關係。另外也有部分的耳鳴，是有線索可以作出關聯性，例如頭痛，有人在頭痛時，會伴隨有耳鳴，這種耳鳴，就有可能與偏頭痛相關。也有突發性耳聾而產生耳鳴，有人耳聾好了，但耳鳴卻沒好。也有人耳悶並有耳鳴，也有人同時有耳鳴和眩暈。總之，耳鳴可以單獨出現，也可以有其他症狀一起出現。這些症狀，就可以作為關聯的線索。不過耳鳴終究是難以判斷怎麼發生的。

長久以來，大家就在不明原因的情形下，共同來面對耳鳴，全世界都一樣，別以為美國人比較厲害，其實美國醫師也和我們一樣的，面對耳鳴常常是束手無策。

那麼，耳鳴可怕嗎？可怕之處就在於外觀是看不出來的，而這個耳鳴卻只有當事人可以聽到，可怕之處也在於耳鳴引發失眠、情緒低落、做事無法專心。

雖然難以追查耳鳴發生原因，但醫師仍會開立一些藥物服用，既然原因不明，那表示一百個人的耳鳴，可能就有一百種複雜原因。醫師經常開立銀杏，有人吃了銀杏會好，但你吃了銀杏不一定會好，因為別人和你的耳鳴不一定相同，就算別人和你有相同的耳鳴，也不一定是相同原因。也有人建議吃高單位的鋅、維他命B群、類固醇等等，這些通通都有理論基礎，只是耳鳴實在太難了，我們能作的，還是需要信任你的醫師，而不是信任廣告。面對耳鳴，最好的策略是保持樂觀，不必驚慌失措到失眠。

梅尼爾氏病

我有頭暈、重聽、耳鳴，醫生說我是梅尼爾氏病。該怎麼辦？

先等一下，頭暈的人很多，但僅有少數人是梅尼爾氏病，所以梅尼爾氏病有一點被放大濫用了，其實有很多人根本就不是梅尼爾。它有三大症狀：頭暈、波動性重聽、耳鳴，但有三大症狀還不夠，其實還要再補上第四個被忽略的症狀，就是耳朵悶塞。所以總共四種症狀，也可以說梅尼爾氏病就是耳悶、頭暈、耳鳴、聽力變動的綜合體，不能一看到暈，就叫作梅尼爾氏病，它有發生的過程及恢復的過程。

梅尼爾氏病很難認定是否會頭痛，但傾向不會頭痛，反而另一個病，前庭性偏頭痛，就會頭痛與頭暈，但不會重聽。現今認為梅尼爾無法治癒，只能控制。用白話說，就是可以正常生活，但未來還會再發生。最痛苦的症狀是頭暈。這是感覺會旋轉的暈，而不是地板不穩的暈，也不是頭輕腳重的暈。從微微的暈到全身不敢亂動的暈，非常地折磨人。它的4種症狀不是同時出現，而是按照順序出現的，最先出現耳悶，然後耳鳴、重聽，經過數小時或十個鐘頭後，眩暈出現了。眩暈可持續幾十分鐘到幾十小時，熬過了最痛苦的眩暈，其他的耳鳴、重聽、耳悶也會跟著好轉。可是一些耳鳴、重聽並不一定能恢復到正常。

梅尼爾氏病的治療，以生活為主，藥物為輔。生活包括限鹽、不要熬夜。藥物則是利尿、消水腫、改善循環之類。目前梅尼爾氏病的診斷，以症狀來評估，儀器檢查則只是輔助而已，它是很難找到有效的治療方式，更糟的是病症會反覆發生，也無法預測下次何時發生，但通常先感到耳朵怪怪的，然後再進展到頭暈。這樣經年累月的數次發作之後，聽力也跟隨著逐漸下降了。

纖維肌痛症

全身到處痛，連摸到都會痛，左邊、右邊、上面、下面、前方、後方，無處不痛，也有壓痛，有時是電到痛，有時是刀割痛，真是奇怪的病，吃了止痛藥，雖然改善，但也不是完全不痛，止痛藥退了之後，又開始痛。這種痛已經妨礙了生活，影響了睡眠，去看醫生，作了檢查，甚至在疼痛的地方作切片檢查，還是查無結果，面對不知名的痛，心情常常不開心、鬱悶，這時就要考慮是纖維肌痛症，俗稱公主病。

公主是需要人服侍的，可是公主脾氣大，動不動就不開心，纖維肌痛症就是動不動就痛，不止一個地方痛，很多地方都痛。這是一個謎樣的病，而且在社會中，還大有人在。既然是公主病，那麼很多患病的人就只能減少工作或乾脆辭掉工作，整天待在家裡。在風溼免疫科也有類似的疼痛病，所以一開始，病人會在許多科別看來看去，之後尋找風溼免疫專科，當檢查沒有結果時，最終就轉到神經科了，至此才確認病名。回想診斷的過程，就是先以頭痛醫頭、腳痛醫腳的方式看病，哪裡痛就看哪裡的醫生，雖然在風溼免疫科可以作一些深入檢查，因為始終無法獲得令人滿意的答案，後來才以纖維肌痛症來作診斷。這個診斷的過程就是以查無此病、檢查無異常之後，然後才會說纖維肌痛症。雖有病名，但仍只是以止痛藥、肌肉鬆弛劑、抗痙攣劑的方式來處理，治療起來仍然令人不滿意。

間質性膀胱炎

如何診斷間質性膀胱炎？就是作完膀胱切片檢查，確認並無細菌感染異常後，就確定是間質性膀胱炎了。也就是排除掉異常、發炎、以及一切所知的疾病後，確認沒有問題時，這時才是間質性膀胱炎。

這真是矛盾啊！為什麼連細胞檢查都確定沒有明確病因後，才說這叫膀胱炎？我們一般的認知是不正常才會叫膀胱炎，如果都正常了，為何還叫膀胱炎呢？沒有錯，因為這是目前醫學上還沒有找到真實病因的膀胱病症，雖然找不到病因，卻不代表沒問題，所以只好先以間質性膀胱炎來稱呼。

間質性這三個字是指細胞和細胞之間的空間，間質性膀胱炎就是膀胱細胞之間的空間發炎，實際上是因為膀胱細胞找不出毛病，所以只好推測是細胞之間的間質發炎。這種病有幾個特點，有人全部都有，有人只有一點。

1. 頻尿：才剛解尿，怎麼一下子又要去解尿？

2. 夜尿：一個晚上起床解尿四至五次，都只能算很輕微了，更何況要起床解尿十次的人，這是要叫他們怎麼睡覺？

3. 脹尿：只要膀胱有一點點尿，就有很強烈的脹尿感。這種逼尿的感覺，非去上廁所不可。

4. 痛尿：下腹、骨盤、陰部疼痛，且多與脹尿有關，排尿之後可以緩解疼痛。

這便是間質性膀胱炎的人過的日子，他們不太敢出遠門，一上車就得要趕快找到下一個交流道廁所，那種膀胱隨時的脹尿、逼尿感，讓人苦不堪言，而且不分白天黑夜，連睡覺都是一直想去解尿，不去解尿又會痛。

目前比較有效的治療方式是以玻尿酸、肉毒桿菌毒素、肝素等藥物，注射到膀胱壁上，但令人不滿意是每隔幾個星期，就得再去注射一次。目前此病可獲得症狀緩解，但還談不上根治。

腸漏症

腸漏症是近二十年來一個新興的火熱醫學病症，形容的是腸道表面有漏洞、縫隙，使得腸道內的細菌、有害分子從漏洞、縫隙中滲進人體，造成生病。其實這個病名在西元二〇〇〇年之前，已有人提出，只是少有研究，現在則有越來越多的間接或直接證據，指出腸道的屏障受到破壞，然後細菌及發炎等外來的毒素分子透過漏洞、間隙進入人體，隨著血液到處流竄，流竄到哪裡，哪裡就有問題，於是產生各式各樣的症狀，這些症狀分布全身，有大腦的老年痴呆症，有皮膚的溼疹，有各種沒有原因的疼痛發炎，也有焦慮憂鬱，當然最主要的還是腸道的問題，像是腹瀉、便秘，或是胃悶、腹痛等。

由於腸漏症是由腸道所引起的全身上下各處的病症，所以只要有治不好的病症，總可以去聯想到腸漏症所引起的發炎。

雖然腸漏症不乏研究，但醫學上仍停留在理論階段，也因為大家仍在摸索，於是沒有一個標準的檢查或診斷。你看，這是一個有病名，但疾病的診斷卻是因人而異的定義。腸漏症是一種發炎的學說，要成為腸漏症需要有幾個條件成立，第一個是外來的條件，在腸道中有刺激性食物或毒素、細菌造成腸道黏膜的傷害，第二個條件是內在的，腸壁中的免疫系統有缺陷，不足以保護腸道屏障。儘管在腸漏症的診斷上有不同的看法，但治療上總是以減少腸道刺激、改善腸道菌叢、增加免疫力來著手。

腸漏症為何被歸類叫作疑難雜症？理由是沒有診斷的標準，也沒有治療的標準。如果有人長期蕁麻疹，會讓我們想到是腸漏症引起的嗎？不太會想到。有人長期失眠、生病，會讓我們想到是腸漏症引起的嗎？不太會想到。其實身體各式各樣的病症，都不容易讓我們想到是腸漏症引起的。然而根據腸漏症的發炎論述，臨床上也有很多人的胃腸變好之後，整個人也變好了。所以，減少攝入刺激性飲食，多忌口一下，讓腸道的負擔少一點，讓它有機會喘息、修復，這樣減少外來有害分子滲入身體，就有機會找回健康，如果再多一些睡眠休息，那就更好了。

腦神經衰弱

西醫沒有腦神經衰弱這個病，但這個病名卻是我們從小到大常常聽到、看到的，很多藥房、診所的招牌上都寫著這個病名。

奇怪的是西醫沒有「腦神經衰弱」這個病，不知道誰是第一個講出來的，我們經過多年的耳濡目染，沒有人教卻也有個大致上的瞭解，還可以分出幾個面向：

一、思考：記憶力不好、思考力差、無法專心。

二、混亂不集中：想東想西、大腦混亂、沒有頭緒的思考太多，不知道在想什麼。

三、疲倦：頭昏、疲倦、無精神、作事沒勁。

四、情緒：煩惱、低落、焦慮不安。

五、器質性問題：頭痛、頭暈、眼花、耳聾、肩頸僵硬。

你看，西醫沒有腦神經衰弱這個病，但我們的文化卻有這個病的描述，而且中醫、西醫、民俗療法都有在處理這個病。其實，醫學上有個很類似的病名，只差一個字，叫神經衰弱，根據WHO公布的第十版疾病分類，說明二種神經衰弱的類型，一種類型是經過腦力使用後，產生了心理疲倦，會表現出不集中、分心、困難思考的情形；另一類型是動一下就身體乏力、體力透支，會有肌肉疼痛、無法放鬆的情形。

原來我們講的腦神經衰弱和WHO講的神經衰弱（編號F48.0 neurasthenia），內容上有大部分是重疊、相似之處，也有不相似之處。相似之處是指腦力不集中、混亂、難以思考、乏力疲倦；不相似之處則是腦神經衰弱偏向在大腦與精神上的衰弱，而神經衰弱則可以是全身性的。全身性是指身體各個部位都可以出現症狀，例如胃腸的神經衰弱，那就可能胃脹、消化不良、拉肚子等，如果是在胸部的神經衰弱，那就可能胸悶、喘、吸不到空氣的感覺。

大學生張同學畢業沒多久，就出了車禍，所幸只是皮肉之傷，康復之後，就逐漸開始了頭暈暈的、昏昏的，好像不能平衡的感覺，不管站著或坐著，都要找牆壁靠著才有平衡感。平常無法用腦，一用腦就會頭昏，換了很多工作，都不能適應，只能找坐在辦公室的工作，可是又無法看電腦，看了螢幕幾分鐘，視力就無法對焦，最後只能放棄找工作了。張同學本來好好的，出了一場車禍後，整個人生都變了，不止如此，張同學還天天拉肚子。父母親一開始還陪著張同學到處找醫生治療，到後來，連父母親都懷疑張同學是不是在裝病，因為所有的醫學中心都告訴張同學，你的檢查是正常的。

沒錯，張同學的大腦掃描、抽血報告、脊椎檢查完全正常，身體上找不到任何問題，連精神上都可以說是正常人，以致於醫生不知道下一步該如何治療，可是張同學的症狀就符合了神經衰弱的描述：一用腦就會混亂、無法集中精神，困難思考，疲倦無勁，平衡感不好，胃腸衰弱。張同學的神經耐力可能出了某種我們還沒有辦法解釋的問題，以致於用腦一下下，整個人就像沒電似的。

第七章　門診對話

人人皆有自癒的能力，與生俱來的能力

喚醒它、激活它、強化它

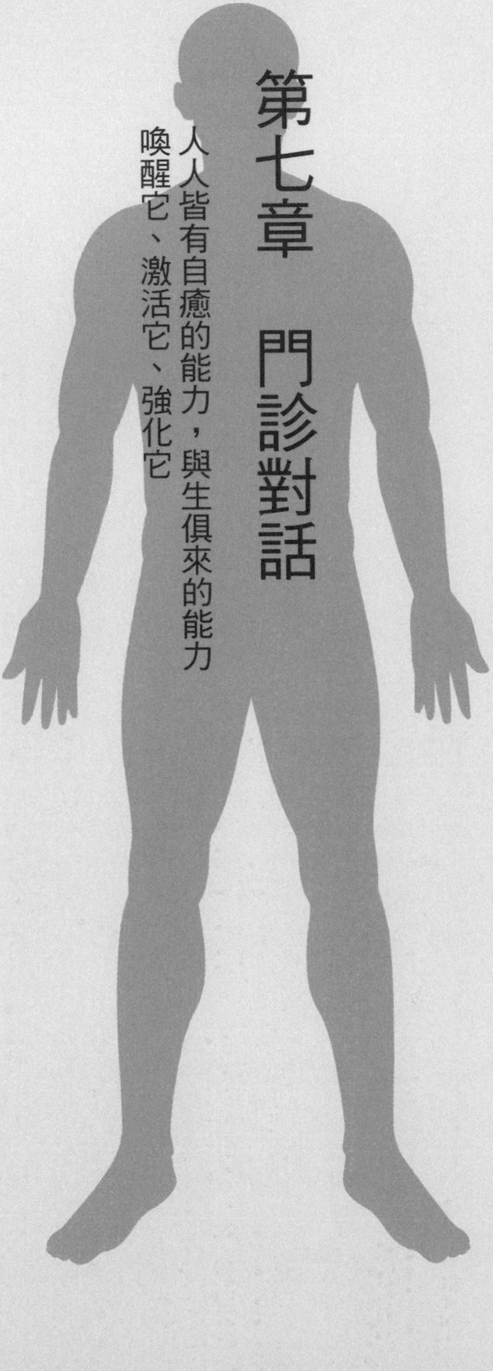

自律神經失調人的守則

1. 充足睡眠不熬夜。人是數百萬年演化而來的生物，比較適合日出而作，日落而息的動物。
2. 睡前少看藍光手機。視網膜有一種光敏視網膜神經節細胞，此種細胞具有調節日夜作息與生理功能，而睡前的藍光照射反而會刺激這類細胞，打亂了夜間該有的作息。
3. 早起運動晒太陽。陽光是給大地萬物最自然的恩惠。
4. 適度運動不求極限。突破體能極限當然是很好，但是同時，身體也處在崩潰的邊緣。
5. 少吃刺激性食物。食物得看人吃，但有個原則，就是不影響胃腸與身體，也不影響睡眠與情緒。
6. 遠離噪音吵鬧環境。噪音會影響生理與情緒。
7. 去旅行。許多朋友說去旅行可以忘掉生病這件事。

要修復失調的神經，最好的方法不是依靠藥物，而是還給身體原本就該有的生理週期。

睡眠

原本，睡眠是生物演化出來的機制。在睡眠時，大腦分泌腦脊髓液，會用來清除大腦的代謝廢物，短期記憶會轉成長期記憶，大腦也同時分泌許多腦源性生長因子，維持腦細胞生長、修復。所以睡覺這個作用，是把大腦作了更新、修復，也帶走代謝的廢物，又能增強記憶力。可是，經過一夜睡眠，白天起床，本來就該神清氣爽才對，但現代人卻要藉由咖啡，才能提神上工；到了夜間，本來是自然地休息睡眠，卻反而要吃安眠藥。現代人總是太聰明，聰明到違反自然規則，喝咖啡才能工作，吃安眠藥才能睡覺。

睡眠是多麼重要，它可以清除廢物，讓大腦在新的環境中運作，同時記憶力又能強化，還能夠修復腦細胞，這樣也可以解釋失眠為什麼這麼痛苦，也可以解釋老年失智。自律神經失調是一種壓力病、個性病、睡眠病，如果要恢復健康，可從改善睡眠著手。之前提到一個晚上有好多次的睡眠週期，每個睡眠週期有淺層、深層、快速動眼期，在睡眠的前期，深層睡眠比較明顯，快速動眼期則是在睡眠的後期比較多。這就有意思了，自然的生理現象，必定隱藏著演化的道理。睡眠，不止是恢復體力，還能恢復腦力。恢復體力靠休息、放鬆，恢復腦力則靠快速動眼期。所以，身體很累的人，就早點睡；大腦很累的人，就盡可能在睡眠的後半段，不要去干擾它，不要用鬧鐘，讓大腦作完快速動眼期。

睡眠除了恢復體力和腦力，它真是上帝給人的最好禮物。睡眠可以忘記痛苦，可以恢復健康。你看，感冒的人，有時不用吃藥，只要乖乖地在床上躺，睡了一覺後，病情會復原很快；頭暈的人，最想要的，是打昏他們，這樣就可以忘記痛苦；頭痛的人，也一樣希望趕快睡著來忘記痛苦，而且睡醒之後，頭痛常常可以改善。

既然睡眠是有益身心的，那對自律神經失調的人來說，最重要的是恢復自律神經的週期，白天是交感神經，夜晚是副交感神經。在白天，多活動，多晒太陽。多活動可以促進腺苷分泌，多晒太陽可以促進褪黑激素分泌，腺苷、褪黑激素都能促進睡眠。在夜晚，則要進入休息狀態，減少運動，減少光線刺激，讓身體、大腦知道現在是副交感神經的狀態。所以結論是自律神經失調的睡眠病，第一件要事是恢復原本該有的週期，晚上要早睡，早上起床要晒太陽，其實就是固定時間睡覺，固定時間起床。

去旅行

在焦慮時，自律神經失調像是壓力病，由壓力導致的生病；在憂鬱時，自律神經失調像是個性病，由個性導致的生病；在失眠時，自律神經失調像是睡眠病，由睡眠不足導致的生病。壓力、個性、睡眠就是與自律神經失調最相關的三個因素，可是也是最不容易調整的三個因素。

如果我們想要減少壓力，只要搬家到新地方，換一個新工作，甚至結婚的變回單身狀態，沒錢的變有錢的，可惜沒有一樣可做到。如果我們想要改變個性，這談何容易，要重新塑造個性得需要經年累月的時間，這可不是半年一年可作到。如果我們想要改善睡眠，這並不是只依靠藥物，而是還要去改變環境、調整情緒。顯然地，要處理自律神經失調是有多麼困難。不過有個自助的方式，可以紓緩壓力，調整情緒，塑造個性，那就是去旅行。

二十七歲冷凍工廠男作業員，受胃悶腹瀉之苦已四年，無法開車上高速公路，因為會胸悶吸不到空氣，在不同的診所、醫院之間流轉，一直尋求治療。某一連續三天假期，與女朋友去離島遊玩，從港口搭船開始，到離島遊玩，再搭船返臺，這期間毫無症狀，也沒吃任何藥物，好像這個病都已經痊癒了，不過在返抵臺灣港口時，胃悶腹瀉，缺氧吸不到空氣的症狀全出現了，立即被女朋友送去急診處置。這位男作業員在旅行期間，忘記了工作壓力，身體的病就好了。

六十歲退休女老師，耳鳴發病三年，因病未癒而悶悶不樂，夜夜失眠，鬱鬱寡歡。女兒嫁到美國，女老師去美國探親，在探親期間的一個月，每日有女兒陪同出遊，女教師心情轉而開朗，也忘記耳鳴這件事，連失眠也不藥而癒。這位女教師在轉換環境後，不止忘記耳鳴，也變多話了，整天沉浸在遊賞百花的歡樂氣氛中，人的心態也變年輕了。

旅行的作用是幫助我們走出自己的圈子，短暫地離開你的習慣，讓你去浸潤在不同的氛圍。壓力、個性、情緒都是長期固定的僵化生活所培養出來的，有時候出去走走，呼吸不同的空氣，放進新的想法，或許可以改變既有固定的生活模式。本來旅行是走馬看花，輕輕鬆鬆帶著一顆愉快的心出去，但回到家不能只是多了一堆照片，還要記得玩得嗨一點，玩得累一點。

運動

運動不止是增強肌肉，也是一種醫學的治療。我們說的運動可不一定是馬拉松跑步，也可以是拉筋的瑜珈、舒緩吐納的太極。原地不動的舉重、深蹲也是運動。所以可以分為三大類的運動：有氧運動、拉筋伸展、重量訓練。

有氧運動

有氧運動會比其他類型的運動貢獻更多的腦內啡，它是具有鎮靜、止痛、欣快感的氨基酸、也可以調節心血管、呼吸功能，因此有氧運動常常可以緩解焦慮緊張情緒，反而讓人可以表現地更好。

拉筋伸展

瑜珈拉筋、太極伸展時的腦波，很像禪修的腦波，也像怡情養性的插花、手工藝、琴棋書畫。所以這類運動也有助於緩解壓力，而且帶有完成進度的成就感。你看，培養興趣也是一種壓力舒緩的方式。

重量訓練

重量訓練是對抗重量的運動，也就是對抗地心引力，通常用到的是核心肌肉或大肌肉，訓練這群肌肉也等於有利於關節的穩定。肌肉在運動後，會釋放鳶尾素，可以延緩老化、降低發炎。

運動可以緩和壓力，調節情緒，兼具減重、降低發炎。運動已不止是生活的一部分而已，還是對抗自律神經失調的醫學建議。

天氣

天氣變化時，感冒的人變多，頭痛的人變多，耳鳴的人變多，睡覺睡不好、嘴破的人變多，有風溼痠痛的人更是深受困擾。

為什麼秋冬換季時，容易感冒？

可能的原因是病毒在某一特定低溫時，會比高溫活躍，所以天氣從熱的變成冷的時候，感冒的人就比較多。還有一些說法是受涼後，免疫力下降，所以容易生病。

天氣的變化確實會影響到身體的健康，而每種因素各自有促成病症進展的方式。

1. 氣溫：在夏天酷熱時，蕁麻疹比較會發作，在冬天寒冷時，蕁麻疹比較不會發作。

還有一種特殊的蕁麻疹，就是接觸到冰冷的東西時，蕁麻疹就發作。（原來溫度也是一種過敏原）

2. 氣壓：在颱風來之前，疼痛痠麻的症狀就會發作。例如風溼痛，還有開過刀的骨頭也會痠痛。

3. 溼度：下雨天時，頭暈頭痛會比較嚴重。

4. 日照：出太陽和陰雨天相比較，陰雨天的心情比較低落。（原來陽光也是一種情緒藥）

5. 陣風：同樣的空間，密閉不通風會讓人感覺胸悶氣悶，開窗或吹空調就不會讓人感到悶悶的。一些偏頭痛的，頭部也不能吹到風，特別是冷風。（原來外層體表也有呼吸作用，用來感受空氣流動）

不過探究起來，天氣並不是讓人生病的主要原因，而是讓人「容易」生病的原因。當天氣變化時，人體也要跟著調整去適應天氣，如果無法適當調整，那就失調了，也容易生病了。在天氣變化時，我們能夠預先作的保護是保暖，特別要注意頭部的防冷防風，至於氣壓及溼度這二個因素，能夠著力的地方就很少了。

三條金句

最困難治療的是耐心，無法治療的是個性，打擊治療的是沒信心。

冰凍三尺，非一日之寒，自律神經失調是一種長期、慢性化的病症，要想治好長期的病症，並非一、二次的治療即可達到目的。治療並沒有捷徑，如果沒有耐心，也就等於沒有治療。

造成自律神經失調的原因可能成百上千種，面對這麼複雜的病症與病人，可以濃縮到最簡短的三條金科玉律。

一、不要浪費每一次的治療。

因為就算是無效的治療，也讓我們知道下次要避開這樣無效的治療。

二、沒有一次就能治好的病。

因為連感冒這種小病都還要吃藥休息好多天，更何況是經年累月之久的自律神經失調。

三、第一次的治療是最困難的。

因為人人體質不同，對藥物反應也不相同。如果藥性太強，身體可能產生不適；如果藥性太弱，療效可能不如你的預期；如果藥不對症，症狀等於沒改善。其實，真正的治療是從第二次開始的。

正念

自律神經失調隨時都有可能發生，連正常人也會有，它不會無緣無故出現，也不會無緣無故消失，所以，你得改變方式去對待它。

改變對待的第一步，就是學習去瞭解你的自律神經失調。學習的意思，指的不是一次就會了，是需要去感受、體會。生活中，必然是每天都有不同情況發生，身體與心理也必然有不同的反應去應對。常人遇到了不如意的事情，心情可能轉為低落模式，遇到了開心的事情，心情也可能切換到亢奮模式。在一天二十四小時之中，身體也會經歷白天與黑夜。你看，自律神經不止是要協助你去對心理與身體的狀態作出內在的調整，也要協助你去適應外在的變化。

正常人之所以正常，是因為自律神經即使失調了，但人類天生就有自癒的能力，可以將不正常復原成正常。低落不會一直低落，亢奮也不會一直亢奮。所以人們雖有失調，但都是短暫的，不會一直持續失調，如果一直處在失調而沒有恢復的話，那就要找回天生的自癒能力。

學習去瞭解自律神經失調意思，指的不是瞭解你的失調變嚴重或是變輕微，而是去瞭解失調是如何的變化過程。那到底是什麼樣的情形會讓失調有了變化呢？會是睡眠的關係嗎？會是壓力嗎？還是飲食、天氣、情境、環境這些因素所造成的呢？

「沒有啊！我都很正常，我想不起來是什麼事造成的。」

無風不起浪，事出必有因。必定有某種我們忽略的地方，才會造成失調。自律神經協助我們去因應環境，失調的當下，也就意味著自律神經無法協助我們。自律神經一直在我們的意識背後運作，只是大家平常忽略它的存在。自律神經就像影子一樣，可以試著把它當作老師，其實它在教你，教你去注意你以前所忽略的健康。

還記得第二章為什麼自律神經失調讓我們覺得痛苦時，我們有提到注意力，如果正當焦慮時，請拉回你的注意力。如果心情低落時，請拉回你的注意力。要面對自律神經失調，就是拉回你的注意力，全神貫注，集中意念去感受每一個當下，請你感受一個吸氣，一個吐氣，不必刻意用力或緩慢呼吸，這一刻便叫正念。無論在什麼情境，是在家裡或在工作，把注意力拉回來，念頭放在當下，這就是正念。

當下，可能在吵雜的環境，可能是焦躁不安的情緒，修煉自己的正念，專注念頭，不要被喧囂、壓力給淹沒了。不能讓自律神經失調一直失調下去，給身體、心理找回平靜，與生俱來的自癒能力就有機會回來了。請謹記隨時保持正念，感受每一個當下。

信心

隨便

女：「胸悶、恐慌很痛苦，有推薦的醫院或診所嗎？」
男：「不是有大醫院嗎？」
女：「都看過了。」
男：「臺中有一家專門看胸悶、恐慌的，要不要去看看？」
女：「那太貴了。」
男：「高雄也有一家專門在看恐慌的診所？」
女：「那太遠了。」
男：「推薦桃園一間中醫給你。」
女：「我知道那要插很多針灸，我怕針。」
男：「臺北也有很厲害的名醫，要不要去看？」
女：「人太多了，那要等很久。」
男：「不然，還有臺中的中醫權威。」
女：「我對中醫沒信心。」
男：「你到底要我介紹什麼給你？」
女：「隨便。」

再看看

如果治療恐慌，要花費一萬元，你願意花這個錢嗎？如果要花費十萬元，你願意治療嗎？

如果治療耳鳴，要花一個星期的時間，你願意投入這個時間嗎？如果要花一年的時間，你願意治療嗎？

「如果保證會好，我當然願意治療！」

「可是醫療的事，沒有一定保證的。」

「那我再考慮看看。」

其實金錢與時間都不是拿來衡量要不要、想不想治療的主因，最主要的原因還是信心的問題。如果對醫療有信心，再遠的距離、再久的時間、再貴的費用，都會想辦法去克服。

窮和尚與富和尚

四川西部邊陲有兩個和尚，一個貧窮，一個富有。窮和尚向富和尚說要去南海，富和尚就問窮和尚，要靠什麼去南海？窮和尚說一個瓶子和缽碗就可以了。網路上有二位自律神經失調的人，一位在臺北，一位在高雄，二人在網路上私訊。臺北的跟高雄的說要去治療自律神經失調，高雄的回答說，我先等等，看看你的治療結果，如果有好轉，我再去治療，如果沒有看好的話，我就不去看了。一個月後，二人再次私訊，臺北的告訴高雄的，他嘗試過幾次治療，發現治療是有一點點幫助的，但症狀也沒有全好。高雄的聽完後，決定再上網問別人，看看有誰看好過自律神經失調，然後決定要不要去看醫生。

有人問了很多，所以治療。

有人也問了很多，卻不治療。

有人沒問什麼，就去治療。

有人因為相信而治療，有人則是因為治療而相信。

認知行為治療

治療自律神經失調為什麼會失敗？為什麼自律神經失調的人已經換了一家又一家醫院、診所，卻還要一直找醫生呢？

自律神經失調不單單是身體的不舒服，心理也有不舒服，所以只用藥物的治療是不能滿足的。如果要同時作到身體與心理方面的舒緩，有些技巧是可以應用的。在看診時，醫生與病患的互動當下，醫生不必刻意地施行認知行為治療。這種認知行為治療可以具有個人風格，也可以參考各家經驗或是教科書所列出的技巧。認知行為治療並無固定不變的方式。

認知行為治療是綜合了病患個人情形與環境因素，而以心理支持、輔助、溝通、理解等等方式，用以提昇、強化心理素質與健康。既然是心理健康導向，那當然會影響到了內在的思考、感受、和外在的行為，於是這種因人而定、因事而異、因病制宜的治療，就叫作認知行為治療。將認知行為治療結合了藥物，會比單純藥物治療更能滿足自律神經失調的病患需求。

共病

現在來回答第一個問題，治療自律神經失調為什麼會失敗？因為自律神經失調不是單獨身體的不適，它還影響到心理層面，所以它是一個結合身體感覺、大腦意思考意念、心理情緒的一種複合性的病症。有個醫學名詞形容這種複合性的病，就是共病，意思是很多病症共同出現。

假設自律神經失調不會焦慮，也不會憂鬱，不影響工作生活，不影響睡眠，那麼，這種自律神經失調其實不太需要治療的。如果看醫生只是作完檢查，開了口服藥，三分鐘或五分鐘之內就結束看診的話，那麼就談不上心理層面的理解與支持了，於是整個自律神經失調的複合性會讓治療使不上力，效果有限的，這當然容易導致失敗了。

整合治療

現在回答第二個問題，為什麼自律神經失調的朋友會一直逛醫院、換醫生，而且從小診所看到大醫院，再從大醫院看到中醫診所，最後停留在中醫，然後走進了身心科？其原因就在面對自律神經失調不能光靠藥物，還要留意心理層面的變化，可惜的是治療自律神經失調的醫師並不熟悉認知行為治療，而心理治療師雖有同情、理解等技巧，但對於藥物卻不熟悉，使得自律神經失調的病患一直沒有找到適合的整合治療。

自律神經失調，一點都不簡單，無法以憂鬱焦慮這四個字來解釋，也無法以和平共處這四個字來治療。

自律神經失調，非常複雜。治療也不是三分鐘或五分鐘的事，必須要花功夫去瞭解的病症。治療一定要先調整觀念，調整醫生的觀念，教育病患這是複雜的，不是簡單的，自律神經失調是需要關注身心的多種面向的複合性病症。

天生的自癒能力

五蘊是指色、受、想、行、識，如果以世俗的觀點來理解，大概就是身體的感覺和意念情緒。自律神經失調的症狀，無非就是身體的感覺異常與意念情緒的困擾，如果五蘊不協調的話，很有可能導致自律神經失調，更進一步地說，當五蘊皆空時，那麼自律神經失調所帶來的苦痛折磨也許會跟著緩和解除。

自律神經失調可能有千百種原因造成，引起這麼多複雜、千頭萬緒的病症，其實就是身體的感覺和意念情緒生病了。如何找回健康呢？不能只依靠醫生，因為醫生都搞不清楚自律神經失調的來龍去脈，不過有個萬用的方法，就是回歸到五蘊皆空這個想法。五蘊皆空是指讓身體進入休養生息，讓意念情緒進入平靜的狀態。

大腸癌的人，會減少攝入燒烤、油炸類食物；肝癌的人，會避免熬夜；肺癌的人，會把煙戒掉；你看，減少刺激，就是要讓身體少一點負荷。為什麼生病的人，不用別人教，就自動會找回健康的生活？對，身體有其運作的週期，早上起床，動一動，晒太陽，減少刺激性食物，多一些清淡食物，少一些加工飲食，該休息就休息，該睡覺就睡覺，不熬夜。每個人自小就知道什麼是對身體有益的，什麼是對身體有害的，這都不用別人教，我們從小就知道的。

即使最簡單的感冒，我們都知道要請假在家休息，然後早一點去睡覺，隔天起床，感冒會好的快一點。當我們受苦受難時，都很想趕快睡著，忘掉這一切，原來，睡覺可以忘記痛苦，增加免疫力，讓意念情緒放空。相反的，沒有好好睡覺，當然就容易生病。可見要對抗自律神經失調，找回健康，一定要睡個好覺，睡覺或者休息就是讓五蘊放空的基本要求。

人人皆有稟賦，也有天生的自癒能力，我們卻常常忘記了這是與生俱來的能力。我們總希望吃下一些藥片，就能解決病痛，這種想法真是聰明又懶惰。疲倦時，我們靠咖啡、補給飲料來提神；生病時，我們吃補品、營養食品來調理。其實廠商為了滿足人類需求，不斷開發出產品，可是一個矛盾的事實是為什麼生病的人還是那麼多？或許我們高估了保健食品、健康食品，以為它們可以讓我們減少生病，脫離病痛，也或許我們低估了自己的身體，以為脆弱到需要打針吃藥開刀。我們常常作了過度的治療，吃了太多藥，卻忽略了身體的自癒能力，這是一種本來就有的生物恆定性，我們可以利用休息、睡覺、運動、旅行、晒太陽，去喚醒它、強化它。

五蘊不空，是因為我們作了太多的干預了。身體累了，自然需要休息、睡覺。如果無法入睡時，那是大腦還沒想要休息睡覺。其實身體是不騙人的，大腦才會騙人。

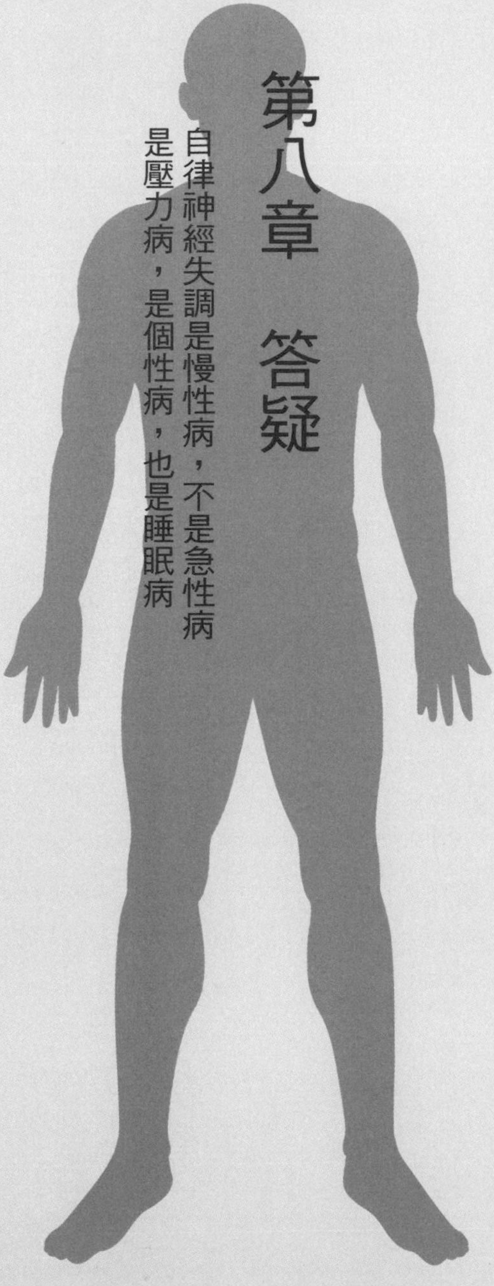

第八章　答疑

自律神經失調是慢性病，不是急性病
是壓力病，是個性病，也是睡眠病

什麼是器質性？什麼是功能性？

吾人把這一疑問擺在此章的第一篇，正是要回答自律神經失調的最重要的觀念。疾病可以概分為二類，一種叫器質性的疾病，一種叫功能性的疾病。

器質性

什麼是器質性？器質性也可以講成器官性，意思是可以在身體的器官或是細胞找到問題，舉幾個例子。

例如感冒在鼻子、喉嚨，都可以看到細胞在發炎。

例如癌症在顯微鏡下，可以看到癌症細胞，還能夠分辨出細胞的分化程度。

例如甲狀腺亢進或低下，可以透過抽血，發現一些指數是異常的，也就意味著器官或細胞分泌是異常的。

功能性

至於功能性則是身體的器官或細胞並沒有明顯異常，用另一句話來說，就是檢查結果都是正常的。舉幾個例子。

例如焦慮，就不容易透過檢查找出身體哪個地方或細胞是有病變的。

例如憂鬱，也很難去找出身體的哪個器官、細胞出了病變。

例如失眠，除非身體上的病痛所導致，不然，我們幾乎無法在身體上找到病變。

器質性可以明確知道身體哪個部位有問題，但功能性則沒有明確的器官問題，或是無法找到細胞病變的證據，於是只能針對症狀治療。

看完第一章與第二章後，現在可以回答自律神經失調是什麼樣的病。自律神經失調的診斷是靠排除，當檢查都排除後，確定沒有問題，那麼就暫時可以稱作自律神經失調。因此，自律神經失調是一種功能性的疾病或症狀。凡是稱王的病，都傾向是功能性的疾病或症狀。

自律神經失調會遺傳嗎？

會不會遺傳？看的是親屬這方面是不是有人也呈現相同的病症。我們經常面臨到的是媽媽有焦慮，而女兒也有焦慮。但這並不能直接就給遺傳作出定論，因為個性也會引起自律神經失調，就像A型人格是容易緊張、急性子、常操煩。所以只要家族有二個人以上是A型人格，也就容易被貼上遺傳標籤，其實個性有很大的原因是來自於從小到大的養成環境。所以說個性使然還比遺傳更有關係，況且自律神經失調的基因都還不知道，那麼也就難以認定會不會遺傳。

可以喝咖啡嗎？

喝咖啡會提神，有時精神亢奮，晚上會睡不著，所以很多人利用咖啡來提振精神，延長工作時間。

能不能喝咖啡，取決於個人的反應，有人睡前喝咖啡，照樣呼呼大睡，有人白天只喝一小口，到了半夜還不能睡。咖啡對每一個人的反應不盡相同。

喝咖啡提振精神，是由於咖啡因的作用，而類似咖啡因成分的還有茶葉及可可，所以喝茶葉、吃巧克力當然也有類似咖啡因的作用。白天身體活動，代謝會產生腺苷，腺苷會讓人疲倦想睡，咖啡因可以阻止腺苷，可是咖啡因的作用只是一時的，一旦咖啡因代謝完了，身體還是累積了大量的腺苷，那時反而更疲倦。

如果要喝咖啡，必須挑時間喝。有二個時間點要留意。建議第一個時間點是中午之前喝完，咖啡因的代謝半衰期是五個小時，意思是五個小時後，咖啡因的濃度只剩一半，十個小時後只剩四分之一。所以早上九點喝一杯咖啡，相當於晚上七點時，身體還有四分之一杯的咖啡。你看，早上喝的咖啡，到了晚上還仍殘留一定的量，所以，咖啡不宜太晚喝，越晚喝就越晚代謝，也跟著影響睡眠。第二個時間點是不能已經疲倦了，才開始喝咖啡，因為當腺苷已經發揮作用，讓我們開始想睡時，這時咖啡因的作用已經很有限了，而且無論喝多少咖啡，都已經不能阻止腺苷了。所以必須在疲倦想睡之前的幾個小時，就要喝咖啡。

咖啡可以喝，但要挑時間喝。不過有些人不適合喝咖啡，因為內含某些胺基酸，讓特殊體質的人頭痛、頭暈。

可以喝酒嗎？

自律神經失調的人會喝酒，通常是為了緩和緊張情緒，或是為了幫助入眠而喝，那到底自律神經失調的人可以喝酒嗎？當然可以喝，只不過在健康、安全的前提之下，只能有條件地喝，而不是想喝多少就喝多少。

四十歲女業務主管，一到了星期五晚上，就喝一瓶紅酒，星期六也是一瓶，星期日也是一瓶，到了星期一就回歸正常工作與生活，到了星期五晚上又開始喝酒。四十五歲男文創藝術家，星期一到星期日，天天一瓶五十八度高粱酒，沒有喝酒就無法睡覺。女業務主管喝酒是要緩和緊張的生活，男藝術家喝酒卻是為了入眠。

喝酒可以吐真言，也可以醉酒失態，這很像鎮靜藥的效果，也就是所謂的抑制消失。抑制，指的是大腦額葉的抑制，原本額葉的功能可以讓我們思考作出判斷，當酒精讓抑制消失後，大腦開始管不了思考，並判斷失常，等於是酒精讓我們管不住自己了。有人平常沉默寡言，喝酒之後，話就變多了。然而也有人的抑制消失後，他們的靈感卻不斷湧現，平常不敢想的，不敢說的，不敢作的，在酒精的催化下，通通都敢了。到底能不能喝酒？可以喝的，要喝酒精的好處，不要酒精的壞處。適當、不過量的酒精，可以促進循環，又具有鎮靜安神作用；不適當、過量的酒精，造成走路搖晃不平衡，影響記憶力。

對於自律神經失調的人來說，喝酒可以幫助入睡，不過看似不用吃安眠藥就能入睡，好像比安眠藥好用，但其實酒精卻降低了睡眠品質。一個好的睡眠品質，具有淺層、深層睡眠、快速動眼期，而且有固定比例。酒精可以讓人快速入眠，並快速進入深層睡眠，但之後的睡眠期間，就很少有快速動眼期，連深層睡眠也減少了。你看，喝酒隔天起床，常是頭昏腦脹，全身困頓，即使有睡，卻比沒睡還糟，這是因為酒精破壞了睡眠品質，很多人說這是宿醉未醒，也有人忘記睡前說了什麼話，忘記作了什麼事，俗稱斷片。

那喝酒該怎麼喝？不是為了睡覺而喝，而是少量地喝，淺嚐即止，要酒的好處，不要酒的壞處。

可以運動嗎？

當然可以運動，運動可以緩解壓力、調節情緒，但記得要避免激烈的運動。

幾乎每位自律神經失調的朋友來門診，都會著急地想知道為什麼生病，令人沮喪的是，它的真實原因至今還是不明。

一位三十歲男業務員，參加一場馬拉松路跑，發生了耳鳴，無獨有偶，一位四十歲高富帥男子，也是參加馬拉松路跑，就在比賽之中，得到了突發性耳聾。從那之後，陸續看過臺北馬拉松、舒跑盃路跑等各地比賽的選手，在跑步之中或之後，發生了耳鳴或突發性耳聾。不止路跑，我還看過幾位三鐵比賽的朋友，也是發生了突發性耳聾。

那到底馬拉松或三鐵是否跟耳鳴或突發性耳聾有關係呢？目前在醫學上沒有實證，也沒有案例報告，實在不宜多作聯想、揣測，吾人最多只能說在門診中，有觀察到一些馬拉松參賽者在賽事之中或之後，發生了耳鳴、突發性耳聾這樣子。然而還有一個意外的現象，除了耳朵的症狀，這些從事激烈運動的朋友，有些人在運動後的免疫力是下降的，也就是會感冒，或是拉肚子，或胃腸不適。這些線索都暗示著大量的體能消耗，可能把身體推到了生病的邊緣。運動本來是健康有益的活動，如果預期會有消耗大量體能，而同時身體狀況又不好時，那麼耐受力、抵抗力與免疫力也會跟著下降，這時就必須考慮大量體能消耗的活動，有可能對身體是個嚴酷的考驗了。

為什麼失眠這麼難治？

治療失眠有二種方法，一個是加藥，一個是減藥。

加藥的意思是吃了一顆還睡不著，那就再加第二顆，吃了第二顆還不能睡，那就再加第三顆藥。

加藥這種治療失眠是好方法嗎？如果加藥可讓失眠的人睡著，這確實是好方法，但長期卻造成藥物依賴，這樣看來就不是好方法了。

難道減藥就是好方法嗎？那也不一定。在短期之內，減藥很難達到加藥的效果，所以失眠還是照常失眠，但長期下來，減藥卻有可能從此擺脫藥物的依賴，這樣就可說是好的方法。

失眠的人，很難忍受幾天無法睡覺，或是很累卻睡不著，此時你會選擇加藥還是減藥？

天人交戰的時刻通常只是一下子而已，因為加藥是容易的，但減藥卻是困難的，所以通常不用天人交戰就能很快地作好選擇了。加藥只要幾秒鐘，但減藥卻要好幾個月。只要一念之間就能選擇加藥或減藥。下次看醫師時，別只抱怨失眠睡不著，耐下心來，請多給一些時間，和醫師討論吃藥的方式。

為什麼安眠藥這麼難戒？

臭豆腐給人的印象是聞起來臭，吃起來香。

安眠藥也類似臭豆腐，想的和吃的是不一樣的感覺。大家明知安眠藥吃久了會成癮，是不好的，卻又是天天吃。很少聽到有人成功戒掉安眠藥，能夠戒除安眠藥的人實在是少之又少。多數的人是天天吃，沒藥時就好焦慮。

為什麼安眠藥這麼難戒？要回答這問題要分二部分，缺一不可。

首先會去吃安眠藥就是因為失眠的困擾。那失眠是有多痛苦，非要吃安眠藥不可？真的很痛苦，比想像中的痛苦。沒有失眠的人，根本無法體會。舉例，刑求逼供有很多種方法，睡眠剝奪就是國際公認的不人道的刑求方式。所謂睡眠剝奪就是不讓你睡，如果睡了，就想辦法弄醒你，在長時間無法進入睡眠之下，精神會崩潰。你看，不用身體凌虐，只要用睡眠剝奪也一樣可以讓原本意志堅定的人變得很脆弱。所以別再說失眠沒怎麼樣了，其實失眠就像是睡眠被剝奪一樣，是很痛苦的事。你看，失眠的人去吃安眠藥，好像也很合理。

第二部分就是回答為什麼安眠藥會成癮，目前成癮的機制有幾種說法，但還沒有一個統一的理論，仍需更多研究支持。就舉一學說為例，安眠藥會誘導分泌短暫但大量的多巴胺，這些多巴胺會讓大腦中的獎賞系統受刺激，會有欣快、滿足的感覺。如果每天吃安眠藥，等於每天都能獲得獎賞，萬一有一天沒有吃安眠藥，等於沒有獎賞。失去了獎賞也就好像是受到處罰，所以為了要逃避處罰就要獲得獎賞，也就是吃安眠藥。以上是成癮的假說機轉，是研究人員以多巴胺來解釋。

好了，現在我們知道安眠藥很難戒的原因在於：

1. 失眠很痛苦
2. 藥物成癮

晚上失眠睡不著的人，第一步不能踏錯，就是安眠藥或助眠藥盡量不去吃，一旦選擇了安眠藥，吃了就不要天天吃。如果成癮了，可以戒掉嗎？還是可以，但戒掉安眠藥，是需要非常多的努力，才能擺脫的。

由於安眠藥很難戒除，所以臨床上，安眠藥成癮的病友來治療，會定有某種固定的模式。

第一種人，只想要來拿安眠藥，不會想跟醫師說廢話，也不想聽醫師說的話，他們的意思就是純拿藥就好。

第二種人，會跟醫生抱怨吃藥後，還是睡不著。這種病人會希望醫師開強一點的藥，住院中的病人也常抱怨吃藥還睡不著。

第三種人，會抱怨不想要再吃安眠藥了，但不吃又會睡不著。這種病人會花許多時間在抱怨吃藥。

第四種人，病人會說不想吃藥，但一直睡不好。這種病人和醫師的對話，常常陷入雞同鴨講的迴圈。病人會反覆說不要吃藥，但又不好睡，真是矛盾。

你看，治療失眠有多麼簡單，只要把人弄睡就好了，藥物不夠強的話，那就再換更強的藥。你也可以看，治療失眠有多麼困難，要把失眠的人，協助他們把藥物戒除掉。如果你有失眠，你會希望醫師用簡單的方法，還是用困難的方法來治療你呢？

早晨起床時，關節僵硬，肌肉僵硬，這是為什麼？

早晨起床時，都會腰痠背痛，想要起床都要先翻動一陣子才能下床。英文叫 morning stiffness，醫學翻譯作晨僵。

問：為什麼會痠痛？

答：痠痛的地方，就是骨頭、肌肉有受傷的地方。受傷不見得是流血骨折，有時長期磨損也是一種受傷，而且是長期、緩慢、累積性的受傷。

問：為什麼是早上？

答：經過一夜休息之後，骨頭、肌肉會變冷、變僵硬，當早晨要起床活動時，這時冷卻的、僵硬的肌肉就不容易伸展，於是伸展時就痠痛了。所以只要讓骨頭、肌肉變冷、變僵硬，就可能造成痠痛。除了早上之外，較長時間的休息，也可以造成痠痛。睡太久、睡過頭反而痠痛，也是因為肌肉僵硬的原因。

問：為什麼要動一動之後，才會好轉？

答：讓肌肉、骨頭熱身後，比較柔軟、有彈性。

問：為什麼是在腰背？

答：只要有受傷的地方，都可能會在早晨起床時痠痛，而且不一定是腰背。手指也會，腳底也一樣，膝蓋、大腿都可能。只要有受傷的地方，都有可能晨僵。

足底筋膜炎

早晨下床走路，踏到地上的第一步是最痛的，因為腳底板的肌肉筋膜是僵硬的、冷卻的，都還沒有熱身，所以第一步是最痛的，等到走了幾步路後，肌肉、骨頭有熱過身了，疼痛也就減少了。

扳機指

也是早晨的肌腱僵硬、腫脹，所以手指無法自然伸展，經過動一動之後，肌腱比較柔軟了，伸展可以比較自然一點了。

僵直性脊椎炎

在發病過程中，晨僵就是個指標。早上起床，可能腰痠背痛、或是手指僵硬無法伸展、走路會痛、脖子轉動困難，這些都是晨僵，原因不外乎是長期累積的磨耗與小傷害。會不會好，則需要看傷害的程度了，無法一概而論。

至於睡太久、睡過頭或長期休息不動，也會僵硬疼痛，這類型的晨僵就不算是累積傷害所造成的。

要看西醫還是中醫？

西醫是還原論，中醫是整體論。它們對於治療的觀點有所不同，因此很難去評斷孰優孰劣。

西醫還原論

那什麼是還原論？以人體來說，就是把各個器官還原到很小的單位，所以西醫可以分成腎臟科、心臟科、眼科、胃腸科、骨科、神經科等等，把人體分成好多單位，還能夠細分到細胞層級，然後作細胞染色，判斷器官是生了什麼病。另外抽血還能知道血液中的肝功能、腎功能、發炎指數等，以此來推測是哪個器官出了問題。還原論主張如果要去理解一個複雜的內容，最好就是去理解每個小部分，如果能理解每個小部分，就能理解這個複雜的整體了。

還原論的優點就是簡單明瞭易懂，從一個器官深入到細胞層級，每個部分都能清楚描述，你看，胃不舒服，那胃鏡就能看看胃壁有沒有發炎，還能深入作切片檢查，確認細胞有沒有病變。

不過還原論還是有其缺點的，它無法解釋某些病症，例如喉嚨異物感、眩暈、纖維肌痛症。既然自律神經失調無法依照還原論來解釋，那麼以中醫的整體論是否可以解釋呢？

中醫整體論

什麼是整體論？把人體視為一個整體，當一個部分發生問題時，不能只看那一個部分，還要看其他的部分才行，因為每一部分都相互有關聯，就是這樣集合起來，才能成為一個整體。中醫不會直接說感冒是因為病毒感染，才造成喉嚨發炎，他們傾向是因風邪入侵，影響了抵抗力，才讓身體處在不好的狀況而感冒。中醫對於喉嚨異物感也有異於西醫的見解，他們認為是肝氣鬱積所導致，而焦慮的人又容易肝氣鬱積。你看中醫並不是只看到喉嚨有問題，他們還認為肝經、心經也有問題。

整體論的優點是不去頭痛醫頭、腳痛醫腳。整體論是醫治一整個人，而不是單獨一個器官。你看耳鳴的人去針灸，結果手與腳都要扎針，這就是中醫把耳朵與其他部分串連成一個整體。然而整體論的中醫仍有不足之處，比如急性病像是盲腸炎、扁桃腺炎，這時當務之急就是把症狀趕快控制下來，而不是去談腸子跟喉嚨是不是跟其他器官有關係了。

看起來，西醫與中醫各有優越之處與不足之處。但如果避開缺點，各取其優點呢？西醫在疾病的檢查與藥物的開立，常是立竿見影，所以生了病，看了西醫，如果症狀改善了，那就是最好的結果，萬一症狀沒有改善的話，則可以嘗試中醫，以一個整體的觀念，來調理看看。

經常看到自律神經失調的朋友看醫生看到最後，只看二種醫生，一種是看身心科，一種是看中醫。為什麼會看身心科？因為都檢查不出什麼問題，可是身體明明很不舒服，既然不知要看什麼科，最後只剩下身心科可以看。為什麼會看中醫？因為西醫都看不好，只好轉向去看中醫。

我們還可以再繼續問，看身心科有用嗎？看中醫有用嗎？通常得到的答案是症狀有改善，但也不知道要看什麼醫生，只好繼續看下去。

憂鬱和焦慮有什麼不一樣？

其實焦慮和憂鬱，是二個不一樣的東西，雖然它們有共同的地方，但也有不一樣的地方。那要如何區分焦慮和憂鬱呢？簡單地說，對於未發生的事情，擔心會有不好的結果，這就是焦慮，這些症狀除了擔心，還有坐立難安、注意力不易集中、肌肉容易緊繃，像是隨時可進入戰鬥狀態，睡眠也會受到影響。如果明天要考試了，或是早上有新工作要面試，這時就容易出現焦慮。

另一個憂鬱，則是對於已經發生的事，感到無助，無力去改變，也無心去接受，因此心情變得低落，茶不思、飯不想，心情嗨不起來，很多事情變得不起勁、失去了興趣，肚子不餓，也不想出去玩。男女朋友分手後，感覺沒有未來，世界是黑暗的，有人還因而起了自殺念頭。

所以用簡單的方式區分，就是一個是對未知的事在擔心煩惱，另一個是對已知的事在心情低落。所謂「用簡單的方式」去區分，其實是跳過很多細節去解釋焦慮與憂鬱，事實上，這二者的診斷與治療，並不容易，例如，十分鐘後要上臺報告，這時會擔心上臺的表現，這樣的焦慮有需要治療嗎？不一定，也有人緊張到頭暈、胸悶、嘔吐、拉肚子、昏厥。顯然地，一個焦慮卻在不同情境下，有不同的表現。

強迫症也是一種焦慮，有人一天要洗手上百次，關門上百次，如果沒作，就會擔心手不乾淨，門沒關好，當這種焦慮已經影響到了正常的生活，就可能需要醫療的介入。又例如親人過世，心情一定低落，三天內，可能只吃了一碗飯，也不覺得餓，這種情緒低落，有必要去吃憂鬱症的藥嗎？不一定，通常事情告一段落後，就回復正常軌道了，也就不用再吃什麼憂鬱症的藥了。

因此，焦慮與憂鬱的診斷，並不是我們想像的簡單。焦慮、憂鬱往往不只局限在心情，也常常反應在身體上，例如心跳變快、吃得很多或吃得很少，動作變慢等等。

自律神經失調常常混合著焦慮與憂鬱。當在焦慮時，從情緒、思考、動作來看，常常是高亢的，坐立難安的，好像處在高潮模式。當在憂鬱時，則是低落，動作緩慢，好像處在低潮模式。焦慮與憂鬱的共同之處，則是同一個問題，反覆地問，我的病是什麼原因，醫生你看我這個病會不會好，我的病要吃多久的藥。

如果是在剛開始發病期間，會到處尋求治療，到處問，坐立難安、失眠、手足無措，看了一位又一位的醫師，這情形就像是焦慮。隨著時間過去，一天又一天，對於已經發生的問題仍舊無解時，就會感到無助、沮喪，這時情緒逐漸轉為低落。

所以說，自律神經失調不止身體受苦，連帶著心情也跟著生病。在人類身上的疾病，例如感冒、高血壓、溼疹、白內障等，這許許多多的疾病，很少有像自律神經生病一樣，還會連帶著心情也生病了。

疾病和症狀有什麼不一樣？

有不一樣嗎？有，有很大的不一樣。

感冒是一種疾病，如果得到了這個叫作感冒的疾病，可能會有咳嗽、發燒、鼻塞、全身無力、頭痛、頭暈的情形。記住，一個疾病可能有多種症狀。

感冒是疾病，咳嗽、發燒、鼻塞則是症狀。醫師看病是透過一群症狀去找到背後的疾病。盲腸炎也是一種疾病，會有肚子痛、發燒的情形。醫師看病也是透過症狀，然後才知道背後是什麼疾病。

高血壓也是一種疾病，它可能有噁心、頭暈的情形。所以是先有了疾病，才接著有身體不適的情形發生。看病則是相反，先辨識出症狀，然後才推測出疾病。

那麼，當我們聽到一個不知是疾病或病症時，要如何判斷？有個原則，就是疾病是原因，症狀是結果。一個疾病可以有多種症狀，或是一個症狀可能是多種疾病所造成的。

發燒是疾病嗎？想看看，發燒是原因還是結果？

發燒是一種不適，它不是疾病，因為發燒可以是感冒引起的一種情形，也可以是盲腸炎引起的一種情形，流感的發燒都特別高，腦膜炎也會發燒，所以發燒不是疾病，感冒才是疾病，盲腸炎也是疾病。

那麼發燒是什麼呢？發燒不是自己想燒就燒的，退燒也不是想退就退，發燒是由疾病引起的一種情形，這種令人不舒服的情形就叫「症狀」，意思是疾病的症狀。所以肚子痛是一種症狀，但不是疾病。同樣地，發燒也是一種症狀，但不是疾病。當你不舒服去看醫生時，你會告訴醫生說，你有發燒、頭痛、咳嗽、有痰、睡不好。你告訴醫生的是你有哪些不舒服，也就是症狀，但不是疾病。然後，醫生是根據你講的不舒服症狀，去判斷你是感冒、還是肺炎、或者還是其他的疾病。換言之，你們告訴醫生症狀，醫生判斷是什麼疾病，然後按照疾病的發展，醫生會給你吃藥或打針。

有時候，我們即使知道了症狀，也還不一定會知道什麼疾病，所以醫生就會安排檢查，幫忙診斷是什麼疾病。例如發高燒，醫生會做鼻咽採樣檢查，用來判斷是不是流感。醫生根據你的症狀來判斷是什麼疾病，再決定如何治療，以往講的「對症下藥」，是不精準的說法，應該改稱「對病下藥」，才是比較好的說法。

發燒不會引起咳嗽，發高燒也不會讓咳嗽變嚴重，發燒、咳嗽、流鼻水都是互相獨立的症狀，但是同時出現在感冒身上。當感冒變得更嚴重時，發燒、咳嗽都可能變得更厲害了。所以，症狀不會影響另一個症狀，但疾病會影響症狀。

自律神經失調是不是疾病？是。理由是自律神經失調這個病，會引起很多令人不適的症狀。

自律神經失調是不是症狀？也是。理由是令人不適的症狀，背後可能有某種病因所導致的。

我們從以前到現在，都把自律神經失調看錯了，我們一向把它們當成是身體上的某個疾病在治療，可是治療的結果實在令人喪氣，其原因在於我們無法證實自律神經失調的真正發生原因，連什麼疾病造成的，也只能依靠檢查結果來推測，是細胞死亡嗎？是發炎嗎？是血液循環不良嗎？是免疫不好嗎？是吃藥引起的嗎？其實這一大堆的問題，都無法明確回答是或不是，也就是我們抓不到根本的原因來治自律神經失調。相同地道理，我們針對自律神經失調的症狀在治療，即使症狀改善了，但背後那個病因還是不知道，也沒有處理，以致於症狀好了，之後又再次復發。

幻覺和錯覺有什麼不一樣？

幻覺的英文是hallucination，跟錯覺illusion的意思有什麼不一樣？

幻覺就是虛幻的感覺，就是沒有外來的刺激，可是卻有真實的感覺，這種感覺可以是視覺、聽覺、本體的感覺，有人說他可以聽到小鳥、小狗、或桌子、牆壁在和跟他對話，這種叫幻聽，通常只有在知覺思調、身心困擾的朋友身上可以見到，另外，某些藥物也可以誘發幻覺，毒品即是一例。

錯覺則是有實際的外來刺激，但我們把感覺解讀錯誤了，例如微風吹拂身上，產生一種被束西掃過的錯覺，還有把「巴」的聲音，聽成「搭」，這些都是錯覺。

所以，幻覺是假的，但錯覺是錯的，幻覺是虛幻的，錯覺則是真實的，只是被錯誤解讀。

幻肢感是另一種特殊感覺，代表的是不存在的肢體，例如因傷而截肢，患者卻仍有肢體存在的感覺，他們甚至還感覺到手在痛，這種感覺不是幻覺，但被歸類在錯覺，意思是幻肢感不是沒有外來刺激，而是這種刺激來自於受傷後的神經本身或周邊的神經。

幻聽就是虛幻不存在的聲音，是小鳥、小狗、桌子說人話的聲音，那耳鳴是什麼聲音？

耳鳴的人所聽到的，都不是小鳥說人話的聲音，而是吱吱吱、呼呼呼、嗡嗡嗡這類的聲音，所以這類不是說人話的聲音就是耳鳴不是幻聽。那麼耳鳴是不是錯覺呢？突發性耳聾可能併發耳鳴，頭痛也可能併發耳鳴，眩暈也可能會有耳鳴，壓力大、失眠、恐慌也可能有耳鳴，某些耳毒性的藥物也會產生耳鳴，原來我們說的耳鳴，可以單獨出現，或合併其他症狀出現，但耳鳴可能是源自於某些神經自己的刺激或放電，有種類似幻肢感的意思。

自律神經方面的失調，就意味著神經傳送錯誤的訊號，它不是幻覺，是確實的感覺，只是錯誤的、不正確的神經在放電。

治療自律神經失調，一定要吃藥嗎？

藥沒有區分強或弱，也沒有區分要吃藥或不吃藥，藥只有區分對的藥或不對的藥。

什麼是治療？什麼是控制？

對的藥，病症會緩解；不對的藥，病症不會緩解。

有效的藥，一顆就有效；無效的藥，一百顆都無效。

有幫助的藥，會讓病症越來越好，沒有幫助的藥，會讓病症持續甚至越來越嚴重。

一顆安眠藥睡不著，就吃二顆。二顆睡不著，就吃三顆。其實我們應該考慮看看還有沒有其他方法不使用安眠藥。安眠藥雖能讓你睡著，但有成癮風險，它也會越吃越多，越吃越無效。

用銀杏、B群來改善耳鳴，如果能改善，那就最好了，如果吃了一個月或半年一年，還是沒有改善的話，那就不需要再吃了。

喉嚨卡卡有異物感，吃化痰藥、制胃酸藥、抗組織胺藥，如果有效，病症就能緩解，如果無效，那也不必再吃了。

因胃食道逆流的症狀而吃胃藥，如果有效，就說明這是真的胃食道逆流所導致；如果是假的胃食道逆流，那麼不論哪一種胃藥，還是不會改善胃食道逆流的症狀。

看病，處處都是小細節，處處都是大學問，不止病患本身，連醫生自己的觀念也需要改變。

自律神經失調需要吃藥嗎？如果是對的藥，當然可以吃，如果是不對的藥，吃一百顆也無效。那麼需不需要吃藥？視情形吃藥，但是最重要的還是要調整生活方式。

什麼是治癒？治癒就是把這個病治好了。

什麼是控制？控制就是這個病暫時只是緩和了，而且是暫時緩和了，但未來還會再復發。

什麼是復發？復發就是病症根本沒有治好，平常以為好好的，但在某一個時間點又會再發作。

什麼是成癮？成癮就是反覆的強迫性吃藥，以換得某些獎賞或安慰，若不吃藥則有焦急憂慮不安的情形。

感冒

感冒可以治癒嗎？可以，即使一個月後又再次感冒，那都不算復發。何以知道這次感冒不是復發？因為上一次的感冒已經好了，這次感冒是再次感染病毒而生病的。這次和上次的感冒是不相關的，所以感冒會痊癒，感冒不算復發，而是再次感染。

高血壓

藥物通常一吃就是很久，長期吃了十年、二十年是很常見的。高血壓的治療只能說是控制，不是治癒。天天吃高血壓藥，不算成癮，即使是天天吃，但不是強迫性的行為。

安眠藥

如何知道安眠藥是治癒還是控制？治癒就是以後都不用吃安眠藥，因為失眠已經好了；控制則是今天吃了安眠藥，明天還是要吃，以後都要服用安眠藥才能睡覺，不吃藥就睡不著。天天吃，吃了才能睡，這只能說控制，但不是治癒，而且還有成癮傾向。如果今天吃了安眠藥，可以睡著了，如果不吃會很痛苦，不吃就不敢睡覺，沒有安眠藥會很不安，這時就出現了強迫性的行為，是成癮了。

什麼是治療？治療就是先控制，降低復發的機會，最後目標是治癒。如果治療會讓人成癮，那就不能說是治療，而傾向是控制。

自律神經失調的治療，目標先放在控制，而且是有條件的控制，其次才是治癒。有條件的控制就是讓病症變的緩和，但藥物不是成癮的，如果為了治療失眠，而吃安眠藥成癮，那也不是治療的目的了。如果為了治療疼痛，而吃止痛藥成癮，那一開始就要考慮不要使用止痛藥了。真正的自律神經治療是一邊治療，一邊根據改善的狀況去調整治療方式，而非固定不變地使用安眠藥、止痛藥。

CARE 068

稱王的病：自律神經失調

作　者—李丞永
主　編—李國祥
企　畫—張瑋之
編輯總監—蘇清霖
董事長—趙政岷
出版者—時報文化出版企業股份有限公司
108019臺北市和平西路三段二四〇號三樓
發行專線—（〇二）二三〇六—六八四二
讀者服務專線—〇八〇〇—二三一—七〇五
（〇二）二三〇四—七一〇三
讀者服務傳真—（〇二）二三〇四—六八五八
郵撥—一九三四四七二四時報文化出版公司
信箱—10899臺北華江橋郵局第九九信箱
時報悅讀網—http://www.readingtimes.com.tw
電子郵箱—genre@readingtimes.com.tw
法律顧問—理律法律事務所　陳長文律師、李念祖律師
印　刷—勁達印刷有限公司
初版一刷—二〇二二年六月十七日
初版二刷—二〇二二年八月十八日
定價—新臺幣三八〇元

時報文化出版公司成立於一九七五年，
並於一九九九年股票上櫃公開發行，於二〇〇八年脫離中時集團非屬旺中，
以「尊重智慧與創意的文化事業」為信念。

稱王的病：自律神經失調 / 李丞永著. -- 初版. -- 臺北市：時報文化出版企業股份有限公司, 2022.06

面；　公分. -- (Care；68)

ISBN 978-626-335-552-1(平裝)

1.CST: 自主神經系統疾病

415.943　　111008292

ISBN 978-626-335-552-1
Printed in Taiwan

Hardcore Copywriting:

45 Essential Marketing Strategy and Writing Courses

傅瑞德的硬派行銷塾

行銷長的45堂實戰策略與文案技法課

傅瑞德——著

推薦序1

字字珠璣到宏觀視野：國際行銷人的基本功

文／程天縱
和椿科技董事長
前鴻海集團副總裁、德州儀器亞洲區總裁、惠普科技中國總裁

很高興看到為我編書多年的傅瑞德，自己終於也再出書了。

我與傅瑞德的緣分，始於2016年他主編的媒體刊登我的文章；我在比較多家媒體之後，認為他的編輯能力在水準之上，於是後來就將稿件都交給他處理，儼然成了我的專屬編輯和「經紀人」。即使文章在其他媒體刊登，也都經過他巧手修潤，我才比較放心。

近年來我出版的《程天縱的經營學》等六本書、以及正在編輯中的第七本，都是由他和出版社的編輯合作，讓我的文章以更連貫、更有系統的方式呈現在讀者面前，也讓我近四十年來在諸多跨國企業的管理經驗得以傳承。

在合作不久之後，我發現我原本以為只是媒體編輯的傅瑞德，其實在管理和行銷方面也有不錯的專業能力；也因為如此，我們在文章方面的合作特別順暢愉快。他和我有相似的求學和工作背景：從小業務員、進修、中階主管，一直到專業經理人。相似的經歷和工作體會，讓他特別能夠瞭解我文章中的深意、也有能力為我整理思路和補足想法，共同打造出一篇篇廣受歡迎的管理文章。

他與我相異的地方，在於更專注文字、行銷以及媒體內容領域，對於產品和品牌經常有獨到的觀察與解析，能夠為讀者打開不同的眼界；而共通的管理背景，則讓他能比一般從事行銷工作的人，更能從由上而下的組織觀點出發，將行銷的觀念與助力融入整個企業流程。

事實上，在這本書中的字裡行間，你一定可以體會得到上面所說的這些；從商業邏輯、行銷主管的能力盤點、工作態度的建議、以及對文案在策略之中所扮演的角色，在在都為希望一窺行銷門徑、或是想要積極晉升的行銷經理人，提供了角度與眾不同、而且深入淺出的講解。

從深入文案中每個字詞的意涵與寫法等細節開始，一直到行銷主管應有的基本體認、跨部門的合作溝通，以及鳥瞰組織和產業的全面行銷觀念，這本書從不同於一般行銷著作的角度，涵蓋了職涯中必須擁有的心理和能力基礎；雖然「文案」是內容的主軸，但除了寫作技法之外，「態度」和「思考方式」是更值得留心閱讀的內涵。

擁有科技、管理、出版、以及媒體經營背景的傅瑞德，在行銷領域是個難得的「異類」；他經常強調的「語言」與「雜學」這兩個條件，也讓他具備了迥異於其他經理人的能力與特質。也因為如此，我在與傅瑞德合作的這幾年中，也經常能夠感受到「教學相長」的樂趣。

無論你是行銷主管、文案人、或是想學習寫作與閱讀分析的其他領域讀者，相信這本書中處處都有用得到的技巧和思考指引，以及許多字裡行間之外的觀念啟發和驚喜。

推薦序2

課本上學不到的硬派行銷實力

文／陳達新
臺北大學企管系教授兼副校長

傅瑞德是我的高中同學。

當時高中時代多采多姿，其中一個我們共同參加的社團就是演講辯論社，也是彼此建立深厚情感的開端。我們經常一起參加校內外比賽。透過辯論訓練和反覆實戰，學到了多角度思考的技巧，也提升了對議題的邏輯解析能力，更能清晰表達自己的意見。對後來的求學和研究生涯，這些能力都有很大的幫助。

辯論訓練不僅使我們的思維更加靈活，也讓我們對於複雜的議題有更深入的理解，更能夠以全新的觀點來看待問題。

高中畢業之後，我們都進入了商學院就讀；傅瑞德讀的是經濟，我念財務金融。之後我跟他一樣都到美國求學，他改念資訊系統管理與行銷，我還是念財務。回國後我一直在大學從事教職，而他則是為企業工作，之後自行創業。後來知道他也在大學兼課任教，但令我訝異的是，他在中文系的教學內容，竟然包括指導學生寫作！

關於這一點，或許也說明了我們在思維和發展方向上的不同：雖然管理是一門講求精準和效率的學問，但他更結合了在科技業、出版業以及長年寫作的經驗，將更多的人性和心理層面融入了對企業核心價值和績效的追求。

雖然我念的是財務方面，但是這幾年也陸續擔任各種學校行政職務，也曾經負責EMBA與很多國際學程的規劃，也因此接觸了更多行銷和管理方面的學生、經理人、官員，也更全面的理解了行銷對於企業的重要性。也邀請過傅瑞德到本校來演講，協助很多其實已經是企業主的在職學生拓展視野，了解行銷與文案之間的美妙關係。

雖然我們都接受了類似的商學院基本教育，但日後的發展方向卻不一樣；傅瑞德在行銷方面的深入，主要是從心理和語言解析的角度出發、結合實務經驗，來探討行銷的本質與技法。在商管教育的領域中，這樣的角度和組合確實是比較少見的。

傅瑞德在業界前後30年，擔任過從基層業務人員到行銷長的工作，以及為Apple和VOLVO汽車等公司服務、參與許多知名產品幕後工作的實務經驗，往往是只熟讀科特勒（Philip Kotler）行銷學經典課本、沒有參與過行銷專案的初學者難以企及的；因此，他的這些經驗更是值得從基層到高階行銷人員參考的捷徑。

作為一位商學院和EMBA的教授，我會推薦對行銷管理、分析，以及策略規劃有興趣的學生與社會人士讀《傅瑞德的硬派行銷塾》這本書，不僅僅只是對老同學與老朋友的支持，從書上的45堂課中更可以補充一些學院課堂上可能學不到的養分；並且透過更紮實的顧客分析、換位思考、文案寫作等方式，更瞭解自己身處企業的優勢，進而對自己的經營能力和企業成長有所助益。

同學，寫得好。

推薦序3

「理所當然」的實踐就是工作的關鍵

文／Uedada

日本廣告工作者，《廣告與它們的產地》、《日本製作》作者

為什麼工作就能賺錢？

因為，工作是一種「為別人做事情」的行為。

更仔細的說，工作就是先瞭解業主現在願意、或是預測將來願意做的事情之後，在業主會滿意的時機、以令人滿意的形式和內容來實現他們的意願；而業主則對你做到的成果付出報酬——這應該就是「工作」的本質吧。至於「產品」，則只是實現業主意願的工具而已。

所以，為了將工作做好，至少必須回答兩個問題：第一是「業主的意願是什麼」，第二是「你如何實現他們的意願」。

從某個角度來看，「行銷」這個工作的目的就是將這兩個答案變成包括同事、上司、合作人員到顧客與廣告人，也就是每個

「局內人」之間的共識。

而我們為了實現這些目的，天天都在交換著數目龐大的文字。這些用於交換溝通的文字寫得好，工作上就更容易成功；如果寫得不好，工作就會事倍功半。

我是以廣告文案為主業的日本文字工作者；而上面這些想法，則是我透過自己工作經歷得到的個人感覺。我原本以為這個感覺會因人而異，尤其在其他領域工作的人，更可能會有不一樣的見解。

但這本書告訴我：原來無論業務領域是什麼，「文字」都是順利完成工作的關鍵；而且不僅是業務領域，在不同的國家也是一樣。

如果你已經在社會上工作了一段時間，說不定會發現，本書中講了不少你已經下意識注意過的事情；對於這些，有人會覺得「正合我意」，甚至會有人覺得「理所當然」。

但我要強調的是，這個「理所當然」絕不等於「不在話下」。

如果你對本書的某些說法覺得「理所當然，我早就知道」，不妨明天在工作上實際嘗試一下。我猜不少人會發現「雖然知道，但做起來不太容易」，就像你聽到了喜歡的樂曲、但卻無法立即用樂器把它演奏出來一樣。

但不用擔心，這本書已經把「怎麼演奏」的技巧先告訴你了。我建議你把本書留在手邊，重看你有興趣的地方，然後反覆實踐。本書的建議都不難懂、不複雜，也不需特別條件，所以很容易反覆練習；只要持續實踐，一定會有收穫。

我也想向行銷職場上的新手推薦這本書。或許一開始不會得到太大的啟發，但在未來的工作經驗裡，一定會碰到「好像在這本書裡看過」的情況；到那個時候，你就真正進入了「實踐」的階段。

今後，行銷工作會變得越來越複雜、也越來越多樣化。你現在已經習慣的工作常識和手法，說不定有一天會忽然就過時了。但無論工作形式怎麼改變，有些東西是不會改變的。例如本書強調的「文字溝通」重要性、以及如何將行銷工作做好的思維。

只要有這一本書，你就可以隨時參照、確認、活用這些高價值的知識資源，這對你來說一定是很大的鼓勵。我相信，你只要學好這些東西，以後就能發揮應時代需求的工作風格。

我在網路上認識傅瑞德，幾乎是二十年前的事情了，當時他已經在部落格上發表了很多文章；但那時我只學了幾年中文，連看中學課本都相當費勁，就更不用說關於行銷的深入討論了。如果當時我已經有了足夠的中文能力、而且這本書也已經出版，現在也從事文案工作的我，說不定就可能賺到更多錢……。

且慢，現在看到應該還不算太晚吧？

《自序》

行銷是硬派勇者的旅程

距離我的上一本書出版，已經剛好十年了。在這十年之中，許多事情都有著天翻地覆的改變；網路、科技、以及出版產業的彼此影響，商品線上和線下通路的比例，社群成為最大的「媒體」。最後，牽涉到這些商業模式的行銷策略當然也需要改變。

十年以來，我自己也從數位出版、媒體，以及行銷工作中學到許多東西、親身體驗這些變化；2019年的疫情、2022年底捲起的人工智慧風潮，也帶來許多產業元素未來即將翻轉的預言。也就是說，我們現在正處在一個新舊時代的轉折點上。

對於行銷人來說，這是一個非常刺激的時刻。社會形態在這段時間的改變，帶動了大眾對產業、商品，以及生活方式的想像，而行銷人則是走在每個產業的最前端，為研發單位提供想法和潮流趨勢、為業務單位提供支援、為客服單位減輕負擔，為整個企業的航線提供海圖。

行銷就是「造王」

這就是身為行銷人最有趣的地方：永遠走在最前面，也永遠擋在最前面。如果你走得不夠快，就是拖慢整個企業的動能；但如果走得太快，可能其他人又跟不上、或是迷失方向。

我最喜歡用來形容行銷人的一個詞，叫做「造王者」（Kingmaker）；自己往往只是輔佐、甚至必須站在幕後，但卻是擁立國王的第一功臣。或者用比較通俗的說法，就是漫畫《課長島耕作》中的一句台詞，大致是這麼說的：

「銀座媽媽桑最大的樂趣，就是看著身邊的企業客人一個一個往上爬。」

做個好的行銷人，大概就是這個意思了。你要懂得聆聽、適時提供顧客期待的服務、不斷有新的想法和作法，但仍然必須尋找並堅守自己的原則和特色，才能在充滿同質競爭的環境中生存下來。

不顯赫的經歷

我在1980年代末期開始工作，曾經是程式設計師、電腦繪圖師、雜誌編輯、Apple電腦業務員，透過從事藝術創作、科學研究、產業顧問工作的客戶，吸收了許多雜學；進修畢業之後回到科技業擔任行銷主管，一段時間之後再回到出版業，擔任

《Macworld雜誌》社長、以及同集團七本雜誌的出版總監。

這樣有點複雜又彼此相關，組合起我相當獨特的經歷，讓我日後在從事行銷工作時，得以有一些不同的角度和洞察；而由於早年就大量接觸各種語言的行銷材料，再加上個人的語言學習興趣，也讓我在2005年之後的五年間，得以正式為Apple總部撰寫和翻譯大中華地區的產品文案。

之後我也陸續為VOLVO、Audi、Luxgen、Gogoro等車輛品牌，微軟、合勤科技（Zyxel）、華碩、明碁、鈦坦等科技企業，以及多家廣告公關公司和學術機構合作，為以科技業為主的客戶提供服務。

此外，我也擔任過上市公司的產品經理和行銷主管，以及某電動車系統公司的行銷長。

我的行銷職涯經歷並不算顯赫，但不妨稱之為特別。因為，我跨越了不同的語言和產業領域，但又圍繞著「行銷」、「語言」，以及「以Apple生態系為主的科技業」三個主軸；而且因為在戲台下站得夠久，所以見證過許多歷史事件、以及改變產業的重大轉折點。

而「行銷」、「語言」、「Apple生態系」正是這本書的三個主軸。

本書主軸

■ 行銷人的思維與態度

在本書中，我會先從行銷長的角度，跟你分享「行銷人的思維與態度」這方面的心理建設。這一點非常重要；因為許多人認為，行銷只是為產品或企業擦脂抹粉的工作、或是在社群媒體上貼貼廣告圖文。

或許這些都是工作的一部分，但其實行銷工作的範圍、以及它對企業內外的影響力，可能遠比你想像的更大上許多。因此，我希望有興趣從事行銷工作的朋友，都能對這個工作、對自己的角色、以及對公司和顧客的影響力，能夠有一定的瞭解。

■ 行銷人的文字之道

接下來則是「行銷人的文字之道」。在這裡要先說的是，行銷是領域非常廣泛的行業，很難用一本書寫完，而且溝通的工具非常多，文字只是其中之一；所以，我依照自己的視角和專長，選擇從「文案」這個工具入手，來傳達一些行銷知識和理念。

無論最後展現的是什麼樣的行銷媒介，文字還是建構一切內容的基礎。所以在這一章裡，我會介紹文案的重要性、以及一些基本的文案基礎認知；即使你的專長是拍YouTube影片、錄Podcast，或是廣告設計、辦現場活動，這幾篇文章也可以作為你建構內容的參考。

■ 文案寫作力深入探索

在下一章「文案寫作力深入探索」中，我會介紹我使用多年、實戰證明有用，而且並不複雜的一套文案發想與撰寫架構。無論是企業內容、廣告文案，甚至於日常的思考和寫作，這個架構對你應該都有所幫助。

這套架構是以產品資訊、以及你可能耳熟能詳的SWOT分析開始，在「目的性」和「心理機制」兩個層面的轉化之後，透過FFAB和USP兩層過濾與延伸，最後用我的段落邏輯將產品重點轉換成文案。

這個架構並不是「萬用套版」或是「爆文教學」，你仍然需要和產品經理密切合作，加上分析能力、想像力、對顧客需求的理解，再加上文字能力，才能產生具有說服力的文案；但我只能告訴你，它有用、而且非常好用。

順帶一提：在往後的世界中，也許人工智慧已經可以幫你寫文案，但這個架構仍然會是你檢視和修正作品的實用基準。

■ 練好功了嗎？內容行銷應用篇

如果你已經學會上一章的架構，或者你本身已經是文案高手，這一章會從實用面提供企業文案的另一個應用，也就是「內容行銷」角度的想法。

企業內容和一般文字有些不一樣的地方，除了「目的性」之外，對於形式和脈絡也有比較特殊的要求，所以除了寫作技法之外，對於新聞稿，或是網站內容架構需求也必須瞭解。而在「怎麼寫得好」之外，我們也從「醜產品怎麼辦」之類的特別角度，來看看文案可以如何分析、並且切入重點。

■ 科技內容行銷的標竿：Apple風格

在科技業界，Apple的產品和內容行銷方式一直是為人所津津樂道的標竿，也是許多同業的模仿對象。它的獨特書寫風格、隱藏在其中的慧點、以及對潛在客戶的說服力，已經進化到本身不只是一個行銷工具，更是一項重要的品牌資產。

我在三十年前的業務行銷時代，就開始為Apple行銷撰寫、翻譯、編輯內容，後來的生涯中也前往美國總部，陸續接觸或參與許多新產品的開發專案，所以對於Apple文案的構成和撰寫技巧，有著一定程度的理解。

在這一章中，我以長時間累積的經驗，萃取出11篇系列文章、以及兩篇現況，分析Apple英文文案常用的技巧和發想方式，並輔以和中文版的比較，讓你一窺Apple之所以成為產業標竿的門徑。

歡迎踏上這個旅程

上面這些，就是我的自我介紹、為什麼寫了這本書，以及這本書寫了什麼。本書的內容有取自我的電子報《傅瑞德的硬派行銷塾》的文章、也有全新撰寫的整個章節；而即使是來自電子報的文章，大部分也都經過明顯改寫。

如同電子報名稱中的「硬派」所隱喻的（有嗎？），過去的工作經歷讓我比較聚焦於行銷架構的建立、商品本質的延伸、顧客互動、內容資料庫（我稱之為「企業彈藥庫」）規劃，以及前端文案的寫作。

雖然這些對任何行銷職位都有所幫助，但也必須說，如果你想學的是廣告投放方式、如何拍片、如何分析網站後台數據之類的「技術型」知識，這本書可能不適合你；但如果你有志於行銷職涯、願意接受各種挑戰，希望有朝一日能成為企業行銷長，那這本書或許是你最好的入門工具之一。

最後，歡迎你來到行銷的異世界，成為開拓企業未來的勇者，踏上這段樂趣無比的旅程！

傅瑞德的
硬派行銷塾 目錄

PART2.

行銷人的文字之道

PART3.

文案寫作力的深入探索

PART4.

練好功了嗎？內容行銷應用篇

PART5.

科技內容行銷的標竿：Apple風格

PART6.

AI對於行銷人的影響

前言

「殺雞」還是「牛刀」，由你自己決定

對於行銷人的成長而言，基本的「企業認知」遠比創意或文字技巧重要。我們不只要成為「好的行銷人」，更要成為全方位視角的管理者。

在多年的行銷經驗中，我一直將行銷人養成過程中的「態度」和「技能」分成兩個層次來看待。

諸如廣告投放、SEO（搜尋引擎最佳化）、社群經營之類的技能，是可以透過上課學習獲得的；而且因為日新月異，連高手也可能需要不斷重新學習。但「態度」和「認知」基本上不會有太多改變、最好一開始就學對，所以是更需要先建立的心理基礎。

在行銷實務工作上，我比較常做的面向是：

- 從企業行銷長的角度訓練行銷人員、或是協助即將入行的人如何打好基礎；

- 將自己代換到客戶的行銷長身分中，然後盤點資源、瞭解狀況，並提供策略建議；
- 以全面的角度來觀察市場、分析資訊，以及擬定策略。

至於細分之後的產品定位、品牌建構、內容產生，以及文案撰寫等工作，則會視公司或客戶案件需要，而有不同的處理方式。

但無論如何，在實際投入工作之前，我都會期待培養行銷人必須先熟悉以下的幾個原則：

一、商業邏輯

在開始動手之前，行銷人必須先瞭解自身行業、公司、產品的「商業邏輯」；而商業邏輯又有三個基本層次：

1. 一般企業與員工共同理解並遵循的「江湖規矩」，包括對內的企業倫理，以及對外的商業道德與原則；
2. 相關產業的概況、競爭對手、趨勢以及主流產品類型；
3. 自家公司的精神和核心價值，以及在產業中的地位、狀況與目前的競爭優勢。

最後一點又包括：

- 營利／非營利：這家公司是為誰（股東／管理者／員工……）追求最大利益？

- 企業文化與價值觀：「不為惡」、「不用童工」、「只用綠電」、「零碳排放」、「只用本地食材」等等。
- 決策流程與成本結構：在這家公司的體系中，誰可以決定優惠、折扣或是其他承諾？
- 「技術可行性」與「本益比」：可以提出這樣的行銷方案嗎？公司的技術能力（包括產品與服務）能支援這樣的承諾嗎？產品或行銷活動的設計會不會虧本？
- 部門協調：行銷人員的做法會不會為其他部門（業務、客服等）帶來困擾？
- 產業規範：業界允許「做」的方式，或是業界有默契「不做」的方式等等，而這家公司是否基本上會遵守這些規範？
- 優點和缺點：本公司在企業體質、產品以及過去的成績方面，究竟有哪些優勢和弱勢？該強調哪些、避開哪些事情？

缺乏這些認知或是誤判某些關鍵點的行銷活動，往往會讓公司付出沈重的代價。

二、寫作紀律

不管行銷上的說法怎麼天馬行空、怎麼擦脂抹粉、怎麼隱惡揚善，終究還是必須回歸基本：只寫事實（但是可以有技巧），不過度承諾，而且該生出來的東西就得準時生出來。

關於企業的寫作紀律，在本書收錄的〈「企業寫作紀律」的8個基本條件〉（p.48）一文中，會有比較深入的探討。

三、保護原則

在設計行銷策略、活動以及內容時，必須時時記得這個「保護原則」的順序：

1. 保護消費者；
2. 保護客戶（如果你是為其他公司服務）；
3. 保護任職的公司（如果你是上班族）；
4. 保護身為行銷人的自己。

理論上是這樣。但人性面的順序可能剛好相反：你可能會先保護自己，再保護雇主、客戶以及消費者。

這也無妨，如果這些都能照顧得到，誰先誰後就無所謂了。關於這一點，請參閱本書〈「防禦性寫作」的技巧〉（p.59）一文。

四、資源盤點

如果你擔任的是行銷主管等級的職位，還必須加上「資源盤點」的能力。關於這一點的深入討論，請參閱本書〈行銷人的基本技能：資源盤點〉（p.31）一文。

看到這邊，你是不是覺得有點複雜？做行銷不就是想想文案、做做廣告、辦辦活動、每天發幾則小編文嗎？

確實是。但做這一行，有時候還是得多思考一點。舉個例子來說吧，前陣子有一則新聞的標題是：

要用自動駕駛還要付費升級電腦？車主怒告！特斯拉放棄辯護：承認自己「宣傳不實」理虧

這是一則跟「商業邏輯」、「行銷手法」、「過度承諾」、「危機處理」都有關係的新聞。在比較小、比較地區性、消費者容忍度比較高的地方，或許有些出問題的案子可以改改名稱、乾脆取消就算了；但在跨國性或是容忍度較低的市場上，行銷不慎還可能會導致公司的巨額損失、甚至同時賠上天文數字金錢和商譽的集體訴訟，打亂整個產品策略的布局。

回頭看看前面講的幾個基本認知，再回頭看這個「宣傳不實」或其他你或許看過的類似案例，會不會開始覺得行銷人員在這方面的訓練很重要了？當然，如果行銷人員是跟在大嘴巴老闆的後面收尾，那就真的沒辦法了；因為缺乏這些認知的人，有時候正是大老闆。

也就是說，如果你志在更高層次或是跨國市場的行銷職位，這些原則真的不能一筆帶過。

之後才是一般人認知的「行銷技能」

在理解上述的「商業邏輯」等四個原則之後，然後要面對的才是比較執行面的技能；像是「行銷人必須懂產品」、「參與產品設計」、「如何經營社群」、「如何建構網站」、「如何投放廣告」、「如何撰寫文案」等等。

以我比較常談的文案撰寫而言，一些基本的理解和技能，以及相關的探討文章條列如下：

1. 對產品的理解：包括自家的和競爭對手的產品；（參考閱讀：〈夜深了，父母知道你賣的是什麼嗎？〉（p.78）
2. 好的文字和標點運用能力：基礎中的基礎；（參考閱讀：從USP到說服力：文案建構的終極技巧）（p.154）
3. 瞭解目標消費者：知道他們要什麼，而不是我想推什麼；（參考閱讀：〈「Arrogant」的行銷策略〉）[1]
4. 想像力：把簡單的事情寫得有趣、從別人想不到的角度切入；（參考閱讀：〈談談行銷中的「現實扭曲力場」〉）（p.303）
5. 外文和古文能力：不是絕對必要，但知道得越多，你的寫作材料就越多；材料越多，就越能寫出與眾不同的東西，作品的國際化也越容易；（參考閱讀：〈如何

1 https://hardcopy.cafe/p/150823

寫出「Apple風格」的文案？#5：從大眾文化中尋找靈感〉）（p.241）

6. 圖像化思考：寫作時想像它的影像可以怎麼表現、看到圖像時想出如何用文字精準表達其中的妙處。（參考閱讀：〈如何寫出「Apple風格」的文案？#7：保持玩心〉）（p.257）
7. 其他：文字之外的其他企業生存技能。（參考閱讀：行銷人之道，始於文字之道。知道？）（p.89）

你，就是牛刀

如同前面提到的，對於企業行銷人來說，特別是接觸大規模或跨國案件的時候，前半段的四大原則，又遠比後半段重要。

因為後半段只是技巧，可以透過學習和演練來加強；即使有所失誤，也多半不至於影響全局。如果前半段的根基打好，建構在上面的作品就更容易透過技巧來天馬行空、巧思連連；但如果缺乏這些認知，你的技巧有時就得用在寫道歉聲明和補償方案上了。

可能你會覺得，只是從事行銷工作，這些沈重的前提和認知是「殺雞焉用牛刀」。或許如此。我也知道這一套大家不見得都會埋單，但我希望看到的是……

當別人還在殺雞的時候，你已經是一把鋒利的大牛刀。

PART 1.
行銷人的思維與態度

行銷人的基本技能：資源盤點

在談行銷技巧之前，我想先從管理和實務的角度，再談一下作為行銷人的一些基礎。無論你現在是只負責一小塊業務的新進人員，或是綜觀全局的行銷主管，這對你長遠的職涯優勢都一樣重要。

這裡指的技能，並不是「讀過行銷4P/5P/6P」、「會做SWOT分析」之類；而是「行銷專業人士或行銷主管」與「會做廣告、會投放廣告、會執行案子的行銷專員」之間，非常關鍵的基本能力差異。

做廣告或投放廣告，都是這年頭的重要技能；但不妨思考看看，其實許多行銷主管是沒有能力做這些事的，頂多是看得懂觸及率、轉換率之類的數字，並且能用這些數字做出決策而已。

所以，重點就在於最後的決策，以及在使用廣告等工具之前，對於局勢的瞭解、對相關資產的盤點和轉化能力。這也是我們之所以在〈「殺雞」還是「牛刀」，你可以自己決定〉（p.22）這篇文章中，就已經先討論過「商業邏輯」重要性的道理。

而這些行銷人、特別是行銷主管必須具備的能力之中，首要的就是「盤點行銷資產」。在這一篇中，就讓我們不打高空談視野、談願景，而是來聊聊最務實的「盤點」這件事情。

原本用於庫存管理的「盤點」這個詞，原本的意義是：

> 定期或不定期地對店內的商品進行全部或部分的清點，以確實掌握該期間內的經營業績，並因此加以改善，加強管理。……避免掉囤積太多貨物或缺貨的情況發生，對於計算成本及損失是不可或缺的數據。[2]

盤點的不同角度

假設你是剛到某公司上任的行銷人，除了熟悉公司環境、認識同仁之外，第一件要做的事情應該就是盤點。如果借用會計的觀念，你要看的是：

- **資產**：品牌、故事（公司歷史、獲獎、理念、知名創辦人之類）、進行中的活動與廣告、代言人、合作的廣告公關公司、產品、人力、預算、既有的忠實客群基礎等等；
- **負債**：過去曾經失敗的行銷案或產品、負面事件（消費者控訴、產品召回、社群負評等等）。

2　來源：wiki.mbalib.com

如果借用工廠的觀念，則是：

- **原料**：上述的各種資產；
- **在製品**：腦力激盪中的產品／服務／活動、審核中的廣告公司提案、規劃中的推廣方案、洽談中的代言人、訓練中的專員或實習生等等；
- **成品**：現有的產品線或服務、已經成形的品牌、可用的行銷團隊、各種資源和預算；
- **市場上的產品**：最近正在主推（或是業務部門著力較多）的產品、進行中的行銷活動、正在社群媒體中傳播的標語和文案等等；
- **庫存**：表現平庸但仍需投入資源，等待決定存亡，或乾脆花些成本認賠出清的產品或活動。

如果借用產品研發的觀念，則是：

- **「產品」的描述（profile）**：行銷資產的規格、特性、功能、優勢，以及能對公司和顧客帶來的利益；
- **「產品」的發展計畫（roadmap）**：行銷方面最近要做些什麼事，未來半年、一年、三年打算做些什麼事，未來這幾個階段公司會有什麼產品、行銷方面該如何配合等等。

總之，無論是剛上任、或在職中的行銷主管，都必須時時盤點、時時掌握上述這些資源與狀況，並配合研發和業務部門的進度，來擬定並執行行銷專案。

你現在不妨回頭再看一次前面寫的「盤點」基本定義，應該會開始覺得它有點重要了。

菜鳥與老鳥的不同

其中主要的差別，在於剛上任的主管對這些必定陌生，所以必須在最短的時間之內，透過自己詢問和學習、部屬的報告以及和其他部門溝通，再加上直接約談重點人士（例如公司執行長、其他部門主管、部門內資深同事、主要客戶窗口等等）來進入狀況。

如果是已經上任一段時間的主管，則是要時時透過上述的會計、製造、研發等不同角度，來掌握行銷資產的運用、消耗、補充狀況，以及使用這些資產所產生的績效，並且對負面事件立刻有效回應，變成一種不斷循環的狀態。

同時，也可以同樣利用這些角度，去跟會計、製造、研發、業務等單位溝通，瞭解其他部門的狀態（最基本的方式，就是配合研發部門或產品經理的roadmap）；但在某些行銷主導的公司，也可能是由行銷計畫（包括觀察、創造、滿足市場需求）來推動其他功能部門的運作方向與時程。

盤點之後的矩陣

如果你腦筋轉得夠快，可能已經開始發現，上述的這些分析角度（包括「借用觀念」中的那些點）、與其他部門的關係，再加上時間軸，都可以成為許多不同的矩陣。

而所謂的行銷策略，就包括決定要填滿矩陣中的哪些點、忽略哪些點，或是某些現在的小點必須在一年後擴大；而這些就取決於公司願景、執行長的意志、產品發展方向，以及行銷主管個人的決斷。

同一個矩陣由不同的人來填，就可能有不同的重點和優先順序，這些也就是策略；而策略的好壞，也會關係到資源耗用的多寡、最後執行的成敗。

而這一整段決策過程，就始於一開始時的「盤點」。盤點標的選得精準（例如你並不需要去盤點行銷部有幾支白板筆）、使用的排列組合適當、過程中的管理有效率，就更容易有好的結果。

誰都可以用的技巧

即使你現在還不是主管，而是行銷專員，其實也可以用同樣的技巧來盤點手上的資源、建立自己的矩陣；但重要的是，負責大方向的行銷主管或許可以不懂製作廣告、投放媒體，但不能缺乏這種從小到大綜觀全局、掌握狀況的能力。

當然，同樣的盤點技巧也適用於其他部門主管甚至公司領導者，而這第一步也同樣關係著營運的績效與成敗。

你曾經有系統的盤點過自己和工作上的資源嗎？如果還沒有，不妨現在就開始練習看看。等你有一天爬上行銷主管寶座的時候，一定會用得上。

行銷人的「溫度」與「態度」

行銷人所謂「有溫度」，並不是寫寫「令人暖心」的文案，或是產品看起來有設計感就好，而是懂你的顧客、知道顧客要什麼、買了你的產品之後還要什麼、以及他們為什麼會願意向別人推薦你的產品。

我在某電動車系統公司工作時，跟一位剛來的高階產品主管同事聊了一些業界故事，也聊到先前我對某些市場行銷問題的看法，以及（我認為）可能的原因。

聽完我說的這些，同事說了一句話：「我覺得你是個很有溫度的行銷人。」

聽到這句話的時候，我有點驚訝。因為，「行銷有溫度」不是理所當然的事情嗎？行銷這件事情，再怎麼樣都是始於「人性」，終於「達成公司目標」；如果連「始於人性」（至少是目標顧客的人性）都做不到，那後面就沒什麼好說的了。

「我們」與「你們」

然而有趣的是，在有些人的行銷觀念中，起點並不是「目標顧客的人性」，而是「我們」、「我們的設計」、「我們的產品」，以及「如何把這些觀念賣出去」。

用「我們」這樣的角度並不是絕對不可以，但是：

- 要有功能與體驗極佳的產品作為後盾；如果是消費者產品，「體驗」尤其重要，所以終究還是會回到「人性」上。
- 而「體驗」往往並不僅止於產品設計；從耐用度、維修支援體系、從業人員的態度，以及從各種角度帶給顧客的安心感，都是體驗的一部分。
- 對主要使用者族群背景、用途、經濟狀況（例如他們會花多久的收入來買你的產品、又得花每個月收入的多少比例來持續使用你的產品）都必須有所理解，以便設計出他們願意負擔、而且「養得起」你產品的價格。

如果欠缺上面這些思考，只是從自己的產品出發，就很容易落入叫好不叫座，或是目標顧客「後悔買了你產品」的結果。

錯誤的市場態度，或許不會影響初期的銷售（因為市場對你的產品有期待和鼓勵），但最後承受錯誤結果的，卻可能是下游產業鏈和顧客；也就是常聽到的「錢都你們在賺、問題都我們在扛」之類說法。

舉個例子：有些群眾募資產品以高超的話術、精美的影片，再加上產品本身誘人的承諾，帶動了贊助的熱潮，但最後因為錯誤的態度和處理手法，使得整個行銷努力功虧一簣。

人性就是溫度

所以，無論產品設計、行銷策略或是價格方案的訂定，無論是B2B或B2C產品或服務，最後還是會到達C端手上；所以無論對B端或C端客戶，「顧客的人性」都是一切的出發點。

這樣的想法或許不是100%正確，但或許就是這位同事所說的「溫度」吧！

也許有人走其他的路也會成功，但我希望自己一直都是個「有溫度的行銷人」，也協助企業成為一家「有溫度（而且有態度）的公司」。

所謂「有溫度」，並不是寫寫「令人暖心」的文案，或是產品看起來有設計感就好，而是懂你的顧客、知道顧客要什麼、買了你的產品之後還要什麼，以及他們為什麼會願意向別人推薦你的產品。

讓你的公司也有溫度

對於「怎樣的公司才有溫度」，我沒有標準答案；但你可以把上述這些想法，套進任何一家你認為在這方面很成功的公司，看看他們的產品設計、行銷策略，以及（至少是外在的）企業文化，是不是都做到了這些。

當然，在真實世界之中，大多數公司相信不是光靠產品設計或行銷就成功的；市場上的需求改變（例如塑膠製品取代天然材料）、資源與產業發展的交叉（例如石油工業的崛起），或是機緣與所謂的典範轉移（例如電動車崛起對汽車、能源、物聯網、人工智慧產業思維的影響），都可能是主要的因素。

只是這些產業到最後，都還是離不開對行銷策略和手法的需求。不管如何發跡，都還是得好好講自己的故事；不管第一層顧客是誰，最後使用產品的都是普通人。如果你用賣給富豪石油商的態度，去賣東西給普通人，那就難怪「錢都你在賺」了。

傳遞溫度的對象

所以，行銷人要有溫度、公司也要有溫度、產品和體驗也都要有溫度。或許有人會問，那如果是「企業對企業」（B2B）的業務呢？也要有溫度嗎？

簡單的答案是，如果是不需要做行銷、靠穩定、信譽，以及來源優勢就能成立的生意（例如企業之間的原物料交易），或許不那麼需要；但在這個層次上，行銷並不是做給客戶看的，而是對一般大眾，或是對政府做的形象和社會責任溝通，再間接以提升的形象和認同獲取商業成功。

舉個例子來說，做處理器的Intel、做晶片製造設備的ASML，產品早就有穩定的市場，但面對競爭和市場局勢的變化，行銷活動還是得做；但Intel的廣告不是做給代理商看的、ASML的廣告也不是做給台積電看的，而是給不會跟他們做B2B生意的一般大眾看的。

所以，你覺得他們行銷人的訴求對象是誰？需要「有溫度」嗎？

「2B」與「2C」行銷的模糊分界

最近跟一些客戶有關於「2B」和「2C」行銷方面的討論。常聽到的說法是「因為我們是2B生意，所以……（不必用近似2C的方式行銷）」。這話對，也不對。因為無論是2B或2C，都可以切成更精細的角度來看，不能一概而論。

在〈行銷人的「溫度」與「態度」〉（p.37）這篇文章的最後，我們談到了「B2B」（企業對企業，簡稱「2B」）和「B2C」（企業對消費者，簡稱「2C」）在行銷思維上的差異；在這一篇中，我們就進一步來討論這個題目。

在我的觀念中，除非「產品絕對到不了消費者手上」，否則都不是絕對的2B生意。

2B與2C的界線模糊

之所以說模糊，有幾個原因：

1. **產品性質的模糊化**：由於產業環境的發展和消費能力的

改變，一些傳統上算是2B的產品，現在也已經至少部分落入2C的範疇，例如皮卡貨車（Pick-up Truck）、或是過去所謂的「工作站級電腦（Workstation）」，現在幾乎都已經是消費性產品。

2. **資訊的高度流通**：從前消費者可能不在意、也不會知道自己的車子上用的是哪一家的避震器或煞車系統；但在資訊環境的高度流通、部分廠商「2B轉2C」意識的抬頭之後，有興趣的人會透過網路深入瞭解自己用的產品，也會開始看到「選Koni避震器，不用選車子」的廣告詞，或是被植入「配Brembo煞車才專業」的觀念。

3. **專業媒體環境的改變**：過去創立與經營媒體難度大、成本高，專業分眾媒體很容易生存；大家或許還可以回想到汽車雜誌、機車雜誌、電腦雜誌、無線電雜誌等專業媒體百花齊放，甚至還可以再進一步細分目標讀者族群，而且每一家都賺得到錢的美好時代。

在媒體解禁、網路技術興起、大家閱讀習慣改變的時代，會寫的人自己就有媒體、一支手機也可以是媒體；以內容專業、讀者目標精準會號召的媒體除非歷史悠久、口碑優良，而且講的東西「到不了終端用戶手上」，否則越來越難生存。

而因為媒體（或者說資訊傳播管道）的改變，從另外一個方向來看，也改變了行銷上所謂2B或2C的定義。

策略面仍有差異

不過，2B或2C行銷還是有「策略面」上的差異，操作方法也並不是完全一樣的。

舉個簡單的例子來說，同一輛皮卡貨車，對於2B商業用戶的訴求可能是「載貨好用又省錢」，但對2C一般用戶的訴求可能是「展現你的粗獷魅力」；這兩點最好定義清楚，弄錯了可能會搞砸產品。

但這兩個訴求可以用「這輛車能改變你的人生」作為共同主題，2B的廣告也不一定只會出現在商業雜誌上；只要你符合「25~50歲男性、中產階級、從事工商服務業、住在郊區」之類的典型顧客族群條件，或許在大眾新聞網站上也會看到它的廣告。

更何況，即使你是符合這個條件的族群、買車是用來做生意，最終買這款車（而非競爭產品）的決定因素，實際上可能還是「展現你的粗獷魅力」。

總而言之，2B和2C的行銷之間確實有本質內涵和策略定義上的差異，但在手法上2B行銷已經沒有「專業訴求、專業媒體、專業語言」的絕對限制；而是最好能夠明瞭「客戶」（買2B產品的廠商）和「用戶」（終端產品的2C用戶）的差異和需要，以及理性和感性訴求之間的結合。

重點是，無論2B或2C，「用戶」與「客戶」的定義以及攻勢方向的決定，是最重要的因素，而不是「2B產品只能用2B的方法來操作」。

所謂「B2B2C」

你或許聽過「B2B2C」這樣的模式，簡言之，就是甲廠商透過乙企業平台，把產品賣給丙消費者；前面提到的這種行銷方式，或許也可以用B2B2C來概括，但仍然還是有些本質上的不同。

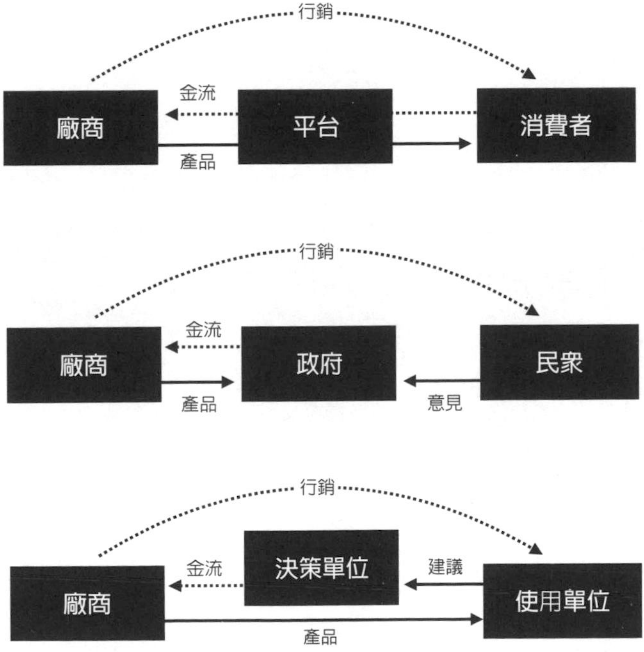

這裡說的「本質不同」，在於除了前面說的銷售方式之外，還包括一些不同的變形；例如上圖中的「廠商說服民眾，建議政府採用某產品」（例如軍備），或是「使用單位（例如老師）建議決策單位（例如學校）採購某產品來使用」等等。

前面提到的「產品絕對到不了消費者手上」（例如軍備）的定義，其實還是很嚴格的說法。難道這些產品就不做2C行銷嗎？當然還是會做，只是這樣做更迂迴、需要更多的時間和資源，不是可以立竿見影（但仍然有其邏輯脈絡）的作法。

差異只在你心中啊～施主

你可能一輩子不會買一台KUKA工業機器人放在家裡，但你仍然會在YouTube上看它跟人打乒乓球看得津津有味。[3]

我們有生之年不見得有機會騎Boston Dynamics的機器狗上班，但我還是很想買他們家的股票[4]。

看完這篇文章之後，你大概就知道這些公關影片或廣告是怎麼回事了，不就是做形象嗎？沒錯；現在要你買這些回家？不太可能。

但幾年之後，說不定你家就會有KUKA機器手臂幫忙煮飯、Boston Dynamics的機器狗幫你遛狗了。

3 影片網址：https://youtu.be/tIIJME8-au8
4 影片網址：https://youtu.be/bmNaLtC6vkU

總之，如果你的老闆還在告訴你「2B不必做行銷」、「B2B2C行銷沒有意義」，那麼你已經看得比他長遠了。

「企業寫作紀律」的 8個基本條件

在某些行業之中，寫作也是工作的一部分；而企業寫作跟個人業餘寫作不同的地方，在於寫的內容必定有優先順序和目的，並且追求某些效益，所以必須遵守某些基本規範。

在談完從事行銷工作的基本態度和認識之後，我們就要慢慢進入內容寫作的領域了。不過在談寫作技巧之前，還是讓我們先來聊一下「企業寫作」，也就是為了企業行銷與其他溝通目的，而進行的文字產出。

我在一家知名法律事務所擔任顧問工作，主要的任務有兩個：

1. 在內部導入深化的行銷觀念；雖然不像某些行業「人人都可以是業務員」，但法律事務所（以及其他型態類似的行業），如果人人都有基礎的行銷觀念、並且可以應用在自己的工作上，對於整體的形象和作戰能力、對外的溝通，以及對客戶的服務品質都會有所幫助。
2. 提升律師之外人員（如工程師）的文字寫作品質，及

「法普」（法律知識普及）相關的內容轉換流程。這當然不包括已經有固定格式和用語的法律專業文件、合約等等，因為這些本來就是律師的專業領域。

我協助的整體工作內容，大致可以用這張圖來說明。注意到了嗎？即使是法律事務所，也有2B、2C、甚至B2B2C的行銷要做。

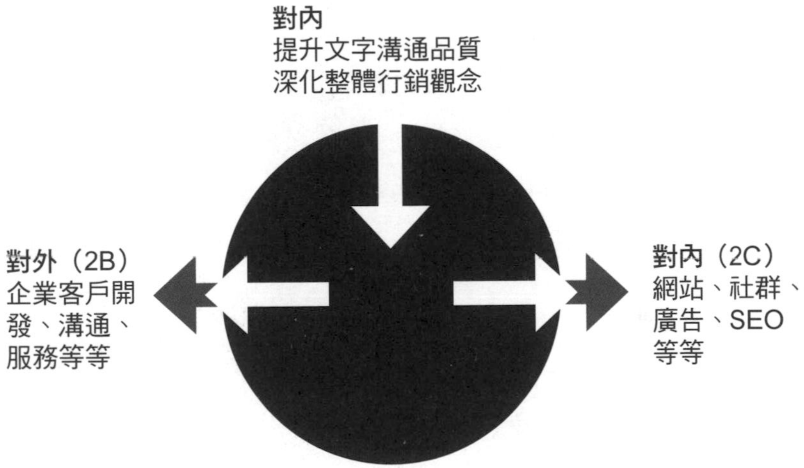

什麼是企業的「寫作紀律」？

這邊所謂的「紀律」，跟一般作家或文字工作者「每天規定自己要寫多少字」，或是「在什麼時段安靜寫作」等等無關，甚至跟寫作技巧和品質也還沒有關係。

這裡說的紀律，指的是在一個「多數人都需要產出文字」的行業中，因為你的上班時間就是公司的資源，而你的產出又攸關公司的成長和營收，所以必須遵守一些原則，才不會產出一大堆「老闆付出了成本，但寫出來不知道給誰看、有什麼效益」的文字。

反過來說，或許作為一般文字工作者不需要受到這些規範，但如果將這個規範當作參考，或許也可以在效率上有所提升（畢竟不是每個文字工作者都是為了興趣寫作吧？）。

以下就是我所提出的「（企業）寫作紀律」的一些基本原則。

最高目的是「有效溝通」

任何的企業文字，都在於傳達某些訊息、完成溝通目的，進而促成商業目的的順利完成。如果可以達到這些目的，就是有效溝通，反之就是時間成本的浪費。

而且不理想的文字除了本身效率低落之外，老闆甚至還得付出「你把寫廢話的時間拿去做別的事，或許還更有產能」的機會成本。

寫作紀律的基本條件

如果你有這方面的工作經驗，也知道「好的溝通文字」和「不好的」在結果上有什麼樣的影響，應該可以很快的就抓到我的意思。

這些條件是有思考順序的。當你在為公司的營運目的（包括行銷、客戶溝通、文案、報告等等）撰寫內容時，可以依序往下檢視自己的寫作目的和成品：

1. 優先順序（priority）：

我寫這篇文章（或是報告、信件、企業部落格等等，以下就統稱為「文章」）的優先順序是什麼？是給老闆看的，還是給客戶看的？是為了打老闆個人的名氣、公司的名氣，還是自己的名氣？

2. 目的（purpose）：

知道了優先順序之後，再來就是這篇文章想要達成的目的。讓老闆知道狀況、說服客戶下單、跟上司或部屬溝通，還是對消費者做危機處理？我這樣寫能達成「溝通」或「完成商業目標」

的目的嗎？怎麼樣寫最好？

3. 目標讀者與刊登媒介（audience/media）：

這篇文章是給誰看的？給一般大眾看、給客戶看、給老闆看、給內部同仁看、給同業看，在語氣、專業用詞，以及說明的詳細度上都有不同的考量。

在不同的媒介上，如內部通訊、網站、電子報、專業刊物、大眾刊物（只要是不在你自己業內的人都算大眾）上，文字也都有不同的寫法，甚至不同的下標、行文、以及編排方式。

4. 觀點（viewpoint）：

並不是所有的文章都需要觀點，但如果該有的沒有，就很難變成好文章，反之亦然。舉例來說，你寫了一篇產業分析的文章，資料收集得非常完整、分析也做得很仔細；那麼，這樣的文章需不需要有你的觀點？

或許可以沒有，你只是把資訊整理出來，作為老闆或客戶的決策參考，所以你認為不需要有觀點；但或許你也可以看情況（例如文章是對外發行的、老闆也沒有說不可以）加上自己的觀點和判斷。

這件事考驗的是你的分析能力、也考驗了你的膽量；因為你也可能因為判斷錯誤挨罵，甚至導致更嚴重的結果。

但在情況允許的前提下，我會建議作者用自己的觀點來貫穿文章，因為：

- 這會讓你的分析和結論更有可信度；
- 如果你的觀點一直都很準確，這會讓你更容易獲得老闆和客戶的賞識；
- 就算你錯了、也因此挨罵了，這還會變成你進步的動力；如果你因為一直沒有觀點而沒有挨罵，就可能一直只是個「會分析資料的人」。

當然，「你的觀點」必須是在專業知識、經驗，以及判斷力的基礎之上，做出來的「有所本的判斷」（educated judgment），而不是為了有而有或是用來附和老闆的結論，否則就沒有意義了。

一開始時之所以說「不是所有的文章都需要觀點……」，在於「觀點」經常在不同類型的文章中被濫用或是誤用。例如我們常可以看到所謂「產業評論」的文章沒有觀點，或是新聞報導中充滿了記者自己的觀點，這些都是誤用的結果。

5. 結論（conclusion）：

接續前面「觀點」的概念，文章的結尾可以分成三類：

- 沒有結論：把資料或事實陳述完就結束了；
- 沒有觀點的結論：例如「從資料中我們可以得知，今年車用晶片確實缺貨」；
- 有觀點的結論：例如「以目前車用晶片缺貨的幅度、以及廠商產能的限制來看，缺貨很可能會持續到明年三月」。

視文章應用方式的不同，文章不一定要有結論；但也跟「觀點」一樣，該有而沒有的時候，就可能達不到原本的效果。但以某些文章來說，讀者很可能只看結論，而結論品質的好壞與份量，往往也就決定了這篇文章的價值。

6.〔選配項目〕建議（suggestion）

如果你有觀點、也有了好的結論，接下來要考慮的就是要不要有「建議」。

這一點跟「觀點」一樣，可能是你表現的空間、也可能是最後臨門一腳才出現的敗筆。但如果你是專業人士，應該不用太擔心出錯；要考慮的只是「給誰建議」；如果是公司內部的報告、老闆也是開明的人，就儘管建議上去，大不了被罵一句「異想天開」而已。

但如果你的份量不夠，或是發表的媒介發行不廣，某些建議（例如「筆者建議政府……」）可能不會有任何效果，只能祈禱剛好被賞識你的大老看到。

所以雖然我會認為你大膽發表建議無妨，但這一點就看看風向、看看場合、看看狀況，然後先經過思考再出手。

7.〔選配項目〕解決方案（solution）

這一點可以說是「建議」的再進階版。因為要能提供實務上可行的解決方案，你不只必須是業內專家，而且是至少在同儕平均水準以上的高手（所以外行人評論中給的「解決方案」看看就好）。

而且一旦丟出解決方案，相較於不痛不癢的「建議」，你的程度高低、經驗多寡、料多料少就會完全曝光，也可能影響你自己、老闆或是公司對外的信譽，所以必須特別謹慎。

8. 效益（benefits）

無論在開始寫作前、寫作的整個過程中，都要持續思考「我這樣寫、寫這樣的東西，最終對於我自己／老闆／公司／品牌／形象有什麼樣的效益？」。

如果結論是「看不出有什麼效益」或是例如「對我自己有，但對公司沒有」，那就不要寫（如果你有很棒、但是沒效益的題目，可以下班後帶回家寫自己的部落格）；這個決定會回到最前面的「1. 優先順序」和「2. 目的」，因為它們和「效益」就是讓你決定「要不要寫」、「怎麼寫」的因素。

如果你不重視目的和優先順序（「雖然沒效益，我就是想在上班時寫」），就等於沒有遵守「企業寫作紀律」。

以上這幾個項目，就是企業寫作紀律的基本原則。我的意思並不是說，一定要完全具備這幾項才能寫、才能發表，而是把這些項目依照順序當成提醒自己的對照表，時時檢視自己的工作過程和結果。

當你在工作上撰寫的內容符合越多這些原則，帶給公司的效益就可能越高；而且我們甚至還沒有提到文字品質、邏輯清晰、段落適中、編排順眼這些基本的加分項目。

但這並不代表缺了3~7這幾項，文章就一定不好（抱歉，其他項目是必要的）。寫作紀律就像很多生活中的紀律一樣，雖然是一種規範，但並不表示沒有遵守其中幾條就是壞人，只是被車擦撞、或是掉進水溝的機率比較高而已。

甚至有些完全不理會世俗規矩的人，反而會成為英雄人物；不過如果你是像這樣不愛被綁、又能寫出好文章的人，或許企業工作並不適合你，應該自己出來當作家才是（真心認為如此，沒有挖苦的意思）。

只是情境不同

對於在企業中需要寫文章的人而言，寫作紀律或許還不能幫你寫得更出色，但可以確保你言之有物；而且作品對你的工作或公司整體而言，都有一定程度的效益。

而如果企業中每個工作上相關的人都能達到這個程度，那麼產出內容的整體效益、對外溝通的風格以及行銷語言的精鍊程度，都會有所提升。

其實，優秀的寫作和溝通能力，對於任何行業、任何職位的人都是有幫助的；只是在不同的目的和情境之下，所重視的要點、表現方式，以及自由度都有所差異。

像是「企業寫作紀律」這種事情，在不同的情境下或許會被文字工作者們嗤之以鼻，但在企業環境下（記得嗎？這是老闆買下來的時間）下，「目的」和「效益」才是追求的目標。

結語

對於積極想在職場上求發展的人，我都會建議他們去接受至少基本程度的表達和寫作訓練；如果對寫作本身也有興趣，那就可以上更多課，或是透過大量的閱讀和書寫來增進自己的經驗和底蘊。

如果是對於特殊領域（例如行銷文案）的文字撰寫有興趣，也可以進一步尋找其他資源（例如訂閱本站）來進修、透過接案來磨練。

我自己有幸當過自由作家，也長年在散文、技術寫作、行銷文案、翻譯、產業評論之間遊走，同時也曾經擔任過企業主管，或許稍微剛好有點資格在「企業寫作紀律」這件事情上提供一些經驗。

只要有心，人人都可以寫作，只是要先找到最適合自己的舞台。如果你的舞台是在企業中，希望這篇文章對你能有些啟發和幫助。

順帶一提，「企業寫作紀律」這個名詞很可能是我發明的。

過去看過其他關於「寫作紀律」的文章，多半是專業作家一早要先跑步，或開始寫之前要點根煙之類的「儀式」；但這些作家可能多半沒有企業文字經驗，所以沒辦法告訴你上面這些、我個人也沒看過其他人討論這個角度。

當然，如果你在動手寫之前想先喝杯奶茶、吃個蛋餅，我也不會反對就是了。

「防禦性寫作」的技巧

對於做行銷和文字工作者而言，「防禦性寫作」是不可或缺的技巧，但這種技巧往往只能從實作和錯誤中學習。所以我在這裡要先幫你補習一下如何「安全第一」。

在〈「殺雞」還是「牛刀」，你可以自己決定〉這篇文章中，我們提到了在從事行銷工作時的幾個保護原則：保護消費者、客戶、公司、自己。

就像開車有所謂「防禦性駕駛」的技術一樣，在撰寫文章時也有一些「防禦性寫作」的原則，可以在不減損效果的前提下，達到保護各方免受爭議、保護客服免受轟炸，甚至公司免受訴訟之類的困擾。

當然，這年頭、特別在網路上，會有一些以誇張不實訊息挑動衝突，以達到提高流量或討論度的手法；那是另外一門學問，就不在我們正規企業行銷討論的範圍之內了。如果一定要做的話，就依本文反其道而行就是。

什麼是防禦性寫作？

所謂防禦性寫作，簡單說就是在文字中牽涉「程度」、「立場」、「比較」的地方，盡量不使用非必要的量化或定義、或是容易引發誤解的字詞，以避免：

- 讓自己（或商業案件的業主）負擔不必要的責任，尤其是法律方面；
- 在非必要時明顯揭露自己、公司、客戶在特定議題上的立場；
- 在商業上，避免導致業主對顧客過度承諾，造成日後的麻煩、或是客服的負擔；
- 或者簡單點說：不要無意中得罪顧客、支持者、或是其他利害關係人。

換言之，就是把該說的話都精確的表達出來，但同時讓想找漏洞的挑剔人士沒有地方下手。

防禦性寫作的基本原則

要做到上面這幾點，最基本的寫作原則是：

- 除非必要，評論「事」的時候避免指名道姓。
- 盡量避免用全稱代名詞，例如「台北人都……」、「男人都……」，特別是沒有證據支持的時候。

- 可能引發爭議的名詞要特別小心，如「XX人」（指特定族群）；如果一定要用的話，盡可能加上「XX人士」、「XX族裔」之類具有軟化性質的語尾。
- 避免使用自己無法證實的量化資料、或是浮誇但無意義的數字形容詞，例如「13億人都……」、「大多數台北人都……」。
- 對競爭對手的批評即使尖銳，態度仍然必須友善。
- 用精準的方式來表達主觀態度，盡量把判斷歸因給自己，並且避免無意中貶低別人的價值觀；與其說「我覺得牛肉麵都很難吃」、「喜歡吃牛肉麵的人都很奇怪」，不如說「我個人對於牛肉麵比較沒有愛」。

我自己無論在工作或個人寫作時，對這些原則都會特別小心；出自我手的評論或商業文案也會盡量避免這類狀況。

在做行銷案件時，雖然有時候確實可能被業主要求要「誇飾一下」，但我都會盡量說服客戶節制，或是用點技巧轉換一下說法（例如把價格特別高昂的產品寫成「適合頂尖人士」），總之仍然不損及自己的原則就是。

舉證責任

舉個簡單的例子：現在的化妝品在廣告中展示效果時，除了基本的避免涉及療效之外，在「比較」時就會特別小心。過去，

A牌可能會在廣告中信口開河表示「效果比B牌好2倍」，但現在就沒那麼容易了。

如果要用這樣的比較方式，必須先：

1. 定義「效果」指的是什麼（例如「美白」）；
2. 舉證這個「效果」是可以量化、並且用數字來比較的；
3. 舉證對手B牌在同樣條件下量化出來的效果數值；
4. 舉證A牌自己的數值是B牌的2倍。

所以當這些條件開始被嚴格規定之後（例如政府主管機關要求），這類廣告中的數字比較就變成了「當社比」（從日本開始的說法，也就是「只跟本公司過去的產品比較」）。

「當社比」的妙處，首先在於完全不需要科學舉證，你說了算，也不必擔心挨告或被戳破（誰會自己告自己？）；其次，還可以告訴顧客「新的產品比舊的好2倍，本公司一直在進步，很棒」。

總之，最好是可以科學量化舉證，讓對手啞口無言，這是更高的境界；要不然就是用「自己跟自己比」或「個人主觀差異」之類的說詞來規避舉證責任。至於是不是能讓觀眾埋單，就看你的證據夠不夠硬、文字技巧好不好了。

一線之隔

然而，「防禦」和「不負責任」往往只是一線之隔。防禦的基本原則，是在「說實話」的前提之下保護自己的安全，而「不負責任」則是避開各種舉證責任之外，運用防禦效果來保障自己在說假話，或是在根本懶得舉證時不會出現漏洞。

這類說法之中，最容易辨認的是在廣告詞中採用「主觀感覺」的形容詞；例如「保證最驚喜」或「你一定滿意」之類的用語。

如果用前面化妝品例子中的4條標準來檢視，就會發現這種主觀形容講了等於沒講；而且對於有疑問的消費者來說，調查和舉證的責任在你自己身上，而通常沒人會有這個閒功夫去找資料來戳破。

不過換個角度來說，這種寫法倒也可以視為一種「誠實」的表現。例如某家廠商原本想說的是「我們價格最便宜」；但只要用了「最」字，就是一種固定的狀態，只要有人能舉證別家比你便宜一塊錢，你就是騙人。

而不管是什麼商品或服務，市場上的價格永遠都在波動，很難有人可以一直最便宜；所以為了反映這個狀態，所以只好用「保證最驚喜」之類模稜兩可的說法。

然而，「保證」和「一定」也都代表著一種「最」的狀態（除非你也覺得「保證」兩個字這年頭已經完全沒有意義），也已經是一種承諾，所以我（廠商）給你的是一種固定的狀態；至於驚喜與否、滿意與否，不是我的責任，你今天心情不好、要求太高，或是口袋裡錢不夠，可能都有關係。

也就是說，這時候你如果沒有很驚喜或很滿意，很抱歉，不是我廠商的責任。

這種「保證」（廠商承諾）最「驚喜」（顧客主觀）的二段式變招攻擊，是一種軟中帶硬的進階防禦寫作法，確實有點功力；但以我寫了多年文案的角度來說，這種玩弄顧客的高級技巧其實已經有點不太道德，再不濟也是廢話一則，騙自己還多過騙顧客。

雖然我說「不太道德」，不過這是指相對於我個人的職業道德而言，讀者不用看得太重；只是以後如果看到這類廣告，先三思一下就是，但也不妨拿來當作練習拆解的教材。

舉個例子，日系百貨商店「唐吉訶德」所標榜、甚至成為商標之一的「情熱價格」訴求，就是這種技巧的應用。

從「不負責任的防禦」中學習

如果理解了上面的這些解析，相信下次你在看到、聽到這類廣告詞的時候，大概就可以知道其中玩的是什麼把戲了；特別是一些煞有介事的媒體評論文章、房地產廣告，或是電視名嘴的發言之中看到。

我也會用這些招式來寫文案，但多半也僅止於「適合頂尖人士」這種程度而已；而且因為善用「防禦性寫作」技巧，所以到目前為止都還把自己保護得很好。（笑）

雖然說是「防禦性」技巧，但其實它也是一把兩面刃：它可以保護你和客戶，但也會成為不負責任廠商的護身符。但我自己（希望你也是）會時時記得：我們希望自己成為走正規路線、作品可以拿得上國際市場，而且進可攻、退可守的行銷人和管理者。

至於該怎麼用這個工具，相信聰明的你一定能舉一反三；不僅自己在寫作時使用這些技巧，更可以像開鎖一樣，透過拆解其他人的用法來增進保護自己的功力。

做行銷也要「有品」

當你面對的是未知的、跨國的、或是需要長遠經營的市場時，「有品行銷」的原則或許不能讓你的產品爆紅，但可以提高長期的成功機率，也可以避免失敗發生在意想不到的地方。

在談過〈防禦性寫作〉之後，讓我們把視角再拉高一點點，討論一下行銷和產品設計概念的心理原則。

無論是一般人的生活舉止、任何專業工作者的工作、甚至廠商的產品設計，最好都可以將「有品」（decent/decency）當作心理上的一條底線。

「沒品」不見得犯法、也不一定會立即有不好的結果出現（所以我們才會在市場上看到那麼多沒品的行銷手法和產品），但基於幾個原因，我會建議只要你的公司不是詐騙集團，還是要守好這條底線：

- **短線問題**：或許短期看不到損害，但對於長期的品牌和顧客關係經營必然不利。
- **做不了跨國生意**：因為各國的民情、產品需求、客服需求、法規和社會環境不同，所以在A國沒問題的手法，到了B國可能後果嚴重，例如因為產品瑕疵或廣告不實而提起、要求巨額賠償的集體訴訟，在亞洲幾乎沒有案例，但在西方國家就很常見。

- **內部單位互踢**：行銷單位洋洋灑灑的發揮創意，可能導致客服單位接不完、業務單位被客戶罵翻天，或是讓公司在社群媒體中被圍毆。

舉例來說，我們可以在一站式購物、或群眾募資網站看到很多講得天花亂墜，但無法出貨、產品品質不佳、或與宣傳內容不符的產品；這樣的品牌，就很少有第二次機會、或是長期經營顧客的可能。

當然，如果你只打算做削一筆就打帶跑的生意、用免洗品牌多洗幾輪顧客、A地洗完洗B地，而且全公司的共識就是做短線、客服頂多已讀不回，那這些原則就不適用於你了。

所謂的「有品行銷」，歸納起來其實也不複雜，想得到的就是以下這些：

不要虛假

這一點當然是最高原則，應該不需要多作解釋了吧？這方面的最低原則是「可以不講、可以換個說法講、但是不能騙顧客」。

避免過度承諾

如果虛假是無中生有，過度承諾就是「把10分說成15分」；如果一定要變成15分，不要直接告訴顧客15分，而是要讓他們「自己腦補成15分」。

不要以侵害消費者權益作為前提或手法

所謂權益，不一定跟產品本身的主要功能有關。例如中國電器品牌「小米」曾經在2021年推出一款門上有個螢幕的冰箱，使用起來或許有些方便，但螢幕會在不使用時強制推播廣告。

或許不敏感的顧客會覺得沒什麼，但除了竊用顧客網路頻寬和電力之外，這個設計也侵害了顧客「不想這樣看廣告」的權利，以及透過連網被讀取使用資訊、並藉以推播廣告的隱私。

同樣的，有許多「免費讓你用」的商品、或是網路心理測驗小遊戲之類，都有這類問題；簡單的說，就是把自己賣掉還幫人做廣告。

這些商品雖然往往是經過顧客「同意」使用，但卻可能來自商品說明的誤導、或是使用者自己有意無意的忽略；而利用這些忽略來獲取利益，就不是「有品」的產品設計了。

避免犧牲老顧客來討好新顧客

「討好新顧客」這一點常見於服務銷售，例如「辦手機新門號送xx優惠」（但老用戶卻沒有）。這一點很難避免，因為「新客戶獲取成本」經常是當作行銷費用來看，而「舊客戶留存成本」又是另外一回事，而且優先順序也往往比較低。

其實，花點資源來留住舊客戶，成本比獲取新客戶低；但以前面手機門號的例子，一來舊客戶比較容易無感（例如「新舊用戶每月都減100元」）、二來對舊客戶優惠難以立竿見影（新客戶是「馬上辦新門號或轉移過來」，舊客戶要到約滿才知道會留下）。

所以行銷活動上優惠新顧客是常態，舊客戶也習以為常，反正各家的服務內容和覆蓋率也差不多，約滿再跳到另外一家當新客戶就好。所以我們經常看到使用者在各家之間跳來跳去、也很難看到系統商在「經營老顧客」。

但「犧牲老顧客」又是另外一回事了。再同樣以手機系統商為例，在服務能量相同的情況下，有可能為了提供「無限頻寬、不降速吃到飽」給新顧客，而讓舊用戶「每月超過流量限額之後降速到128k」；雖然同樣號稱吃到飽，但實際使用上卻有很大的差異。

也就是說，雖然門號服務商都知道獲得新客戶的成本高，但仍然樂此不疲；這背後有一些緣由，就暫時不多討論。但如果你屬於其他產業，或許可以思考一下，如何以較低的成本，提高老顧客的忠實度、黏著度、以及貢獻度：為什麼老客戶會想要「換換口味」（甚至是花更多的錢），而不考慮繼續用你的產品？

拓展更大的市場、追求新的顧客是人之常情，必須要做，但底線是不要犧牲老顧客的權益，因為他們或許才是成功的最大助力。

不要扯其他部門的後腿

這一點我提過很多次，行銷部門應該是其他單位的助力：讓研發單位做出來的產品更符合市場需求、讓業務單位更輕鬆的賣產品、讓老闆享受「名利雙收」的樂趣。

但如果行銷單位自己玩得太開心、搞不清楚產品細節、信口開河過度承諾（這一點前面也提到了），就有可能變成是在扯所有其他部門的後腿。

而且講得誇張一點，對於其他部門而言，行銷往往是「只會花錢、不會賺錢（像業務）、不事生產（像研發）」的單位；能幫上大家的忙就還好，如果扯了後腿就罪加一等。

即使產品很簡單、或是因為種種原因難以瞭解產品，能做的至少應該是謹慎使用「最大」、「最好」、「保證」、「第一」之類的用語，同時先確定自己知道市場訂價、保固條件等等；不要把「一年保固」講成「三年保固」、或是隨便承諾「無條件更換」，造成人力和成本的損失。

不要害客戶

這邊所謂的客戶，是指在B2B（企業對企業）行銷時，如果你的客戶會直接面對消費者（或是再往下一層的企業），那麼你這邊提供出來的訴求、承諾、功能白皮書、使用手冊之類的內容，務必不要越過客戶：

- 講出客戶因故不想強調的點；
- 公布的價格或條件比客戶更優惠；
- 直接接觸客戶的目標客群；
- 提供客戶不打算提供的功能；
- 提供錯誤或不一致的訊息給客層……等等。

這樣做不僅會造成客戶流失、甚至可能給他們帶來麻煩。

結語

在現今無論產品、通路、媒體都百花齊放、非常多元的狀況下，這些「有品」的原則或許會顯得有點老派、保守，或是畫地自限；我也知道有許多新世代的行銷人，喜歡以「游擊隊」的手法來挑戰、甚至打破這些原則，而且還賺到了錢。

但如同前面提到的：當你面對的是未知的、跨國的、或是需要長遠經營的市場時，這些原則或許不能讓你的產品爆紅，但可以提高長期的成功機率，也可以保護你的公司、你的客戶，還有你自己。

沒品的行銷就像沒品的人一樣：不一定會失敗，但你應該不會把他們當一回事。

當一個無法被取代的全能行銷人

為什麼有些文字能力不錯（例如能寫小說）的人，在從事企業文案方面的工作時，還是會碰到一些談案子、處理案子、維持客戶困難之類的問題？

就寫作方面來說，有些寫企業文案技巧跟寫文學作品是不太一樣的；不過如果文字基礎好，當然比較佔便宜。

除了文字能力、以及寫企業案件的一些眉角之外，想比較長期接這方面工作，還需要幾個條件：

工作品質

除了把內容做好之外，完成速度、容易溝通，甚至有時候能根據狀況快速找出「妥協」和「堅持」之間的平衡，這些都不在話下。

好的品質並不一定是孤高自賞的堅持，而是根據經驗和專業，在談判過程中當機立斷，決定在滿足客戶要求的前提之下，哪些地方可以放掉、哪些必須堅持。之所以強調「快」，是因為這樣能節省客戶和自己的時間，同時也避免日久生變，被競爭者趁虛而入。

專業領域知識

無論你服務的是外部客戶、或是剛進入某個行業任職，都必須儘快瞭解案件相關的產業知識。如果你平常就廣泛接觸知識、或是一直在相關行業，當然會比新手佔便宜。

舉例來說，如果你對汽車產業不熟，對於汽車原理和最近的訴求趨勢也不瞭解（機械增壓和渦輪增壓有什麼不同？最近的熱門話題是休旅車、四驅車、還是電動車？），要寫出好的相關文案就難如登天。

在短時間內，或許還可以靠堆砌天馬行空的語彙撐過，但這樣很容易枯竭、變得只能重複說法、缺乏內涵，所以難以持久。同時，這樣也容易被文字功力相近、但具有專業知識的同業取代。

雜學

雜學不是最主要的能力，但它就像主菜旁邊的調味料；如果使用得當，會讓整道菜味道更豐富、更賞心悅目、更容易從競爭之中脫穎而出。

而某個專業的學問，在寫另外一個專業的案子時可能就是雜學；例如你懂汽車，在做目標客層可能近似的電腦業工作時，就可以套上諸如「二段式渦輪增壓」之類的形容詞，讓作品更豐富、給顧客更貼切的想像。

同樣的，如果累積夠多醫藥、食品、軍事、歷史、地理、文化方面的「專業雜學」，並且在職場上交互運用，對於提高作品的品質、以及跨越工作領域都更有幫助，也會讓你的競爭力更強。

人脈

有時候除了能力之外，人脈也很重要。從前的同事，或許可以把你介紹給新公司的窗口；這位窗口跳槽去其他公司之後，說不定就讓你多了一個新的客戶。有時候人脈並不是「認識」就夠了，如果你曾經幫過對方的忙，對方也會更願意為了「回報」而幫你。

當然，更好的是超越這種「禮尚往來」的關係，而是在合作之中瞭解對方的專業、擴展到對方的人脈，並且透過互惠來累積「革命情感」。這種好的關係，往往會在意外的時候派上用場。

業務能力

基本的業務能力包括談判能力、快速估價／估時間的能力，以及工作過程中的溝通能力；簡言之，就是要會接案子，也要會談案子。業務能力不是絕對必要，但有助於在公司內與其他部門溝通，也能避免自己接案卻做了「廉價勞工」或「爛案子」，對你的業界聲望和收入都沒有幫助。

不可取代性

在競爭激烈、後浪不斷湧上的企業環境中，「不可取代性」是保障自己生存的條件之一；如果擁有更好的上述這些條件，再加上「中外多語」或是「同時熟悉A、B、C產業」的特殊組合，可以讓你被其他人取代的機率更低，甚至在某一條件稍遜的狀況下還拿到好案子。

無論你做的是行銷工作、或是其他職位，都不妨盤點一下自己的能力，看看自己的長處是什麼？有哪些能力需要補強？

或許你已經發現，前面提到的這些能力都跟「行銷」沒有直接相關，多半也難以從上課進修獲得；確實如此，這些都只能靠自己從經驗中累積、廣泛吸收閱讀，以及多向其他部門同事學習請教，並且積極建立互惠人脈來獲得。

唯一可能的捷徑，是跟對一位好的上司或老師，讓他幫你解答疑惑、帶著你快速走出新手村；這一點可遇不可求，但如果能抱著「能教我新東西的就是老師」的虛心態度，也就八九不離十了。

總之，行銷工作除了紮實的本職學能之外，就是靠不斷的學習、消化、虛心求教、自我創新，絕對不是只靠天分和「腦筋急轉彎」就能長治久安的職位。

時時都必須記得：凸顯自己的優勢，讓自己完全不可取代。

夜深了，父母知道你賣的是什麼嗎？

產品也好，服務也好，或是自己的工作也好，如果你能解釋得清楚，才能轉化出它的價值；不僅可以賣給你的目標受眾，還可以賣給受眾以外的人，例如鄰居的小孩、或是你的阿公。

無論你行銷的是產品或服務、無論是傳統產業或創新，無論最後產生出來的文案或訴求是務實的（或者說接地氣的、down-to-earth的、俗又有力的）、還是超現實的（「貓在鋼琴上昏倒了」之類的）……。

作為一個行銷人，在開始做各種分析、做各種理論架構之前，不妨給自己一個測試，看看自己能不能在語言上抓到產品（以下包括服務）的精髓、傳達完整的概念需要多少時間、同時也觀察一下受眾的反應是否如你預期。

所以你到底在賣什麼？

方法很簡單：試著向你的父母或長輩解釋你在賣什麼？你在

賣的東西有什麼好處？為什麼他們也應該買？

如果可能的話，盡量用第二種語言（台語、客語、原住民語、或是英日語都行）來解釋。

如果覺得這一點太難，就先退回一步：試著用長輩慣用的語言，去解釋你的工作是什麼、為什麼重要、為什麼你想（或其實不想）做。

如果你能在幾分鐘時間之內，把上面的這些問題都溝通清楚，代表你真的懂自己的產品、而且你的產品（或你自己）有市場潛力。

我自己第一次碰到這個問題，是在向自己的長輩用台語解釋自己工作的時候。

我的第一個正式工作是電腦業務員，所以一開始說「啊就賣電腦的業務仔」，沒有太大問題；但接下來遭遇的問題是「賣什麼電腦？」（幸好「電腦」已經不用解釋了）：當時我賣的是Apple的Mac電腦，已經開始不好解釋了；而接下來的問題就是前面問的：

- 什麼是Apple？什麼是Mac？（美國的電腦公司？反正就一個牌子？）
- Apple的電腦有什麼好？（圖形介面？操作直覺？內建滑鼠？內建網路功能？）
- 為什麼他們也應該買？（……）

價值主張的轉化

上面這些問題的答案，用行話是很容易解釋的；但即使是目標用戶，連看過圖形介面的人都還不太多，何況原本不在目標用戶範圍之內的長輩？

「因為用手動動滑鼠就可以操作啦，不必用鍵盤比較簡單、也不用擔心指令看不懂或記不住，所以比較好用。」

當時的答案大概是這樣的。如果眼睛尖一點的話，你就會發現一件事：透過這樣的解釋，我已經把FFAB（特性／功能／競爭優勢／顧客效益）這個基本分析架構中的「FF」轉換成「AB」。（關於FFAB的深入討論與應用，請參閱本書〈拆解自家商品，發現其中的強項〉（p.145）一文。）

換個比較時尚的方式說，就是我對受眾（在這邊是長輩）用他們容易理解的語言，提出了一個「value proposition」（價值主張）；除非他們不用電腦，否則買我在賣的這種當然比較好。

至於使用「長輩語言」的用意，則是強迫自己在盡量少用技術或專業詞彙的情況下，將概念完整傳達。

上述在台灣常見的「第二語言」，因為歷史和環境的緣故，相對缺乏科技詞彙。而過去多半借自日語或外來語的說法，也偏向機械電子領域；至於網路資訊相關的用語相當匱乏，這也是造成觀念代溝的部分原因（看看電視台以母語報導科技新聞時的窘況就可以想見）。

你瞭解自己（的產品）嗎？

另外一次碰到的困難，是我自己在解釋「行銷顧問」這份工作的時候。

雖然我對於行銷領域的工作是熟悉的，但行銷的範圍很廣，從定義產品、規劃策略、文案寫作、視覺表現、訂定價格、投放廣告等等都包括在內；但轉換成簡單的解釋，可能就是「幫業務賣東西的」。

你覺得這樣的說法正確嗎？你覺得我誤解了自己的行銷工作嗎？如果你也從事行銷工作，你會用這個說法，還是其他說法解釋自己的工作？

這一題沒有標準答案，端看你覺得這樣能不能正確形容你的工作、聽眾的理解是否跟你想的一樣。

同樣的，當你在規劃產品行銷策略時，前提當然是瞭解自己的產品本身、產品的FFAB是哪些、如何傳達給你的受眾，以及受眾接收到的訊息是否跟你想傳達的一樣。

如果你也不瞭解自己的產品、往錯的方向去定義它的價值或受眾，或是無法用準確的語言引導受眾產生你期望的印象，那就會做很多白工、事倍功半。而上述的方式，就是一個很簡單的測試；除了挑戰自己對產品的理解、對受眾的溝通能力，也挑戰自己從FF到AB的價值轉化能力。

賣花椰菜給小孩

類似的道理，英文行銷圈有句話說：

If you can sell broccoli to a kid, you can sell anything.

（如果你可以賣花椰菜給小孩／說服小孩吃花椰菜，你就什麼都能賣。）

就是一樣的道理。很多小孩不吃花椰菜，而且可能聽不懂話、或是不能講道理（是不是有點類似長輩的狀況？），但你就是要變出某種價值主張（正面：吃了會變漂亮／負面：不吃就試試看），讓小孩願意接受。

一個類似的案例是「大力水手吃菠菜」。雖然一開始出自科學家計算菠菜的鐵質含量錯誤，但卡通中「吃菠菜會強壯」的印象，讓美國的菠菜消費量增加了整整三分之一；如果這是個行銷活動的話，應該可以列為史上最成功的案例之一。

這並不是說你不能用理性或技術訴求，而是要以價值主張做為溝通基礎；而有效價值主張的前提，則是對產品的瞭解、以及溝通過程中的價值轉化能力。

痛點會痛不是問題，不痛才是問題

來說說我為什麼不喜歡講「痛點」的原因：因為這是個很容易誤導創業者的說法。

這年頭，許多行銷人和創業者在想創意、找方向的時候，經常用的一個說法就是「解決現有的（使用者）痛點」，彷彿有很多人鬢邊都在痛，只要能做出藥來把它治好，就可以天下太平、財源廣進。

在這裡，如果把「痛點」當作「問題」的代名詞，只是感覺比較威、比較急迫、比較嚴重，那也無妨；但問題不在「用詞」上，而是當你把想要解決的問題視為「痛點」時，能不能真的解決使用者的問題、甚至解決自己的問題？

不要只從所謂的「痛點」思考

其實，多數時候所謂「痛點」是用詞者的問題：或許是他自己在痛、也可能只是他「覺得」很多人在痛，類似「有一種冷叫做阿嬤覺得冷」的意思。

簡單的說，我不太喜歡這個詞的原因，在於創業者（尤其是產業或市場經驗比較少的）經常宣稱自己找到了某種「痛點」，然後往這個方向投入所有努力，或是在募資簡報上強調這個痛點很重要、目前為止還沒有人發現、或是還沒有人找到解法，所以只要取得資金、繼續研發，將可望貨出去、人進來，一起發大財。

然而，以新創高達90%以上的失敗率而言，其中恐怕有一大半是找到了錯的痛點、開發了無用的解決方案，其次才是技術不足、或是資金燒光的問題。

「解除痛點」不是絕對的前提

事實上，創業並不一定要以「解除痛點」為前提。

有些所謂的痛點方案，只是「技術上經過改進的基本需求」；例如大同電鍋以相對簡單、幾十年不變的設計，讓煮飯更方便，之後也不知道有多少創新設計想要解決它的問題（沒有內建電腦晶片、不能用App控制、甚至不能定時），但是沒有人賣得比它好、在市場上存在得比它久。

另外一種沒有痛點要解決的創業，叫做「文創商品」。大多數的文創商品都是看了很療癒、但實際上可有可無的東西；它不需要解決任何問題或痛點，但可以帶來心理上的愉悅和滿足（當然，除非你把滿足前的狀態也叫做痛點）。

總而言之，「痛點」這個詞因為強調了「痛」，顯現出了時間的急迫性、以及解除過程之中和之後所提供的價值，所以看起來很重要；但大多數並不存在（例如文創），或是解決方案的價值並不明顯、甚至抵銷了原本優點（例如電鍋）的設計，蒙蔽了創業者的判斷，造成創業資源的虛擲、以及日後的失敗。

痛點的定義

一般來說，錯誤的痛點定義方式，可以分為以下幾類；有些也是我自己曾經犯過的錯誤：

- **感同身受**：自己有某些問題需要解決，在某次解決之後發現「這可能是每個人都需要」的東西，可以當成生意來做。
- **錯誤觀察**：看到自己生活圈中的人有某種需要，於是推論成大多數人都需要。
- **超過能力**：觀察到的某些痛點確實存在，但誤以為自己的技術、能力，以及資源可以簡單解決；舉例來說，過去曾經有些針對成年男性設計的雜誌，由月薪五萬的二十多歲年輕人去「教導」年薪500萬的中年人怎麼「享受人生」，結果也就可想而知了。
- **自我定位**：某些問題和方案，站在自己的立場來看似乎是行得通的，但事實上也只在極小的範圍內行得通，模式無法複製或擴大。例如我曾經在某個新創發表會上，看到「在某校校園內可以搜尋校外紅茶店、並且線上預訂（但還是要自己去拿）的App」。

- **邏輯謬誤**：創業者確實很努力的觀察到一些現象、並且也努力的設計解決方案，但是弄錯了實際的社會運作邏輯；大家常聽到的「去非洲賣鞋子」譬喻，就屬於這一類。
- **射箭畫靶**：這是最糟糕的一種，往往跟上述的幾個問題併發。舉例：我只會做紅豆餅，在認真觀察之後發現，只有很少的人家裡附近有人賣紅豆餅；而且觀察到大家吃了紅豆餅之後很開心，所以家附近沒賣的人應該很不開心，所以我要來做紅豆餅App線上訂購、並且開放加盟。

10%至20%的機會

就商業上來說，我們的社會其實是靠著20%的正確判斷在進步的，而新創的成功機會更低於10%。至於全面性的痛點爆發和解決，通常只有兩種可能：

- **真的找到了需求、技術、資源、以及時機的絕佳組合**：例如Facebook、Google之於網路時代的人際需求匯集，

Apple之於行動電話、Amazon之於線上零售。

- **災禍或戰亂**：這就不用太多解釋，只要想想我們今天所用的發明和便利產品，有多少要歸功於兩次世界大戰、以及冷戰期間太空和武器競賽的衍生產品。

也就是說，與其從解決痛點入手，不如先從「滿足」、「供需」、「定位」這些老派角度入手；如果創業想法確實可以在這些前提下找到空間，再談解決痛點不遲。

如果我不認識你，但我告訴你「你身上有痛點」，你會同意嗎？

兩個習題

來出兩個思考題好了：

- 如果你同意「定義痛點」正是許多行銷人普遍的痛點，有什麼樣的解決方案？如果你找得到答案，說不定會發財。
- 再舉個稍微實際一點的例子：你覺得「無人商店」的存在，解決了我們生活環境中的痛點嗎？如果沒有無人商店，我們的生活中會有痛點嗎？如果一些零售業廠商不開無人商店，會變成他們的痛點嗎？

這兩題沒有標準答案，但或許可以幫助你更瞭解「痛點」這兩個字。

PART2.
行銷人的文字之道

行銷人之道，始於文字之道。知道？

行銷有很多種不同的切入角度，可以是拍廣告片、可以是快閃活動、可以是店頭促銷，也可以是網路投放或搜尋引擎最佳化。但在我看來，除了前面提到的「商業邏輯」和「基本素養」之外，最重要的基礎就是運用文字的能力。

對於行銷人來說，需要的相關能力不僅僅在能寫出通順的「文字」，也不見得要寫出精采的「文學」作品，而是結合這幾個元素：

- **商業思維與價值觀**：例如「環保」、「安心」、「進步」；
- **溝通目的**：例如「賣產品」、「推動理念」、「滿足需求」；
- **有助於溝通的文化底蘊與技巧**：例如使用成語、雙關語、外來語等等；……讓文案成為有目的、有功能、有價值的作品。

而這些條件，正是任何行銷活動的基礎；即使你寫的不是文案，而是活動腳本、提案企劃書，或是用來行銷你自己的履歷表，這些原則和結構都仍然適用。

所以，這本書上所說的「寫文案」原則，除了技術性的工作（例如寫程式、或是數據分析）之外都可以適用；所以以下所說的各種「文案技巧」，都可以視為泛指各種行銷技能，你也不妨套用在自己的職位上細細品味。

文案人要「有功能性」

有功能，才有價值。

有些文字能力不錯（例如能寫得獎小說或報導文章）的人，在從事企業或廣告文案方面的工作時，為什麼還是會碰到一些挫折、與客戶溝通困難，甚至比文字能力較差的人更難以在這個領域成功？

這往往是因為他們雖然文字能力好，但缺乏商業思維，也忽略（甚至輕視）文案的功能性和目的性。在這種情況下，就像是開著跑車去搬家一樣，兩件事情都沒有什麼不對，但就是無法順利契合。

當然，文字能力比較強的文案人，當然會比不強的人佔便宜；就像同樣是貨車，馬力大的當然還是贏。

這也是為什麼我在前面不斷強調「商業邏輯」、「有品」以及「防禦性寫作」的背景觀念，而不是馬上教你怎麼妙語如珠、金句連連。那些「金句連連」的高手可能不會告訴你的是，他們在業界打滾多年，早就已經被磨練出有如直覺般的商業反應。

說實在話，要寫出一時傳頌的文案標語技術上並不困難，敢於浮誇就成功了一半；問題只在於你的專業自覺是不是允許這麼做。而我也可以從經驗中告訴你，浮誇的寫法不會長久、走不遠、也上不了跨國企業的檯面。

換言之，如果你想在行銷領域擁有一席之地、並且在企業市場持續發展，我會建議好好消化這本書告訴你的一些管理原則、發想方式，以及分析技巧，並且伸出比別人更多、更遠的學習觸角。

文字之外

除了商業概念和文字能力外，好的行銷人還需要幾個條件：

- **作為「員工」或「自雇者」的工作品質**：像是回覆工作指示迅速確實、負責，這一點當然不在話下。
- **專業領域知識**：例如你對汽車產業不熟，要寫出好的汽車文案就難如登天；短期內是可以靠天馬行空的語彙堆砌撐過，但很快就會枯竭，變得一直重複、而且缺乏實質內涵，所以很難長久。同時，也容易被文字功力相近，但具有專業知識的同業取代。
- **雜學**：雜學就像主菜旁邊的調味料，使用得當會讓整道菜味道更豐富、也更賞心悅目。某個領域的專業學問，用在另外一個領域上可能就是雜學；如果你累積夠多這種「專業雜學」，就能觸類旁通，對於開展工作領域更有幫助。

- **人脈**：有時候除了能力之外，人脈也很重要。你從前的某個同事，可以把你介紹給新公司的窗口；這位窗口跳槽去其他公司之後，說不定就讓你多了一個新的客戶。而來自不同領域的人脈，對於工作的廣度也有幫助。
- **業務能力**：如果你是自由工作者，除了要會找案子，也要會談案子；如果一時屈就做了一些廉價的爛案子，不僅賺不了多少錢，甚至對你自己的聲譽都有影響。
- **不可取代性**：來自上述這些條件，再加上「中外多語」或是「同時熟悉A、B、C產業」的特殊組合，可以讓你被其他人取代的機率更低。

無論你現在做的正是文案工作或是擔任其他職位，都可以盤點一下自己的能力，看看自己在這些能力方面還缺什麼。至於盤點公司資源的能力，我們已經在〈行銷人的基本技能：資源盤點〉（p.31）之中介紹過了。

好的行銷人除了文字能力強、基本觀念清楚，還需要溝通、業務、以及產業知識更新能力的長期配合。

而長期累積的專業知識、雜學、以及多語能力的組合，可以帶來更多競爭優勢；如果有了優勢，就盡可能想辦法在工作成果中凸顯，讓自己變成一個完全不可取代的角色。

好文案的幾個層次

要寫出「好文案」並不困難，如果知道本文中分析的幾個基本原則，至少不會讓你失敗在意想不到的地方。至於妙筆生花的文字或是邏輯嚴謹的結構，都還只是加分的條件。

好的文案（或者說行銷活動）其實基本原則不多，不過就是以下這些。

高層次：

- **共感**：讓觀眾跟敘述的內容有發自內心的相同感覺。
- **說服**：不見得有共感，但願意同意並相信其中的說法。

中層次：

- **敘述**：準確的敘述自家產品和服務的好處，讓觀眾無論是否當場同意，都記住並吸收訊息的內容。
- **承諾**：告訴觀眾自家產品和服務能必定能帶來好處，但準確真實仍然是最高原則；過度承諾或許一時有效，但卻可能帶來日後的麻煩和困擾。請務必記得：行銷的過度承諾，可能會害死業務和客服、甚至整家公司。

低層次：

- **誘因**：買一送一、八折特價、只有真品一半價格之類。
- **威脅**：如果不買我家產品或是買了別家產品，會有什麼「不良後果」。
- **刺激**：透過煽動的用詞或虛假內容煽動觀眾的欲望、爭取認同，或是創造不必要的需求，以獲得一時的回應。
- **文字遊戲**：因為實質上沒有什麼可以講，所以透過玩弄文字來吸引觀眾。

所謂中低層次，並不是「比較低級」的意思，也不是一定不能用；而是就內容的可信度、品質、使用壽命，以及針對的產品特性而言，使用上必須斟酌搭配。

較高的境界則是（例如）用準確的敘述和精緻的用語，刺激讀者對於威脅的共感，承諾產品能夠成為解決方案，以誘因當作臨門一腳，最後轉換成購買行動。

我相信以上這些不同層次的點，大家都可以在生活中找到例子，以及水準各異的搭配應用。

一般來說，基礎越穩固、對顧客個人需要的訴求層次越高[5]的品牌，使用上述「高層次」原則的比例就越高；如果這些品牌偶爾誤用了「低層次」的說法，引發反彈或走火的機率也越大。

5　這時候參考馬斯洛（Maslow）的「需求層次理論（Maslow's hierarchy of needs）」就很方便了。

所謂「誤用」並不是指「竟然用了」，而是用了但技巧不佳。

當然，除非是純形象的行銷，否則「轉換率」（實際購買）、或者至少「轉為行動」（對於「call-to-action」的回應，例如「來店參觀」）還是最終的標準；很多業主普遍是「結果論」的，行銷做得再怎麼好、層次再怎麼高，如果轉換率低也是枉然。

這一點沒有人能夠保證，絕大多數原則也都沒有「免費」這個聖杯的層次來得高。這篇文章想說的是，或許你在思考自家產品怎麼做的時候，偶爾會覺得困惑：應該要訴求形象比較好，還是「俗又有力」直接下殺比較有用？

天底下沒有「絕對爆款」的文案或產品這種事情（事先告訴你「爆款」這兩個字，本身就是「不實承諾」），但如果你將瞭解產品、找出賣點、訴求層次，以及文字技巧這幾件事情做對，至少不會失敗在意想不到的地方。

新手村的兩招起手式，你一定學得會

說到寫文案，或許聽起來很難，但很可能你讀小學時就寫過類似的作品。如果談產品、談溝通太深奧，那就讓我們從「看圖說故事」重新學起。

外面有很多老師教各種初階的文案寫作方法、套路、架構，或許大家會覺得比較容易理解；既然如此，我就來教兩個更初階、又有用的練習方式，希望對大家也有幫助。

練習一：看圖說故事

對，就是小學生都寫過的「看圖說故事」。

在企業文案的實戰寫作中，其實有很大的比例是在看圖說故事。很可能客戶或長官在要你寫產品文案時，只丟給你幾張產品圖（甚至是還沒完成的產品）跟幾項規格，就要你生出一整套文字。這時候，如果你看圖說故事的能力不夠，就可能會覺得相當困擾。

那麼，就請你用以下這套沒有技術門檻的圖（出自大學學測考題），幫你的產品（汽車、行李箱、家庭旅遊都可以）寫出一句、一段、或是一整套的文案：

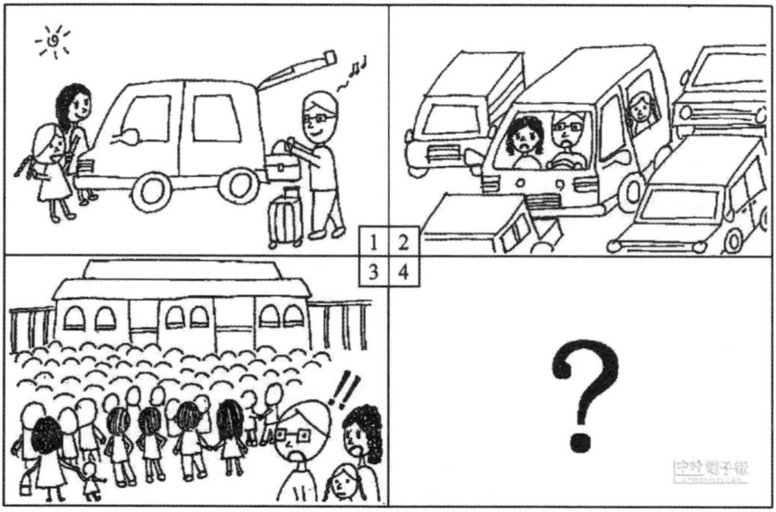

出處：中時電子報（2017 年英文科大學學測考題）

要看這套圖寫出文章，任何人都知道需要幾個流程：

1. 試圖推理出各圖之間的關聯性，也就是「劇情」；
2. 理解圖中出現的主角，以及他們出現的順序、關係、必要性，也就是「邏輯關係」；
3. 抓出其中的轉折點（通常是驚嘆號出現的地方）；
4. 根據以上幾點來編故事，並且根據轉折點來創作出高潮。

其實寫文案的道理完全一樣。如果你能在很短的時間之內找到上面這些點，並且有足夠的文字能力把故事表達出來，就能寫出至少可用的文案。

現在給你一個範例。老闆說：「來，給你這張產品圖，寫篇文案給我！」

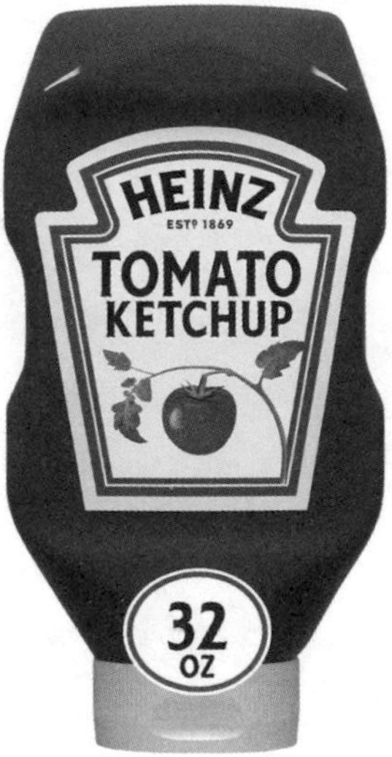

出處：Heinz 官方網站

這時候，根據前面的「看圖說故事」原則，你會需要：

1. **關聯**：如果只有一張圖，就找出圖中的各種元素：這是番茄醬、味道是酸的（但比別人的產品酸嗎？）、瓶子是透明的、蓋子是白色的；再去找不在圖中的元素，像是價格、主要客群、常見用途等等。

2. **邏輯關係**：這些元素之間有邏輯關係嗎？用透明的瓶子會比紅色的討喜嗎（為什麼用透明的瓶子不會讓番茄醬因為曬太陽變質）？什麼樣的家庭或場所會買32盎司的大瓶裝？大瓶裝會有很大的折扣嗎？
3. **轉折點**：可能就是最大的競爭差異因素、或是最大的賣點。為什麼瓶蓋不是在上面，而是在底部？照片放反了嗎？從標籤來看，應該不是放反，但為什麼要這樣設計？
4. **創造高潮**：有了上面這些資訊、甚至一看照片，你可能已經發現，這款番茄醬最大的高潮就是打破了有史以來番茄醬瓶子「開口向上」的習慣，其次則是瓶身「內凹好擠」的設計。

這款番茄醬完全從濃稠難倒、導致消費者困擾的問題出發，在幾乎不增加生產成本、也沒有改變使用習慣，給予用戶安全好放、直到最後都很好擠的良好印象。這雖然是一個改善使用體驗（UX）的產品設計，但建議很可能來自行銷業務人員，結果在行銷上也擁有非凡的意義。

根據調查，在新的反裝瓶問世之後，Heinz番茄醬的成長速度是競爭對手的三倍，而且每年的銷售數量都成長25%。

就是這樣一個小小的變動，就讓Heinz直接打垮所有競爭對手。那麼，作為文案人的你，會怎麼幫它說故事？

練習二：用力寫好你的網路貼文

我相信一件事情，就是寫文案的人除非不在社群媒體上出現，或是因為工作要求不適合寫公開貼文，否則只要他的社群貼文不有趣，甚至不會用標點、錯別字百出，功力很可能就比較有限了。

其實，你的社群媒體帳號就是你作為行銷人的履歷表。

要先聲明的是：個人頁面和工作成果不一定能完全畫上等號，甚至有人刻意在工作之外隱藏能力。這裡只是從經營個人頁面的「工具性」角度來討論，至於如何經營帳號是個人自由，並沒有優劣之分。

言歸正傳。如果我們將個人頁面當作一個「練功」的櫥窗，可以從兩個角度來觀察：

1. **工作習慣**：如果你是某種專業人士，通常不會在同一件事情上「工作時用心、工作外隨便」；因為，對於工作內容的要求和謹慎，往往已經內化成一種堅持的習慣。
2. **別人怎麼看**：特別是你以後的客戶或上司。就如同企業在聘用創意人才時，經常要求「提供過去作品」一樣；你在社群頁面上的公開貼文，每個字都可以說是你的「過去作品」，都可能在日後成為呈堂證供。

以第一點來說，當然也有「工作的事已經做得很累很煩了，所以不想將這些事情帶入生活」的人；這並沒有什麼不對、也所在多有。但借一句日本人的說法：這就是「業者」和「職人」之間的差異。

而且這還只是「職人」的程度，想成為「達人」還需要更多努力。

第二點是好處、同時也是壞處。除非你完全不經營社交帳號，或是嚴格鎖朋友（但這又會變成你的劣勢），否則一字一句都會代表你的能力；而另一方面，對於能力好的人來說，社交帳號就會成為展現自己能力最好的舞台。

我自己靠社群頁面內容評斷某人的行銷（包括從文案到整體內容規劃）能力時，在文字方面會依據以下的標準（大致依一般重要程度排序）：

- 文字是否精鍊準確；
- 標點分段是否適當；
- 是否會抓尺度、節奏以及內容重（笑）點；
- 是否能掌握網路時事潮流；
- 是否有話題論述能力；
- 是否處處流露畫龍點睛的創意；
- 是否會適當搭配圖文；
- 帳號跟隨者的品質、人數以及回應狀況；
- 帳號本身是否有群眾號召力；
- 是否能掌握多語應用等等。

事實上，我自己包括決定是否加朋友、甚至寫自己的貼文，都是遵循一樣的標準；雖說不到「無友不如己者」的程度，但如果你的貼文內容多樣、妙趣橫生，當然更能引起我的學習興趣。

當然，加一般朋友時不會那麼嚴格；但如果對方自稱行銷專家或文案人，或是我以行銷主管的身分偷偷透過帳號內容挑選聘用對象，就難免吹毛求疵、處處挑剔了。

再強調一次，要怎麼玩、怎麼經營自己的社交帳號，是每個人的個人自由；但對於行銷人來說，帳號也會是你行銷自己、展現能力的重要戰場。

如果你在社群媒體上比較活躍，可能一天會有好幾次貼文或轉文的機會；而每一次的內容多半是跟你切身相關的事情、你有興趣的話題，你覺得自豪的畫面或體驗，當然就是行銷自己（的工作能力）的最佳練功機會。

我相信，將自己有興趣的題目寫得有趣，是將其他題目也能寫好的第一步。

運用網路貼文來學習，可以有兩個角度：

1. 每則發文就是一次市調

如果你也在社群媒體上寫文，就應該善用每一次貼文的機會，來打磨你的文字、嘗試不同的寫法、觀察朋友的回應方式，將每一則貼文都當作一次迷你市場調查，再讓這些結果成為工作上的參考。

順帶一提，我自己的三個短文寫作小原則是「有料、有趣、有梗」。

如果你今天原本想寫的貼文是「這兩天下雨，晚餐吃了滷肉飯」，請務必不要錯過這次機會：想想看，要怎麼寫才能讓這則單薄無趣的貼文，至少在你的朋友圈中更有共鳴？

如果寫成：「連下了幾天雨，心情低落到連滷肉飯都似乎變成藍色的了。」會不會有趣一點？

「心情低落」或許只是強說愁，但它是個將「下雨」和「藍色」連結起來的「梗」，而「藍色的滷肉飯」又會變成一種大家都知道不可能的荒謬；如此一來，就製造了一個話題變化，你可以觀察一下朋友的反應，看看有沒有人會跟你接續這個話題。

就算朋友的留言是「你也太誇張了」，都可以視為這則試驗的勝利。

2. 觀察你的偶像

或許你在真實生活中，有一些「偶像級」的前輩或文案老師；如果他們會在社群媒體上出現，你也可以用上一點中介紹的方式，來觀察他們在真實生活中的文案能力，以及他們如何在日常寫作中運自己在課堂上教的架構。

每天把握機會，用這兩個簡單的方法練一練功，同時也觀察高手如何寫網路貼文，相信你一定會有所收穫。

文案的基本功能分類，你弄清楚了嗎？

常見的企業文案有三種類型。透過簡單的功能分類、基本的使用順序，我們可以更清楚這些類型的基本定義、各自扮演的角色，以及透過這些角色達到的目的。

從功能的角度來說，廣義的文案（包含行銷文案、以及介面文字等等）可以分成這四種類型，而且大致上會依照這樣的順序出現：

1. 標語型

在不同的應用情境下，會有不太一樣的順序；例如在印刷或圖片型的廣告上，可能是先出現視覺主題，然後才是標語以及其他內文。但如果是網頁或App介面，最先看到的可能是企業或品牌名稱，然後才是標語跟內文。

通常標語的目的有幾種：

- **揭櫫企業的訴求與價值觀**：如「我們讓生活更美好」；

- **強調商品或服務的賣點**：如「解決你的腳臭問題」；
- **一句話說明自己做什麼**：如「一次買齊結婚用品」；
- **以情感或形而上的訴求引發受眾聯想**：如「一起來改變世界吧」。

採用上述的哪一種類型及實際上如何撰寫，都會連結到企業精神、商業模式，以及實際執行業務行銷政策的手法。除非有十分高明的「移花接木」能力，否則用「一起改變世界」來賣珍珠奶茶，通常不會有太好的效果。

此外，如果主要產品是手機App，因為空間的關係標語都必須很短，或是改用聲音之類的型態來表現。

2. 情感型

在標語之後的文案，往往是以某種情感訴求開端；最常見的是主張自己的商品能：

- 提供某種享受體驗；
- 提高現有事物的品質；
- 或是解決某種問題。

如果能在情感訴求上引發受眾的同理心，後面的「說明」就容易多了。

不過，在App介面上因為空間較小、注意力凝聚時間短，通常會跳過這個部分，盡可能在「標語」階段就順便完成任務。

通常有些人會說，在對商家（2B）的文案上可以省略這個部分，直接「講重點」就好；這樣說也沒錯，然而即使是商家，仍然還是有提升體驗、解決問題的需求。

所以在適當的2B狀況下，也不妨試試這類寫法，只是比例（可能較低）和訴求方式（你必須真的懂他們的行業，而不只是「溫馨」）有所不同而已。

3. 說明型

所謂「說明」，就是用比較直白易懂的方式敘述產品的特色、功能、優點以及效用。（請參閱本書〈拆解自家商品，發現其中的強項〉部分介紹的「FFAB架構」（p.149））。

這個部分通常會跟在「情感」訴求的後面，但也可能在每一個小單元（例如「特色」和「功能」等等）裡面，都包含著較小份量的情感訴求和產品說明。

這並不是說，「說明」只要用詞直白、技術正確就好，不太需要講究文字技巧；與前面的「情感」部分保持一貫的品質和行文風格，仍然是不必多說的必要條件。

而「小份量」寫法的最高境界，則是整段行雲流水寫下來，分不出是情感還是說明；受眾在讀完之後，既瞭解了產品，同時也被說服。

4. 指示型

這個部分其實最單純，但同時也是最常被忽略、最常出問題的地方，特別是在網頁或App介面文字上。

「馬上加入就送大禮包」跟「請按左下角第二個按鈕即可加入會員」（通常不會寫這麼長，這邊舉例只是為了方便對照）當然意義和功能都不一樣，但經常被混為一談。許多設計者因為自己熟悉各項功能，所以會以為使用者應該看一下就知道，但結果轉換率往往就中斷在這邊。

以往最典型的例子，就是電子產品的「工程師版使用手冊」：使用者每一句都似乎看得懂（雖然通常英文版會有不少錯字），但照著做就是不會有一樣的結果出現。

舉個遠一點的例子：從前有些電視廣告上，會說「將瓶蓋寄回XX公司，就可以抽汽車或冰箱等大獎」，甚至在廣告畫面中出現的信封上，還真的只寫著「XX公司收」（聽說從前的郵務士很厲害，這樣也寄得到）。

所以地址在哪？在產品包裝上有啊；包裝呢？丟掉了。好吧，不是我不給獎，是你自己沒有留地址（而且那個時代還沒有Google可以查，只有電話簿）。

類似的道理，很多文案上都會無意中出現這種「轉換率斷點」而不自知。

再舉一個例子，我之前在一篇題為〈給地址的禮儀〉的文章中，也討論過這種「隱形斷點」：在邀請函中附上地址之類的聯絡資料時，因為偷懶而只提供截圖，讓對方無法輕鬆複製內容來打電話、回覆，或是將地址丟進導航軟體，導致抱怨甚至放棄。

這種缺乏細緻思考和同理心、以及技術運用熟練度的疏忽，甚至還常發生在許多行銷人、或是使用體驗設計師的身上。

除了造成轉換斷點之外，不良的指示文字（想想你看過的產品說明書）甚至會因為使用者的困惑，導致客服負擔增加、甚至退貨或離開服務。

分類的目的

其實，以上這些分類最主要的目的，是為學生說明許多新手老手都常犯的錯誤：沒有弄清楚「情感」、「說明」、「指示」文字在功能上的差異，以及在不同位置、不同介面上扮演的角色。

也就是說，「將情感當說明」、「將說明當指示」、「指示自以為清楚但其實不清不楚」等等，都是文案（或介面文字）訴求混亂、缺乏一致性（例如網站和產品介面不一致），以及轉換率低落等問題出現的癥結。

大家不妨用上面的幾個分類，來檢視一下手上的行銷或介面文字以及它們的呈現安排方式，是不是有上述的這些狀況。

以上這幾類文字，並不是非得楚河漢界、涇渭分明不可，而是在彼此融合串接之餘，必須扮演好自己的階段性角色、將顧客導引到預定的目標，完成認同、深入理解，或是付錢購買的行為。

如果沒有顧及這些功能考量，只是在玩弄文字或空泛吹噓，那麼還不如平舖直敘的「好吃紅豆餅，一個15元，買五送一」就好了。

你的影響力，
其實比自己以為的更強大

在你繼續往下讀這本書之前，我要先告白一個觀念：我不會寫、也不會教如何寫「爆款文案」；事實上，我不相信有「天生就是爆款」的文案，當然更無法教。我能跟你分享的，只有如何憑實力寫出精準、負責、有結構，而且文字雋永的文案。

在老漫畫《將太的壽司》中有一個橋段，是年輕主角將太因故必須在一夜之間捲好600條壽司；次日清晨終於快要完工之前，因為累了、材料也不太夠，最後幾條只好草草完成。老師傅發現之後，將主角打了一頓。

將太：「為什麼要打我？我辛苦了一晚，只有最後幾條沒有做好，難道不能體諒我嗎？」

師傅：「這不是體諒的問題。沒做好的或許只是600條的一小部分，但對於拿到它的那個人，就是那一餐的全部啊。」

同樣的，你的行銷策略和文案，影響的不只是這個產品，也影響了你所在的公司，更因為影響了每一個看到它的觀眾，所以回頭影響了公司，甚至你自己的品牌價值。無論最後商品賣得如

何、轉換率高或低，都還有許多其他因素，幾乎無法斷定文案就是唯一的關鍵。

但無論結果成敗，這些影響都必定會實現；雖然大多數的產品和文案都會隨著時間被遺忘，但背後的策略、心理機制和印象，以及對品牌的認知和信任度，都會累積下來。

對於追求短期銷售的業主而言，當然會將立竿見影的「爆款文案」奉為圭臬；但就企業行銷的角度來看，這就跟任何大賣的產品一樣，必須有精準策略、以及天時地利加持。我相信，好的文案策略可以和產品設計、業務、行銷活動相輔相成，共創佳績；但在我的生涯之中，還幾乎沒有看過自己天生就會爆的文案。

我之所以不相信「爆款文案」，理由其實不複雜。

好的文案必須經得起考驗

我希望自己寫的東西就算不是藝術品等級，也最好是經得起時間和環境考驗的；無論是一般文章或者文案標語都是如此。

這沒有什麼對錯，跟「你希望自家工廠的藍白拖鞋耐用十年，還是好穿即丟」一樣，只是工作哲學問題。

通常所謂「爆款」（它本身就說明了自己的浮誇），就是跟風、套用公式、誇大、時效性短；或許有少數確實達到吸引眼光或是促銷產品的目的，但比例上並不一定比「耐用藍白拖」更有績效。

大家都覺得要寫「爆款文案」，才能在競爭激烈的市場上（例如中國）吸引目光；但有時候吸引目光的效果，可能短到來不及轉換成交易、效果也不見得比一般文案好，甚至所謂「吸引目光」都可能只是一種錯覺。

好的文案必須能支持互信

我不希望文案或「策略」成為毀壞業主與顧客互信，把「行銷」變成髒字的幫凶。

我並不是指「爆款文案」一定有上述缺點，只是我寫東西時會抱著這樣的謹慎心態，以及對自己的期望；至於這樣對不對、是不是會因為過於謹慎而影響效果，那就是另外一個層面的問題了。

不過至少到目前為止，我還沒有看到這個心態產生負面的結果。

簡單的說，我寫文案會先求「不傷（業主和顧客的）身體，再講究效果」，而不是寫得很爽但射後不理；相信我，那種射後不理的文案很容易寫。找個最近流行的話題、用個所謂必勝套路，一天可以寫一二十則。

回頭來談「互信」問題：我在教寫文案時，經常講幾件事：

- 最高優先是保護業主，然後是保護顧客、保護自己；不要因為「over promise, under deliver」（承諾太多、做到太少）的文案而帶給大家麻煩，例如不實廣告、醫療糾紛、甚至挨告（這一點在英文文案的市場特別重要）等等；請參閱〈「防禦性寫作」的技巧〉（p.59）一文。

- 好的文案除了幫忙賣東西（行銷面），還可以幫第一線銷售人員省事（業務面），甚至還可以減少顧客對技術支援（技術面）、產品客服（客服面），以及因為不符預期或不會用而退貨（後勤面）的需求，神通非常廣大。

如果寫文案的人對顧客不負責任（我寫得爽、有吸睛就好，有沒有「過度」或「不實」不關我的事）、對內部其他部門也不負責任（雖然寫得精采，但為其他部門帶來麻煩），就會變成破壞各方互信的元凶，讓行銷單位背上「成事不足、敗事有餘、花錢很會」的惡名。

對於大企業客戶而言，「服務內部其他部門」這第二點尤其重要。如果業主是小企業，如果好文案能在這麼多方面幫到忙，幫老闆省下各種雜事，也算是功德一件。

但如果業主是大公司，往往因為功能架構相對鬆散（例如客服部門可能一時不知道行銷單位搞了什麼烏龍），所以萬一產品或文案出錯，可能客服部門根本不知道發生什麼事、也不知道如何應對，就會讓一肚子怨氣的客戶覺得「你們公司到底在搞什麼」。

所以，文案雖然看起來是耍耍嘴皮的雕蟲小技，但對於企業而言，卻應該是整體產品策略的一部分。

以我比較熟悉的汽車業為例，從設計、研發、內部技師訓練、經銷商與業務人員訓練，一直到呈現在顧客面前的型錄、網站、廣告、媒體，再旁及前面提到的支援與客服資訊等等，文案都應該是統合整體產品策略的主軸之一，主事者（從行銷總監到文案撰稿）的責任其實非常重要。

當然，從事文案工作的人也可以只想到如何「吸睛」或「爆款」，但那就太小看這份工作的影響力了。

「誇大不實」會是問題

然而，為什麼我會對「誇大不實」那麼敏感？因為我是做行銷的。

不是說做行銷的就應該「誇大一點」、「美化一點」嗎？

或許有些講求速效、賺快錢的流派會這樣做，但至少我不會。因為我會從長期經營、企業整體的觀點來看／做品牌，因為……

品牌的長期生存和發展，靠的是「消費者能普遍體驗的事實」。

如果我賣的是某牌車的X車款，其中某一台因為某些原因（車王或改裝之類的）可以跑到時速300公里（假設是事實），我可以宣稱這個車系都可以跑到300公里嗎？

如果我曾經花15秒寫出賣了20萬元的四字標語（這是事實），我可以寫一本書教大家如何「15秒寫出一個字賣5萬的超貴文案」嗎？

其實不是不行，但這會變成一種「基於事實的詐騙」。

因為這不是我的消費者能普遍體驗的事實，我省略了背後的許多前因後果，其他人（甚至包括我自己）在99.99%的情況下都無法複製。而且如果相信的人夠多，我可能會害死自己代表的品牌商譽、以及我背後的業務和客服單位。

如果這些原則真的都可以忽略，那麼品牌行銷就好做多了。

要把這些優勢（「時速300公里」、「一字5萬」等等）拿來當作行銷元素是可以的，但必須有技巧的放進素材裡面，重點是讓使用者「會以為真是這樣，其實是他們自己的誤會」。例如：

「X車款曾創下時速300公里的佳績！」

「曾創下一字5萬元天價的資深文案人跟你分享經驗！」

這樣寫或者甚至再稍微誇張一點，都還在可以接受的範圍；其中的「曾」和「分享」就是隱藏的關鍵。過去曾經創下（是事實），不代表以後會有；但如果你以為每一輛車都可以、我隨便寫個字都是5萬，那就純粹只是你的誤會。

別小看自己的影響力

最後還是要強調一次：因為你的作品會被很多人看到，也代表著企業的品牌和你自己，所以除非業主和產品性質的強烈要求，否則盡量不要為了短期速效而誇大膨脹，拿自己、公司、品牌，以及與其他單位的協作關係開玩笑。

自我膨脹、逞口舌之快來寫誇張文案再容易不過，我15秒也可以寫三條，但這樣一點意義都沒有。在過去資訊不發達的年代，或許這樣可以輕鬆過關；但在這個文字可能永遠存在網路上的時代，連一般人要扮鍵盤柯南都很容易；如果不認真寫，你的對手會很樂意幫你校閱的。

善用自己的影響力，跟其他團隊合作，幫自己和企業打造出一條成長的路徑，是行銷人最大的樂趣，也是特權。

PART3.
文案寫作力的深入探索

文字的力量

作為一個行銷人，無論你未來是往文字或圖像發展，都必須掌握優秀的文字能力，將平淡的事情講得精采、將精采的事物變得出色、讓出色的事物（包括你自己）變得無敵。

有一句話說：「一張圖勝過千言萬語。」

你一定聽過這句話，我也同意有時候的確如此。

但是，你為什麼還是記得這句話？是因為沒有一張圖片能完整表達它的概念，還是這句話本身就在你的腦中生成了一個影像？或者它其實是一種混合了文字、圖像，以及經過轉譯的邏輯概念，讓你在用到它的時候轉譯成最適用的形式？

有某張圖片能表達「一張圖勝過千言萬語」這個概念嗎？

當你想到「沒有不可能」這句廣告詞的時候，腦中首先浮現的是這五個字、一幅圖像，還是它所代表的商品？

也就是說，我們要傳播的事情，往往是一種無形的概念；在概念的前端是圖文、語言、影像之類的傳播媒介，而後端則是我們想達到的目的，像是當個好學生、上班要準時、要買手機就要買某牌之類的。

不同行銷工作的角度

從這個角度來看，行銷的目的就是基於商業立場或形式，建立這個從「媒介」、「概念」，到「說服行動」的完整過程；而行動的目的可以是產品、明星或議員之類的人物，以及像是「環保愛地球」之類的信仰。

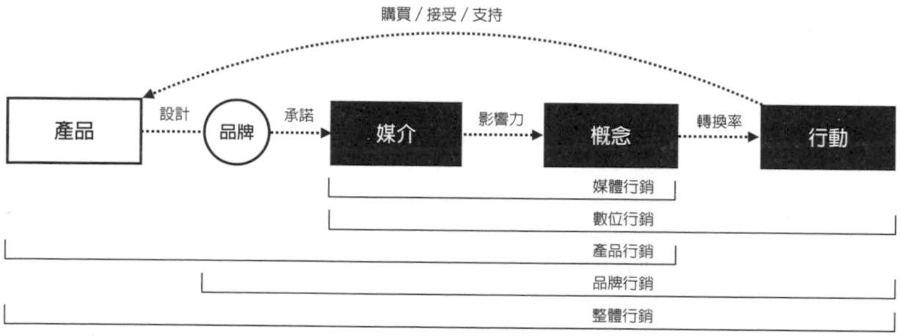

從這個核心流程往前延伸，加上前端的「產品」和「品牌」，就構成了完整的行銷迴圈。這些要素的不同組合，就成了不同行銷領域著重的範圍。

當然，這裡只是一個概念示意圖；不同領域的行銷不會切分得那麼清楚，真實環境中也還有諸如「企業形象」、「創辦人立場」、「文化」、「社會責任」、「訂價」、「生態系」、「技術趨勢」等等因素可以考量。

以企業行銷長的角度來看，必須跨越這些分類，兼顧整體的行銷策略和執行；此外，還必須與高層共同訂定年度行銷預算與目標、協調跨部門作業與資源分配，以及經常性的人事和專案進度追蹤等等。

因為行銷這個題目太大、媒介也非常多，難以完全涵蓋，所以本書會著重在上圖中的「品牌行銷」部分，並且以我自己比較擅長的文案寫作概念為核心，延伸到如何發想、建構，以及分析各種案例。

即使不談個人經驗，我仍然相信「文字」是一切行銷活動的基礎；從概念的誕生到各種比較分析，到影片腳本的撰寫、活動程序的安排，以及群組成員之間的溝通，大多必須先透過文字來完成。

而文字能力，其實就是「說故事」的能力；如何將創意忠實的記錄下來，傳達給你的團隊成員、向上司與業主簡報尋求支持，一直到最後轉換成各種形式傳達給目標客群，都是行銷人必須具備的基本功。

文字也是一種圖像，只是用法不同

回到一開始時的「一張圖勝過千言萬語」這個話題。

文字可以說是語言的另一面，所以你說的話基本上都可以用文字記錄下來，或是文字反過來變成口語；但其實你也可以將文字當作一種「圖形」（其實文字本來就是用來紀錄語言的圖形）。

但就溝通的目的而言，文字的產生比影像更容易、讓受眾記憶也更容易，也更容易達成「喚起行動」的行銷目的。

這是因為，我們從小就接受了許多年的文字訓練。無論是中文字或英文單字雖然都很多，但它們都有大致上固定不變的形狀和意義；而且在文化演進的過程中，有些特定的「詞組」讓人可以幾乎不需要思考，就能在腦出浮現出一定的脈絡。

所謂「成語」或是一些常見的詩詞，就是這樣的東西。

一張好的照片或繪畫作品，或許確實不需要文字說明，就能比千言萬語更讓人們感受到世界的美好、人生的無常、戰爭的殘酷，雖並不是每個人都有能力描繪，或剛好能捕捉到那個瞬間的工具；但你可以不費吹灰之力的說出或理解「浮生若夢、人生幾何」這樣的感慨。

所以對大多數人來說，文字是最容易使用、需要資源最少、理解速度最快的溝通媒介。雖然其他如影片之類的媒介也有它無可取代的長處，但你仍然隨時都會需要文字的幫忙。

你是文學家、還是大導演？

簡單來說，當你要描寫複雜的實際場景和步驟時，影像類的媒介比較好用；但當你要敘述比較繁複的思想、概念、邏輯時，文字會比較適合。這兩者都有例外，也有人能夠用相反的工具來達成相同、甚至更好的效果，這些人叫做文學家或是電影導演。

但他們究竟是少數，而且無論如何，他們的作品多半還是需要以文字為基礎。

所以，作為一個行銷人，無論你未來是往文字或圖像發展，都必須掌握優秀的文字能力，將平淡的事情講得精采、將精采的事物變得出色、讓出色的事物變得無敵。

或者說，最好你能變成「文學家」，能再變成「大導演」就更棒了；而這兩者的共通點，就是「很會講故事」。

或者退一百步講，至少你在職位上的表現，必定會比其他條件與你相同、但是寫出東西辭不達意的同事要好。

在下一篇中，我們將會談到一種經過商業化、叫做「文案」的文字，以及它的結構與思考方式。

文案的力量

文案是一種基於商業目的而經過「特化」的文字，就像卡車是一種針對商業目的而特化的汽車衍生產品一樣。因為有目的，所以難免有框架；而文案作者的功力，就是在框架之下也要能妙筆生花。

相對於寫情寫景的小說或是文以載道的經典，商業文案雖看似天馬行空、創意滿滿，但背後仍然有較為嚴謹的基本原則：

- **目的**：講得白話一些，商業文案的目的就是賣產品、賣觀念、賣認同。
- **架構**：因為宣傳媒介通常有展示空間和閱讀時間的限制（通常能被觀眾看到越久的，收費就越高），所以必須視情境有不同的長度、邏輯，以及表達方式。
- **使用場合**：文案可能出現的地方很多，有時候甚至連作者都無法預測。能夠適用於各種場合（網站、手機App、戶外看板等等），或是能針對場合修改最好。
- **接收模式**：文案作者必須能預測、調適觀眾的閱讀情境與思考流程，並且針對這些觀察來撰寫。

同樣的，這些原則當然也有例外。

在各種選舉之前，有些候選人會以書籍形式推出自己的傳記或是政績宣傳（雖然通常是找人代筆）。但因為型態是固定的（書）、受眾是固定的（選民），所以反而在閱讀場合和模式上的考量比較少，而且幾萬字的篇幅也遠超過一般文案的範圍；但因為它有明顯的目的性，所以還是可以歸類成一種文案作品。

目的

文案最基本的目的性，就是先前在〈文字的力量〉中提到的「媒介—概念—行動」；在這邊，我們先以「銷售」作為主要目的來討論。

也因為有商業上的目的，所以如果不能達到預期的效果，就只能算是「作品」，而不是「文案」。這也是為什麼即使是文筆好的人，如果缺乏這樣的認知和相關技巧，也不一定能成為好的文案作者。

例如我們在前言〈「殺雞」還是「牛刀」，你可以自己決定〉中提到的「商業邏輯」這件事情，就是必要的認知之一；缺乏商業邏輯的文案，除了可能偏離原始目標之外，更有可能因為過度發揮文采，而誇大了對商品的描述，造成「過度承諾」（over promise）的結果，對公司、業務單位，以及客服人員造成困擾。

這樣的差異，有點像是「純美術創作」和「商業插畫」之間的關係；後者無論展現什麼樣的技法，都仍然必須跟隨著主題和脈絡。對於某些創作者而言，或許這樣的限制會令人有點痛苦，但對另一些人來說，反而會因為這樣的框架，而讓創作變得更有挑戰性。

這中間還有一個現實上的差異：相對於純創作而言，商業插畫或文案都會因為服務了這些目的，而能夠獲得更加即時的回報。

架構

因為商業文案通常篇幅都不長，而且有明確的媒介環境，所以多數時候會有一定的格式。最常見的是：

- **單一標語**：例如「好東西就是要跟好朋友分享」；
- **結構段落**：最常見的格式是「大標 + 副標 + 內文」三元素的組合。

副標並不是每次都會需要，但對於文案作者而言，寫副標其實是一種能力上的考驗。大標通常會是有點故弄玄虛、吸引讀者目光的標語，而副標的作用則是「點題」、對大標做一些延伸說明，再將讀者的眼光帶進主文。

而在某些篇幅受限、無法容納內文的場合（例如網站廣告圖片上），副標則必須能夠肩負起內文的責任，讓讀者快速理解葫蘆裡賣的是什麼藥。例如這樣的寫法：

有了它，從此不必再上班！（故弄玄虛的大標）

在家就能與同事開會、取用公司網路資源，XXX服務一次搞定（**延伸說明的副標**）

………（以下內文）

以這個例子而言，賣的是網路服務、重點概念是遠距工作功能。在不同的媒介需求下，文案作者必須能將同樣的主題概念，迅速的在不同的媒介型態之間轉換：我能用一句標語講出這個商品的精神嗎？我有多少材料能夠寫出一段文案，或是整份產品介紹？我能在需要時寫出適當的副標來連結前兩者嗎？

如果能熟悉這樣的基本單元架構，發想出精采的單一標語，延伸到說明性質的副標，以及詳細、準確，而且具有說服力的內文，其他形式的短篇文案應該就難不倒你了。

或者用另外一個角度來說，當你收到的產品資訊非常有限，但老闆又要你在十分鐘內生出一組文案時，如果你懂得用這種架構來寫，就算這三元素都只是翻來覆去的講同一件事，看起來都還是有模有樣、可以交差。

當然，我不希望你學到的只是「交差」而已，所以關於這三元素的寫法，會在之後的文章中有比較詳盡的教學。

使用場合

所謂使用場合，就是文案從媒介傳遞到受眾的途徑。包括（但不限於）印刷品、官方網站、網頁廣告、報導、影片、聲音、產品說明書、包裝等等；同時也要考慮到實體環境如室內、露天、車站、車內、露出時段，以及受眾性質等等。

例如「新聞網站上針對手機遊戲玩家顯示、600x600像素、閱讀時間平均5秒的廣告圖片」、或是「公車站牌邊針對上班族設計的大幅露天廣告，平均露出時間4分鐘」、「官網上平均閱讀時間2分鐘的『關於我們』」，各種各樣的使用場合都有不同的尺寸、時間、特性等條件。

在完整的行銷活動規劃之下，文案作者必須瞭解這些可能的應用環境變化，在主要訴求目的不變的前提下，自己發展出一套內容寫作和管理策略；例如寫同一段文案的不同版本和多種內容元素，在網站圖片上使用「A套餐」、公車站牌用「B套餐」、官網上則用「C套餐」。

但最重要的是，這些「套餐」必須有相同的脈絡和目的，在用語上也有一定的關聯性以及一致的訴求。

接收模式

在理解上述的「適用場合」之後，接下來就是關注另外一端的「受眾」。不同性質的受眾有不同的閱讀習慣，同一個媒介用電腦、手機、平板的展示效果也有差異；讀者會被動接收你的文案內容（例如廣告、電子報、簡訊），還是主動深入探索（索取資料或是經由搜尋進入官網）？

如果能預知受眾的接收模式，對於寫出準確訴求的文案也有幫助。對於被動接收的受眾而言，預設的行為往往是「跳過」，除非能在第一秒就提供引起興趣或共鳴的訊息，否則後面寫得再好都是徒勞無功。

但對於主動探索的受眾而言，「第一秒」相對就沒有那麼重要；更重要的是，你必須對他們的主動行為提供心理上、甚至物質上的「獎賞」：因為你主動來看，所以我們提供你更詳盡的資訊、更多的優惠，或是可以免費下載的東西，至少也得有個看起來賞心悅目的網頁。

順便提供一個觀念：酷炫有趣、內容紮實的產品網站，並不一定會吸引顧客前來；但它可以給前來的顧客一種獎賞、延長停留時間、提高品牌認同和購買轉換率。但業主的心態往往是為了「吸引」，而忽略了心理獎賞的效用，導致設計沒有抓到重點而效果不彰。

不妨回憶一下：當你透過搜尋進入某個產品官網，想要查詢有興趣的產品資料時，是否曾經接收過這種「獎賞」？這些獎賞又帶動了你什麼樣的行為、或是改變了你的觀感？

文案不簡單

文字原本就是一種強大的武器；而在商業領域中，目的清楚、結構嚴謹，並且能洞察媒介和受眾型態微妙差異的文案，更能精準打進顧客的心中讓他們留下深刻的印象，甚至改變他們的購買或認同行為。

這種再經過「特化」的武器，需要更多的文字訓練、背景知識，以及商業邏輯才能運用自如；在這些之上如果能有精鍊的寫作技巧、以及天馬行空的想像力，就更加如虎添翼了。

接下來，我會以結構化的方式，從心理認知層面來解構文案的創作過程和思考方式。

行銷活動的目的性

所有的行銷活動的共通點，除了資源、技巧之外，就是目的；或許有些行銷活動缺乏資源或是沒有刻意使用技巧（例如路邊水果攤主隨手寫的「不甜砍頭」），但我們很難想像「沒有目的」的行銷活動。

讓我們先從行銷活動最基本的「目的性」開始談起。在一般行銷活動賣產品、賣理念的底層，通常可以分成這四大類目的：

目的	行動機制	常用領域	範例
吸收	將觀念吸收內化、進而認同	傳達理念或品牌	「沒有不可能」
說服	讓中立或反對的受眾改變想法	政治活動或危機處理	「換人做做看」
轉換	讓受眾在刺激之下，將想法轉換成行動	商品銷售	「只有今天八折」
滿足	透過認同、讚美、重新定義，讓受眾獲得心理上的滿足、並進行「適合自我定位」的消費行為	商品銷售	「因為你值得」

吸收

這類的活動或工具，通常不會以「直接轉換為銷售」當作訴求，而是提出一個主張或觀念，尋求目標顧客族群的認同、甚至內化為自己的思考內容；在這個階段成功之後，當連結的品牌和商品出現時，選擇它就會變成一種自然的反應。

這種方式的行銷，大多會用在具有這些特性的市場上：

- 行銷資源較多（因為通常商品毛利比較高）；
- 產品同質性高；
- 品牌競爭激烈。

運動商品市場就是符合上述幾個條件的常見範例；產品都在水準以上的A品牌和B品牌，除了比設計、比功能之外，最常見的就是比「概念」。像是著名的「沒有不可能」或是「Just do it」這兩個標語，字面上就跟商品完全無關，只是暗示著與功能性的微弱連結。

然而只要你被任何一個標語打動，並且內化了「凡事都有可能」或是「做就是了」這樣的人生理念，要走進哪一家店應該不是太困難的選擇；而走進大門之後能不能成交，就是由設計、功能以及銷售人員的功力接手了。

說服

屬於你目標族群的顧客，通常不見得一定是你的支持者；商品與服務是如此，選舉和品牌之類的競爭也是如此。

在支持者之外的，就是「中立者」和「反對者」這兩個族群，而這個階段的目的，就是把這兩類人士轉換成你的支持者。

不過有趣的是，在實務上有時候比較容易轉換的並不是中立者，而是反對者。

以前面的運動品牌為例，A牌會積極爭取的顧客，是原本經常買B牌商品、對商品有一定認識的人士，還是根本不運動、也不買運動商品的人士？

另外一種中立者，則是經常買運動商品、但是不認品牌的人；或者說都會去投票，但不認黨派的人。對於這類人士，只是訴求「商品的功能性」是不夠的，必須針對他們之所以中立的理由，來設計理念、情境、品牌，在維持至少「不認品牌」之餘，逐漸擴展自家在他們之中的「心佔率」。

也就是說，在這個階段打的是純粹的心理戰。除了前一節講的「吸收／認同／內化」之外，還必須投入足夠的資源，以維持重複出現的高能見度，或是創造出諸如「雖然A牌的鞋子比較漂亮，但B牌的鞋底彈性還是無人能敵」之類的耳語概念傳播。

順帶一提：過去選舉中出現的「換人做做看」也是個很好的例子。它成功的打動了一部分「不認品牌」、自認中立的選民，讓在野者（這不會是在位者用的策略）的落後地位在「換」字的作用之下，變成了一種優勢。

雖然就文字技巧上來說，「換人做做看」不多花一毛錢就能看到效果，是個「以小搏大」、影響深遠的優秀作品，但其實是一個非常不負責任的訴求：選舉結果不是商品，而是許多民眾的權益；如果換了之後的結果不好，誰會負責？而這樣的負面影響，也影響了我們的社會至今。

這也就是為什麼前面說「中立者有時更難拉攏」的原因。對手品牌的死忠支持者，通常不會因為區區一個行銷活動或標語就轉換品牌；但「失望的支持者」卻可能只因為某件小事就轉換陣營，雖然這個原因也可以刻意創造（但通常是無意中出現的，例如「新款手機竟然不能換電池」、「換人做做看」），但這兩者都並不需要耗費太多行銷資源。

轉換

這是最常見的一種技巧，不需要太多資源或能見度；只要在接觸客層的瞬間，具備說服和轉換成購買或選擇行為的力量，就可以完成任務。

不過這類技巧通常只適用於轉換現場（店面、或是電商網頁）、效果比較短暫（當然你要掛一整年「只有今天」也是可以），而且對於品牌本身助益不大。這類策略往往會使用下列元素：

- **打中顧客下決定的癥結點**：從訴求、功能、解決方案、價格等角度去刺激決定，也就是一般所謂的「打中痛點」。關於痛點的深入思考，請參閱〈痛點會痛不是問題，不痛才是問題〉（p.83）一文；
- **一定程度的誘因**：折扣、買一送一、加價購更便宜等等；
- **盡量消除「比較」、「再看看」的可能**：例如「不是最便宜全額退費」、「只有今天」、「現在買加送東西」等等。

這個技巧可以單獨使用，也可以跟其他策略合併使用，通常都出現在購買行為「臨門一腳」的瞬間。因為在這個階段，顧客已經完成了「品牌認同」、「商品選擇」、「確認預算範圍」的程序，只等掏錢或「加入購物車」的行動。在「加入購物車」之後，讓顧客不要「拋棄購物車」又是另外一門學問，但就不在本文的討論範圍之中了。

因為這種技巧常見、門檻也低，所以相信你也可以在生活中發現許多案例；甚至在菜市場、雜貨店或是路邊攤，都可以看到各種神來一筆的玩法百花齊放，這些其實都是很棒的學習機會。

滿足

「創造滿足感」是「轉換」的進階版本，也可以說是結合前面「內化」技巧的短效性版本。重點不在於以折扣之類的「利益」來打動顧客，而是以暫時轉移顧客的心態，來達成「臨門一腳」的目的。

所謂「暫時轉換」，就是在需求或場景的刺激之下，讓顧客產生暫時性的錯覺，並且因而產生購買行為。

例如在書店的「有錢人都讀這三本，你讀過了嗎」，在化妝品專櫃的「今天，你就是女王」和「因為你值得」，或是在健身房看到的壯男美女照片等等。

我們都知道其實自己不會很快變成有錢人、女王或是壯漢，但在當下很可能暫時把自己放在那個位置上，再加上「把它當作目標也不壞啊」的自我催眠，於是就無視實際產品狀況、無視價格，做了那個虛構角色才會下的決定。

如果那樣的置換可以讓你得到滿足、產品的價格合理適用，又能讓你建立自信和目標，其實並不是壞事；有些品牌甚至能因此建立「用X牌產品就是高人一等」的形象，並且因此提高價格定位，就是業主、顧客以及行銷人的三贏了。

在「創造滿足感」方面，近年來最知名的高手就是已故Apple執行長Steve Jobs的「現實扭曲力場」，我們會在〈談談行銷中的「現實扭曲力場」〉（p.303）這篇中深入探討。

行銷文案策略的心理機制

在初步瞭解行銷活動目的性之後，讓我們來看看文案如何在顧客心目中建立心理機制，並且藉由文案或行銷活動內容的設計，將顧客導向我們預設的目的，最後以「呼籲行動」（Call to Action）的臨門一腳來完成轉換。

在前面提到的「吸收／說服／轉換／滿足」的四種目的，在寫作標語或是溝通主要商品訴求的時候，因為只有短短的一句話，所以往往只能選擇其中一種，並且在最短的時間之內讓顧客留下印象；但在需要導引顧客的時候，就需要一套邏輯流程的幫助。

此時因為篇幅較大，所以就不限於只滿足一個目的；你可以針對商品的特性，試著從不同的角度和順序，把一個或多個目的容納進來。這個時候，這個流程就是一個邏輯機制，有著「因為……所以」的關係，以及一般寫作所謂的「起承轉合」。

將目的、邏輯、呼籲行動這些元素綜合運用，就會變成一套基本的文案寫作策略。

以某項投資商品的文案策略為例：

類型	機制	目的	範例
理念	推展自由、滿足、健康（正）、或是指出受眾問題（負）	初步認同	你想「財務自由」嗎？
溝通	告訴受眾「你為什麼需要」	深化印象	「投資××是最快的方法。」
連結	從「因為你需要」連結到「所以你需要××」	連結商品	「好的××投資方案讓你提早財務自由。」
商品	提出產品或服務作為解決方案，並提出優惠或承諾以加速決定	完成銷售	「我們提供量身打造的××投資方案，本月免手續費。」

以投資商品而言，顧客的目的通常是「累積財富」，並且希望能用其他方式更早達到「財務自由」；而我們的目的則是在商品的能力與風險限度之內，將它推銷給顧客讓雙方長期獲利。

順帶一提：商品的「能力限度」和「風險限度」這類偏向負面的元素，其實非常重要；不僅公司內部要自己先弄清楚，相關主管也必須跟行銷人員溝通，以免做出不實廣告或是對顧客的過度承諾。技術上來說，有很多方式可以不著痕跡的告知顧客、或避免強調弱點；很多行銷活動的問題會出在這一點上，所以請務必不要忽略事前的「誠實溝通」。

理念：「你想財務自由嗎？」

用提問來開場是常用技巧。你也可以寫成「財務自由帶來美麗人生」之類的說法；但是：第一，這個敘述會變成你的承諾之一，你必須能在後面的論述之中證明這個邏輯，而且商品最好能做到這一點；第二，如同前面提到過的，讓顧客「自己陷入情境」會比「被動接收概念」的效果更好。

如果你有足夠的自信，當然也可以用肯定句開場。技巧之一是使用「不需要證明、也不需要負責」的論述，例如「美麗人生讓你更快樂」，之後再接「理想的投資組合，讓你更有機會獲得財務自由、邁向美麗人生……」之類的敘述。

但總而言之，開頭的訴求不外乎正面和負面兩種說法，重點在於能夠撥動顧客的某一條心弦，讓他願意暫時停下漂移的注意力，進入你的陷阱。

溝通：「投資XX是最快的方法」

是不是「最快」必須以事實為基礎，這一點無須贅述，但這個形容詞也需要慎選。在這個地方，它可以是「獲利最高」或是「風險最低」，而「最快」則是相對比較安全無害的說法。

這個階段的任務，是接續「你想財務自由嗎」的論述，進一步與客戶溝通「如何獲得財務自由」，將顧客導入自己的產品並且用「最快」來強化印象。在「大標 + 副標 + 內文」的結構中，大致上等於副標的功能。

但因為在這裡還沒有足夠的材料來支撐你的理論，所以必須再進入下一個階段。

連結：「好的投資方案讓你提早財富自由」

如果顧客認同了你前面的兩段推論，接下來當然就是介紹你的產品。

這個部分通常篇幅會比較長，因為它必須擔負「延續前兩段的討論」和「提供細節資訊」兩個任務；但通常除非實際需要，否則最好能在兩三段之內寫完，以免顧客失去注意力。

重點在於，你必須在這個部分之中，有效將先前宣稱的利益與顧客關切的主題，建立和商品之間的緊密連結，並且加上像是「唯一獲得某某認證」，或是「使用獨家環保材質」之類的敘述，以便盡可能排除你的競爭對手。

此外，如果前面使用了「最快」之類的價值主張（value proposition），在這個部分就別忘了以「提早」、「迅速」之類的形容詞來彼此呼應，同時提醒顧客加深印象。

商品：「量身打造、免手續費」

進入最後階段，就是臨門一腳的「行動呼籲」了。這個部分的最大任務，就是讓已經被說服的顧客立刻行動，而不是「放進購物車之後卻關掉視窗」。

這時候，你可以把放在前面可能太瑣碎的小點如「量身打造」放在這裡，再加上例行公事的折扣、免手續費、免費試用30天，或是其他優惠手法來刺激顧客行動，完成整個銷售流程。

如果可能的話，請盡量讓程序在網路上或現場直接完成交易，避免「請臨櫃辦理」或是「請洽我們的專員與您聯繫」之類還需要多一個反向程序的步驟；即使無法避免（例如查驗實體證件），也至少應該是「專員會主動與你聯繫」。

在最後階段為了省事而少掉一個環節，最後少掉的可能就是這個顧客，前面的努力全部白費。

心理機制的兩種循環

前面介紹的「理念／溝通／連結／商品」四個心理機制，其實是不斷修正的循環。

第一種循環是，如果行銷活動的時間夠長，就可以從每個階段所獲得的效果、回饋，以及可能出現的「斷點」之中，找到持續修正的方法，並且將修正的結果用於強化另一個商品，達到更好的效果。

如果你熟悉管理學上的「規劃／執行／查核／行動」（PDCA）循環，對於這樣的持續修正過程應該不會太陌生：

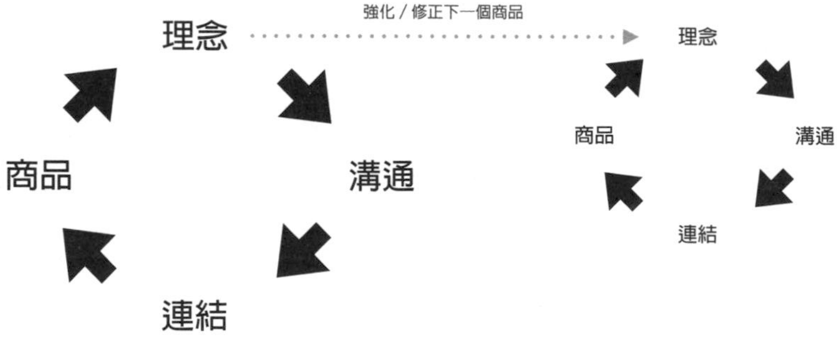

另外一種循環，則存在於每一個步驟之中。因為每一個階段的文案或訴求，也都有它自己的基本背景資訊和邏輯，像是產品有哪些特色、期望對顧客帶來什麼效益、公司允許提供哪些優惠等等；而特色、效益、優惠這些項目，也都可以透過這個循環來淬鍊：

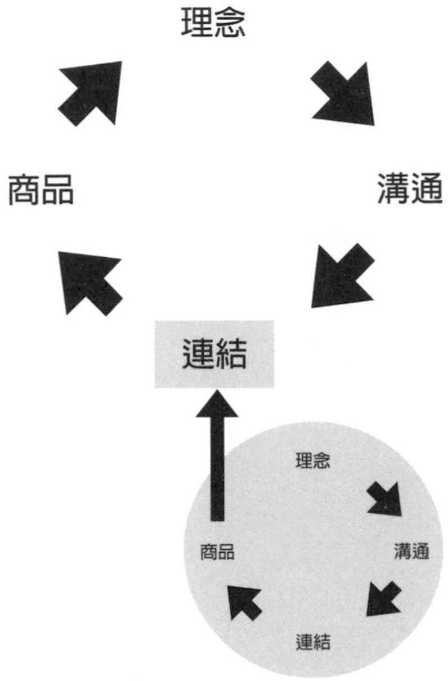

以上圖為例，當我們在連結階段試圖建立「本公司的投資方案」與「讓你提早財富自由」的關係時，這個關係本身也就成為一個理念，需要經由溝通（你為什麼需要這個？）、連結（我們的投資方案中哪些特色可以達到這個目的）、最後讓「理念」成為令顧客接受的「商品」（所以你應該儘快把握機會下單）。

依此類推，心理機制中的每個步驟，都可以視需要選擇性進行下一層的「理念／溝通／連結／商品」循環。所謂選擇性，就是可以做、也可以不做；簡單、成交快的商品或許不必做得太深，但在複雜的產品或服務上，層次做得越多，就越容易獲得兩種好處：

1. 分析的層次越深，就容易獲得更多的行銷活動和文案寫作素材；
2. 分析得越深，就越容易發現潛在的問題和斷點所在，得以及早修正。

對於單一商品而言，這類分析方式的效益相對淺顯；但如果用在時間長、產品線相對廣泛的行銷策略上，對於策略的完整性和紮實度（robustness）會很有幫助。

在下一篇中，我將會從實作的角度介紹一個基本架構，讓行銷人員藉由和產品經理合作，以結構化的方式產生出兼具說服力和創意的產品文案。

拆解自家商品，發現其中的強項

成功行銷的前提，在於深入瞭解自家的商品；不僅要知道「它是什麼」，也要知道「它怎麼來的」及「它為什麼了不起」。現在，就讓我們來學學拆解它的簡單技巧。

企業商品在推出之前，多半會經歷幾個階段：

- **發想提案**：為什麼要做這個產品？做它對公司的財務面、市場定位面，或是其他方面有什麼好處？
- **技術評估**：技術上是做得到的嗎？要花多少時間？是否來得及跟上市場趨勢？
- **成本評估**：開發出來要花多少錢？量產之後如何規劃上游供應？最後的單位成本如何？
- **市場分析**：特定期間的市場胃納量大約多少？有哪些競爭對手？對手有哪些直接競爭的同級產品？
- **通路分析**：要透過哪些通路銷售？通路需要的利潤和其他費用有多少？
- **業務分析**：基於以上的成本再加上內外部費用，價格要訂在多少？競爭產品的訂價、可能的成本和利潤是多少？

而行銷分析則是最後一個階段；除了向外睜大眼睛觀察競爭產品的行銷手法、訴求以及通路，決定要直接碰撞或另闢蹊徑，在內部則是上述幾個角度的資訊整合、最後的綜合決策，並且在產品上市之後以各種行銷活動來執行。

也就是說，行銷工作並不是單純的在最後階段「被告知有這個產品」，然後絞盡腦汁幫它擦脂抹粉、想好聽的話術；而是盡可能參與並收集前面幾個階段中產生（包括負面、甚至遭到廢棄）的資訊，作為建構行銷策略的參考。

有時候從行銷的角度來看，反而可以從原本認為是負面的、或會議中遭到否決的資訊，想出劍走偏鋒、出奇制勝的新想法。

企業行銷人和外部的廣告公關公司比較不一樣的地方，在於有機會全程參與所有階段，取得所有的正反面資訊、產品開發過程中的轉變，來作為建構策略的參考；而外部的廣告公司或許在創意表現上更專業、更有想像力，但通常不會這麼深入瞭解產品背後的歷程。

所以，如果是有外部公司服務的企業，行銷人員必須對內與產品經理合作，深入瞭解上至企業文化與精神、產品系列的特性（例如自家產品A和產品B的差異、以及各自的目標市場）、技術特色，下至成本效益的資訊；對外則是與廣告公司溝通，讓他們以堅實的產品知識為基礎，發想出精采的創意表現。

如果公司沒有聘用外部服務，行銷人員就得自己擔下後半段的工作。說實在話，創意得靠天分和修練，很難靠看書學會；但至少我們可以用一些方法，規劃出基本上不會出錯的策略以及紮實可用的行銷內容。

以下要與你分享的就是這樣的方法。雖然這個方法很基本，但過去多年的經驗證明確實可用，也協助了不少企業建構出他們的策略，並且從過程中明瞭自己的不足，希望也對你有所幫助。

從資料到策略

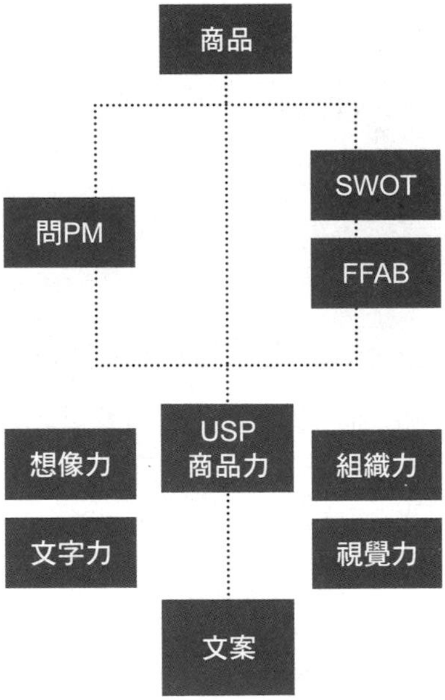

這就是行銷人員在公司內部從取得資訊，到分析、演繹、收斂，最後成為行銷素材的過程。

如果沒有從一開始就參與產品開發計畫，最常見的方式就是透過產品團隊，取得先前在產品規劃階段進行SWOT（優點／缺點／機會／威脅）和FFAB分析（稍後會詳細說明）時產生的資料，再加以消化彙整。

如果過程中有不懂、缺乏資訊，或是覺得可以反映給產品團隊的改進意見，就去請教產品經理（PM），然後打造出產品的市場「商品力」輪廓；並且以前面提到的「心理機制」為基礎，發展出「理念／溝通／連結／商品」的策略循環。

實作：電動車的行銷策略與內容發想

現在讓我們假設，自己在為某家電動車公司發想基本的行銷主軸和內容。

要先說明的是，以下因為只是範例，所以舉出的優缺點等資訊都比較一般性，不針對特定產品；如果你真的在電動車公司工作，當然可以針對自家品牌和產品想出更多獨到的特色。

■ SWOT分析

我們假設產品團隊在開發時，做了SWOT分析，大致結果如下：

S（優點）： 不用加油、沒有聲音	W（缺點）： 充電很慢
O（機會）： 競爭不多、空氣品質	T（威脅）： 觀念難改、利益團體

也就是說，我們的電動車優點（Strength，簡稱為S）在於不用加油、而且行駛起來沒有聲音，至於缺點、機會以及市場威脅，我們暫且放在一邊不用。

■ FFAB分析

FFAB分析架構的歷史非常悠久，我自己是三十多年前在Apple的內部訓練中學到的。雖然不是最新的分析技巧、也並不複雜，但作為基本的產品行銷分析以及內容的展開方式，還是相當好用。

所謂FFAB分別代表：

- **特性（Features）**：產品在外觀、設計、材質、配備、方法等具體方面的特點，例如「獨家螢光綠車體」、「功能可透過軟體升級」；

- **功能（Functions）**：產品在機能、性能、用途上比較非具體的特點，例如「能自動閃避路上的障礙物」、「第三級自動駕駛」；
- **競爭優勢（Advantages）**：與競爭產品相較之下的市場優點，例如「續航距離更長」、「價格更便宜」；
- **顧客效益（Benefits）**：使用本產品能為顧客帶來哪些好處，而且最好是獨家的。如果產品本身缺乏這方面的競爭力，則可以從售後服務、分期付款之類的「財務規劃效益」方面著手。

所以，我們的電動車品牌的簡單FFAB分析如下：

Features（特性）： 功能可透過換體升級	Functions（功能）： 各種安全系統、自動駕駛
Advantages（競爭優勢）： 續行距離比Y牌更長	Benefite（顧客效益）： 長期持有成本更低

這個矩陣當然是經過極度簡化的版本，通常只要不是太簡單的產品，大概各項都可以列出個一二十條；但必須注意的是：

1. FFAB並不是腦力激盪工具，所以必須小心避免條列浮濫，否則像是電動車這類產品，光是「功能」就可以寫出幾百條。基本的過濾原則是「是否與行銷相關」、「是否可以再往下延伸」。FFAB就像先前的「理念／溝通／連結／商品循環」一樣，可能也可以往下一層反覆分析；例如「續航距離更長」，就同樣有FFAB可以繼續延伸。
2. 根據經驗，在實作上最容易出現的錯誤，在於「特性」和「功能」分不清楚，特別是團隊試圖以腦力激盪來填補空格的時候。確實有些時候這兩者的界線會有點模糊，但除了實質上的差異之外，通常「特性」會優先放在行銷內容上，再由「功能」的敘述來補強。
3. 一般來說，除非有分眾市場的需要（例如主攻男性和女性市場的兩套內容），最好盡力將各項FFAB的內容限定在5至10項之間；多餘的項目就暫時擱置備用，否則很容易在過程中模糊焦點。

最理想的狀況是，FFAB這四個象限之中，都各有比重平均且內容紮實的5到10項重點，對後續的展開會很有幫助；如果發現其中一兩個象限真的乏善可陳，能回頭檢討產品設計和定位最好，否則只好在往後對外的說法上下功夫，但千萬不要為了填表格而充數。

附帶說明一下：SWOT的部分，你也可以嘗試輸入一些有效的提示，讓ChatGPT之類的人工智慧工具輔助產生；至於FFAB，也可以在得出SWOT之後依此類推。但有兩個前提：

1. 你自己仍然必須深入瞭解產品內容和特色，不要只讓機器幫你想。一來因為可能有誤差、二來如果提示不夠深入，得出的答案可能跟其他公司用AI產生的內容一樣，不僅缺乏獨特性，而且還可能誤導後面的所有衍生的內容；
2. 你自己（和團隊）仍然必須實作一次分析，除了分析過程也是重要的學習、理解、甚至從中發現產品問題的階段之外，只丟給機器做對你的功力沒有幫助。

■ USP

那麼，我們現在做完了SWOT、FFAB，得到了一些結果。

記得在前面兩節的圖表中，有一些畫了底線的項目嗎？那些就是假設產品和行銷團隊都覺得重要、有吸引力，管理階層也認同的重點。通常這會需要不少時間反覆討論篩選，但這邊就讓我們省略三萬字，直接跳到結論。

將這些畫線的重點展開之後，就是本公司電動車具備的優勢／特性／功能／效益：

- 不用加油
- 行駛安靜無噪音
- 各種功能可透過軟體升級
- 續航距離更長
- 安全系統齊備
- 長期持有成本更低

這些篩選出來、通常也建議保留5至10項之間的重點（再多很容易失焦），在潤飾一下文字之後，就是所謂的「獨特賣點」（Unique Selling Points，簡稱USP）。

我們可以利用這個名稱的意涵再回顧一下：它們真的獨特嗎？是能吸引顧客注意、他們也覺得重要的賣點嗎？如果感覺好像不太對，不妨再回頭從SWOT和FFAB的紀錄中再反覆思考一下，甚至從單一重點（例如剛才提到的「續航距離更長」）繼續往下延伸的FFAB中去尋找靈感。

在確認這些USP都沒有問題之後，它們就是往後本公司電動車行銷策略的骨幹；一切的文案、行銷內容、活動訴求，都必須圍繞這幾點來運轉。

以上的三個步驟，就是發想、篩選、定義行銷內容的基本方法。你現在可以回頭再看看本節的第一個圖表，應該會有些領悟。不妨經常套用練習這個流程，或是觀察其他公司的內容，回溯拆解他們的內容架構，往往會有意外的收穫。在下一篇中，我會帶你一起將這些USP快速變成精采的行銷文案。

從USP到說服力：文案建構的終極技巧

「三元素」的組合，是企業文案的基本單位；你在幾乎任何商品網站上都看得到。這類內容看起來並不難寫，但實際上要讓它切中要點、結構清楚、說理順暢，還是需要一點技巧。這篇文章就從解說三元素的差異、以及各自的寫法開始，帶你學會如何建構和拆解這些文案。

在〈文案的力量〉中，我們提到文案結構最常見的格式是「大標＋副標＋內文」三元素的組合。典型的表現方式是這樣的：

大標／標語：從零建構法 ▸	比你想像的更堅韌！
副標：延伸大標，把話講完 ▸	強化鋁合金外殼，無懼任何挑戰
內文：邏輯建構法 ▸	A08堅韌紮實的高強度鋁合金外殼，不僅可減少電磁波干擾訊號傳輸，而且在攜帶出門時避免刮傷、撞擊、或是磨損，面對各種各樣的環境都同樣表現優異。

前面我們已經說明了兩組基本概念：文案的心理機制以及如何拆解出自家產品的強項；接下來，就讓我們來運用有效的方法，將這些材料轉換成同時具內容、邏輯架構、說服力的文案。至於你的想像力和文采，就讓它們為內容錦上添花吧。

在大標、副標、內容三個元素之中，各有不同的技巧，而其中較為重要的則是撰寫大標的「從零建構法」、以及撰寫內容的「邏輯建構法」；至於副標，因為有時不會用到，而且主要功能也在於「延伸大標，把話講完」，所以稍微簡單一些。

至於三者之間的功能和差異，可以參考圖中的範例文字。或許你在學會解構之前，不會特別發覺它們之間的延續性、各自的角色，但現在應該一看就知道「哼哼，原來是這麼回事，我看得出作者在搞什麼花招」了。

現在，就讓我們繼續利用前面的電動車文案當作例子，來說明以下這三種不同的技巧。

大標：從零建構法

寫大標／標語的最高境界，當然是天外飛來一筆文字精鍊、意義深遠、韻律活潑、一見難忘的神句；但這種機會可遇不可求，所以我們還是從基本的建構技巧開始談起。如果你熟悉這種技巧，靈感來時把它化為句子也會更輕鬆。

■ 定義和修飾重點

「從零建構法」的精神，在於取用已有的USP（上一篇中提到的「獨特賣點」），並將它轉換成理想的標題。而因為發想和驗證的過程已經在USP產生階段完成，所以這時候就不必再花腦筋去找創意了。

因為在思考USP的階段，我們並不需要刻意去修飾文字，只要意思準確即可；所以在撰寫標語時，需要用一點文字功力修飾，讓字面上更有文案的感覺。

所以電動車的特色「不用加油」，如果我們覺得有點太過口語；那麼該怎麼說呢？「無須加油」如何？也許你可以想到更棒的說法，不妨也動動腦筋。

■ 延伸思考、加長標題

不過這時候雖然字面美化了，但四個字當作標題或許單薄了些，所以我們又得再往下思考一層，看看這個意涵有什麼延伸的優點。

這也是為什麼我們在前一篇中提到這段話的理由：

FFAB就像先前的「理念／溝通／連結／商品循環」一樣，可能也可以往下一層反覆分析；例如「續航距離更長」，就同樣有FFAB可以繼續延伸。

「往下一層分析」在這裡就用得上了：無須加油的意義或好處，或者說它的FFAB是什麼？省錢？環保？安全？讓我們假設這邊的重點是「環保」好了，那麼「無須加油，XXXX」的後半段怎麼說？

同樣的，我們先不多修飾，就把常見的「環保節能」四個字放上去了，一點難度都沒有。

■ 文字強化、最後定稿

「無須加油，環保節能」基本上也算可以用了；但如果你的文字能力不止於這個程度，想必會不太滿意。強化文字的方法很多，像是讓前後句對仗、押韻、呼應、譬喻等等；你可以隨意發揮，找出自己最滿意的寫法。

這邊舉的例子是「永不耗油，關愛地球」，意義上沒有什麼改變，只是換個寫法、並且讓兩句話押韻，就變成了一個延伸「不必加油」、但文字上比較獨特（至少讓業主覺得你比較費心）的寫法。過程整理如下：

大標／標語：從零建構法

- **定義重點：「不用加油」**
- **字面美化：「無須加油」**
  - 延伸：（無須加油的延伸意義或好處是什麼？）
- **強化：「無須加油，環保節能」**
  - 再延伸：（要進一步美化，或是使用對仗、押韻、譬喻等文字技巧嗎？）
- **定稿：「永不耗油，關愛地球」**

副標：延伸大標，把話講完

如果你對大標的合用性已經有把握，那麼寫副標就不難了。副標的任務只有兩種：延伸大標的意義、或用不同的話把大標重複講一次。在這裡通常不會加上太多創意，以免破壞了大標與內文之間的延續性。

假設我們定稿的大標就是「永不耗油，關愛地球」，那麼副標要寫什麼，才能達成這兩種目的呢？

於是我們可以開始思考電動車「不耗油、只用電」的本質，以及為什麼「只用電優於燒油」（這是我們賣電動車的目的，不是嗎？）；而這時候除了創意之外，就會需要一些產品知識了：油是怎麼來的？多數都是地底下挖出來的，這個不複雜。

而電呢？電力的來源有火力、水力、太陽能、核能等等，所以裡面有些來源是可以再生，而且原則上不會造成排氣污染的吧？（我知道經常被視為「潔淨能源」的太陽能和核能，在環保議題方面有些技術上的爭議，但為了教學目的和行文流暢，請恕本文在此先行略過。）

那麼，就讓我們以「再生能源」為基礎，想出兩句話來當作副標。這時候要注意的是，可以比較白話、不需要再押韻對仗，但兩句話的結構可以反覆；不過，請盡量避免用跟大標相同的語句，以免一直重複。如果這時候才想到某個更好的詞，也可以趁機跟大標交換使用。

因為我們前面沒有用到「環保」兩字，所以這邊就可以用簡單的「動詞＋名詞」結構反覆兩次，寫成「運用再生能源，推動永續環保」。過程整理如下：

內文：邏輯建構法

副標：延伸大標，把話講完

- **大標定稿：「永不耗油，關愛地球」**
  - 思考：（要延伸什麼呢？）
  - 思考：（電的來源不只是燒油，還有再生能源！）
  - 文字調整：（過程如大標）
- **副標定稿：「運用再生能源，推動永續環保」**

在這個部分，為內文原本就是長段落、句子多，而句子之間又必須有更明顯的邏輯性和修辭需要，所以會比寫只有一行的大標和副標複雜一點；我們還是先從結構開始看起，將潤飾留在後面。

前面我們一再提到FFAB的「往下一層分析」，在這裡就是重頭戲了。讓我們繼續以源自FFAB分析的USP第一條「不用加油」當作例子（讓我們稱它為「USP #1」），從這個短詞中衍生出一整段文案。

既然我們賣的是電動車，那麼想必有我們的道理。「不用加油」背後會有什麼道理可以延伸呢？這邊先幫大家想出幾項並標示為衍生的「USP #1-x」等等；如果你想到更好的點，當然可以也依此類推：

- 地球石油即將耗盡（USP #1-1）
- 汽油價格上漲（USP #1-2）
- 電能是未來趨勢（USP #1-3）

這些衍生的點，可以用以下的圖表來說明：

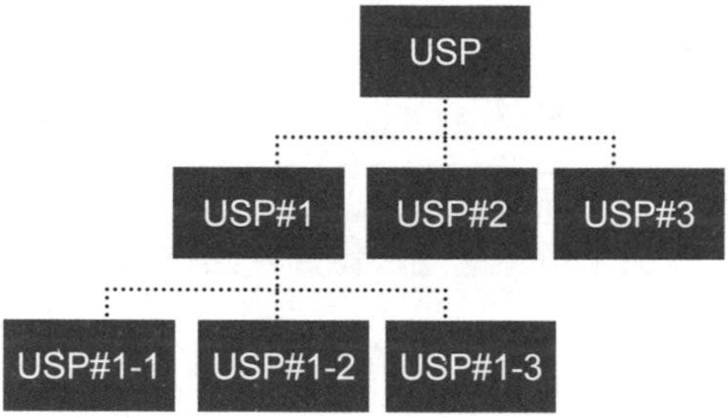

於是，USP #1-x就是接下來內文三個段落的主題了。而延伸主題最簡單的技巧，就是大家一定都會的「因為……所以……」語法。

■ 技巧1：「因為…所以……」語法

例如「地球石油即將耗盡」，就是個廣為人知、無須你去舉證的事實，所以用起來比較方便；換言之，如果要使用「需要你自己舉證」的敘述（例如「台灣每人平均石油使用量世界第一」），就要非常謹慎。

那麼，以你的才智和常識，一定可以幫這句話以「因為…所以……」造句；這件事情大家小學時代應該都做過，應該不會太困難才是。不過因為我們都不是小學生了（在此跟讀者中的小學生說聲抱歉），所以不必一直重複「因為」和「所以」，不妨換換寫法，意思對就行了。

以下直接提供例句給大家：

- 地球石油即將耗盡（USP #1-1）：「因為長久以來人們大量使用石油，使得地球有限的儲量即將耗盡。」
- 汽油價格上漲（USP #1-2）：「也因為如此，使得石油價格日漸上漲；近年來的國際動盪，更使得未來石油價格難以預測。」
- 電能是未來趨勢（USP #1-3）：「由於電動車可以使用來自石油以外的多元能源、以及可再生的電力，所以將是未來車輛的趨勢。」（呼應主副標）
- 加個自我推銷的結論：「在這個趨勢下，X牌電動車以先進科技為基礎，加上深厚的軟硬整合技術，成為未來交通工具的領航者。」

讀到這邊，你可能會發現，我們已經不小心把「永不耗油，關愛地球」這一節的文案寫完了；只要把前面幾段連接起來，就是個言之有物、推論順暢（除非前面的「因為／所以」道理不通）、前後呼應的文案。

寫到這個程度，基本上已經可以拿出去用了，但因為轉折還是需要潤飾，所以我們當然不會滿足於此；接下來，我會帶你透過基本標點的使用，讓整段文字的邏輯結構更加明確、也更有說服力。

■ 技巧2：善用標點符號的階層結構

「因為／所以」這個敘述以及它的各種變形，就是最基本的邏輯關係，只要前後文講得通，就可以用來建構「有道理」的文章；但是要把幾個邏輯串起來而且道理通順，還是需要一點功力。

而除了文字的通順之外，使用標點符號則是經常被忽略的重要技巧，尤其是很多人不知道怎麼用的分號（；）。雖然如何使用標點符號往往是個人喜好，但適當善用不同的變化，可以讓文章讀起來更通順；或許你在前面的文章中早已發現，我自己就是分號的愛用者。

讓我們把由兩個句子（如果你已經熟練的話，也可以用到三個句子，但不建議用更多句）組成的「因為／所以」或其他變形稱為「邏輯#1」，依此類推。以前一節的例子而言，我們只講到「把幾段連起來就可以用了」，也就是「邏輯#1＋#2＋#3」。

在「因為／所以」的邏輯中，我們使用逗號來連接，沒有其他選擇；但在連接兩個相關的邏輯時，就建議使用分號，如下圖所示：

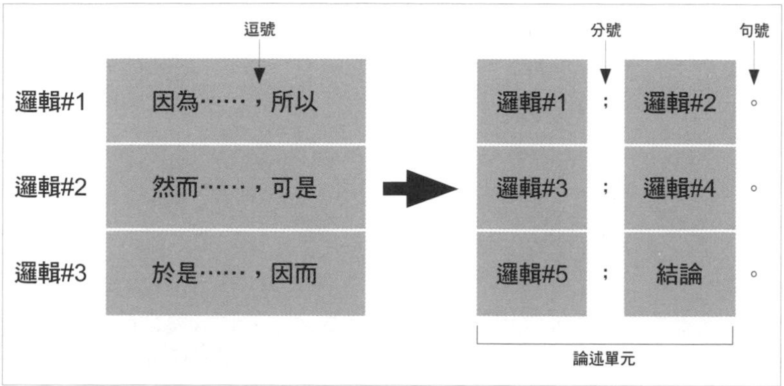

當你將「邏輯#1」和「邏輯#2」用分號連結起來的時候，就完成了一個小型的「論述單元」，而每個論述單元則以常見的句號收尾。以適用於網路刊載的文字而言，大致上就是以1至3個論述單元為一段，成為在電腦螢幕上大約3到5行之間的段落。

如果在電腦螢幕上超過5行的段落，在手機閱讀時可能就會超過一個螢幕，比較不利閱讀。

段落長度並不是硬性規定，你可以視不同的場合與媒介需要自行調整，以「論述單元」為基本單位來建構；有時也可以用「1.5個論述單元」來為段落收尾、或是視需要在最後加寫一個結論，如下圖中的範例：

邏輯#1＋邏輯#2＝論述單元#1

↓

因為長久以來人們大量使用石油，使得地球有限的儲量即將耗盡；也因為如此，使得石油價格日漸上漲。近年來的國際動盪，更使得未來石油價格難以預測。

由於電動車可以使用來自石油以外的多元能源、以及可再生的電力，所以將是未來車輛的趨勢；在這個趨勢下，X牌電動車以先進科技為基礎，加上深厚的軟硬整合技術，成為未來交通工具領航者。

← 邏輯#3
← 結論

同樣的寫作技巧，除了產生文案之外，其實幾乎所有的寫作型態都可以應用；除了提高「從發想到文案」的效率之外，也讓文章結構更清楚、段落更易讀。其實，本書的所有文章可以說都是用同樣的方式寫成的。

反過來看，如果你認同、熟悉了這種技巧，也可以用它來檢視其他的作品是否通順易讀、說理清楚。你往往會發現，一些看似冗長難懂的文章，有時候並不是內容的問題，而是作者（或譯者）使用的句子結構不佳、邏輯不明確，將論述拖長到讀者難以跟隨的程度。

不過，只要有規則，當然就有變化和例外。這裡提供的只是一個基本架構，是否要利用它來寫作或是跳脫框架來思考，都是完全自由的，也不一定只用它才能寫出好作品；重點在於「把話說清楚」，也就是是否能盡量站在目標讀者的立場，寫出他們容易理解的敘述。

技巧總結

你在廠商的網站或宣傳品上，可能常常看到類似下圖格式的內容；而這樣由大標、副標、內容組合起來、前後呼應的段落，就可以用本文中介紹的方法在短時間中創作出來。

如果你的寫作技巧不錯，或許也能不透過這些方法，就寫出類似的文案；這對熟練、並且具備產業知識的文案作者來說，並不是困難的事。

這種寫法的好處，在於內容衍生自先前經過討論，而且應該在會議中經過產品經理確認的USP，所以在不同場合、由不同單位運用時，可以保持焦點和口徑一致；在細節有變動時，也因為內容的「模組化」而比較容易雙向更新。

永不耗油，關愛地球

運用再生能源，推動永續環保

因為長久以來人們大量使用石油，使得地球有限的儲量即將耗盡；也因為如此，使得石油價格日漸上漲。近年來的國際動盪，更使得未來石油價格難以預測。

由於電動車可以使用來自石油以外的多元能源、以及可再生的電力，所以將是未來車輛的趨勢；在這個趨勢下，X牌電動車以先進科技為基礎，加上深厚的軟硬整合技術，成為未來交通工具領航者。

最後，在寫完交出之前，請記得做以下的檢查步驟：

- 將大標、副標、內文組合起來，看看論點有沒有矛盾、重複或是技術錯誤的地方；
- 檢查手誤錯字；
- 將整篇文字視需要再重新潤飾一次；
- 看看有沒有需要在文字技巧、前後呼應上加強的地方；
- 再向產品經理確認一次，有沒有特別需要額外強調的USP；如果有，就視需要修改。

另外一個小技巧：站起來大聲唸出自己的文案，看看會不會換氣不順；如果會，就重寫不順的句子。

這樣是不是就很有正式文案的樣子了呢？只要你有基本的寫作能力，跟著上述的架構來嘗試寫商品文案，應該不會是太困難的事情。但也請記得，寫文案只是行銷訴求與策略的一種表現方式；針對商品的特性、目標客層的定位和心理機制，以及表現媒介的選擇等因素去規劃，會比文字的花俏更加重要。

進階問題

此外附帶一提：如果你是為跨國企業服務，國際級作品的「可翻譯性」和「可文化轉換性」是很重要的。你不妨問自己幾個問題：

- □ 別人能將我寫的文案順暢翻譯成外文嗎？（哪些外文？）
- □ 我能將國外的文案改寫成通順甚至精采的中文嗎？
- □ 我寫的文案會不會觸犯某些地方的語言、文化、市場禁忌？
- □ 我的文案翻成外文即使完全忠於原意，在其他文化中是否會變成別的意思？
- □ 進階問題：我能將自己的精采文案用外文重現嗎？

在文案寫得越嚴謹、同時也越精采之餘，這些地方思考得越週延，作品在國際場合曝光的機會就可能越多，也會為你帶來更多的發展機會。

雙語文案的「從零架構法」

在前面的文章中，談到了撰寫標語時使用的「從零架構法」，也建議大家最好能有基本的雙語撰寫能力。作為文案實戰系列的總結，本篇示範如何用簡單的方式，快速建構出可用的英文標語；只要你對英文單字和文法有基本的駕馭能力，一定也可以做到。

在開始之前要先告訴大家的是，「從零架構法」可以產生的是對USP衍生文字商品化、記憶度、以及強調重點有所幫助的「型態」；但因為它只是架構，所以前面對USP的萃取過程還是必須認真進行，以免產生文字漂亮、但搞錯重點的內容。

題外話：所謂「文字的商品化」其實是很現實的一件事情，簡單的說法就是「賣相」，也就是「讓業主願意掏錢的能力」；或者說得更粗淺一點，就是讓業主「覺得你有花心思」，因此願意請你服務的特性。能商品化的文字，一來讓你有工作做、二來通常對於最終目標顧客的說服力也比較高。

有些文案達人的作品其實文字品質不一定頂好，但是商品化程度都非常高；就文案寫作來說，這也是重要的強項之一。

簡單的與繁複的

寫文案、教文案都有許多不同的流派；有些人喜歡簡單明瞭、架構紮實，有些人喜歡拐彎抹角、以大量的形容意象來誇飾，最好是讓讀者看到昏頭，然後就不小心掏錢。

這兩者沒有絕對的對錯，不過我個人喜歡簡潔一點；而也因為如此，才會以介紹「簡單技巧」為主。但這裡所謂的簡單，是在你具備各種前提之下，可以有系統的衍生出作品，而不是「任何人學了都能寫文案」。

所謂「拐彎抹角」的風格，可以用這篇文章來當作說明範例：

如今無疑是個眾聲喧嘩的時代，雖然期待獲取新知、了解趨勢和社會輪廓，然而社群網站滿溢的訊息與圖像，卻雜亂到讓我們不知道如何是好。遊走在網路資訊與實體閱讀之間，現下需要一種更為清晰與開放的聲音，讓將在未來優化這個社會的質感青年收聽觀看。

——〈《500輯》全新上線：新世代閱讀倡議，替日常建立更多有意思的觀點〉[6]

喜好與否不妨自己品評，不過我自己從20歲以後，就不太能寫這種風格了。

6 https://500times.udn.com/wtimes/story/120840/4398627

從零架構法

這個方法如前面文章介紹過的，一開始是針對中文設計；但在調整之後，我也經常用它來教非英語系作者寫出最基本、不會出錯，但是具備「商品化」條件的英文文案。

現在，讓我們用最近流行的玩具無人機（drone）商品當範例來寫英文文案。每個商品都有自己的特色，而這些特色也是文案要著墨的地方，而這台無人機的最大的特色就是「小」。（其實以下是實際指導某公司撰寫無人機商品文案的過程，作品也已經上線；但以下範例經過大幅修改，已姑隱其名。）

好，現在開始寫文案。

即使你英文程度普通、平常也不是專業寫英文文案的，但這樣的句子應該還是寫得出來吧？

This is a small drone.（這是一台小無人機。）

但這樣還是不能賣錢的，因為「你根本沒用心嘛」，所以不夠「商品化」；所以接下來讓我們動動腦筋來對個下聯（對個下聯是最簡單的加料方法），讓業主覺得我們有在花心思。

別的特色沒有，我們的小無人機至少應該很好玩吧？

This is fun.（這個好玩。）

好，可以花心思的點出現了。我們先不管高深的修辭學，對對聯的常識應該還是有的；天對地、陰對陽、夏對冬、大對小……。

咦，等等，前面有個「『小』無人機」，所以後面可以加個「大」來對仗吧？

This is big fun.（這個很好玩。）

所以放在一起就是：

This is a small drone.（這是一台小無人機。）

This is big fun.（這個很好玩。）

到這邊為止，應該大家都寫得出來吧？文法也不會錯了吧？

既然文法應該不會錯了，代表即使你英文不很好、老闆更不好，至少把這個「粗胚」拿出去用，是不會鬧文法笑話的，頂多是「不夠商品化」而已。

但是如果你的文法還可以、而且有一點文案經驗，就會發現這樣講有點囉唆；而當文字太囉唆的時候，有些東西是可以省略的。這樣如何？

Small drone, big fun.

咦，跟市面上的英文標語相較，這樣的語法好像已經有點專業了；就算是一般老外來寫，也不過是如此而已。

如果這樣可以用，那改中文就簡單了；中文大家都會，沒什麼了不起。對聯嘛，就是字數一樣、前後對仗而已，修一下就好：

小無人機，大大好玩。

這樣其實也不錯，還帶到「大大」這種鄉民術語；大大要買一台回去好好玩嗎？

不過如果我們的品牌形象需要精緻一點、高階一點，那麼文字上就可能還要再多些修飾。那麼就拿出我們的中文程度，把它改成：

小無人機，大有樂趣。

「小」對「大」、「無」對「有」，商品化程度大致上可以了；把這一套中英對照版拿出去用，基本上不會丟你跟老闆的臉，還可以讓老闆對你的雙語文案能力刮目相看。

在撰寫文案時的另一個加分能力，就是將寫出來的段落「視覺化」，也就是想像在配上圖片時，它的長度、排法，以及搭配視覺主體時的適用性。雖然最後完稿時不見得一樣，但可以用於自己調整寫法，以及和視覺設計人員之間的溝通。例如這樣：

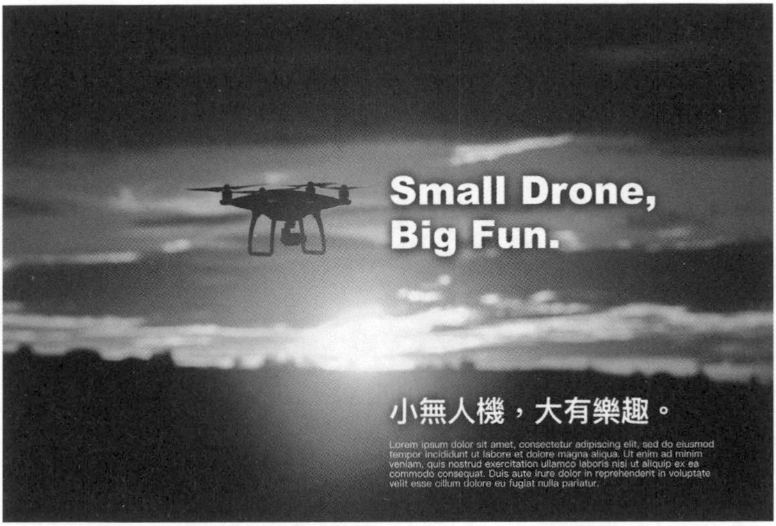
Small Drone,
Big Fun.
小無人機，大有樂趣。
Lorem ipsum dolor sit amet, consectetur adipiscing elit, sed do eiusmod tempor incididunt ut labore et dolore magna aliqua. Ut enim ad minim veniam, quis nostrud exercitation ullamco laboris nisi ut aliquip ex ea commodo consequat. Duis aute irure dolor in reprehenderit in voluptate velit esse cillum dolore eu fugiat nulla pariatur.

來源：作者以免費圖檔影像自行合成

進階狀況

到這邊為止，都還是最基本的技巧，只是讓你以最基本的文字能力，做出「可以商品化」的東西而已；至於再進階一點的技巧，就需要更多的範例和練習了。

進階狀況包括：

- 如果老闆說不要講「small」呢？
- 如果老闆希望塞進更多的產品優點呢？
- 如果老闆覺得「fun」不夠精采呢？
- 如果老闆希望文字更像在講「高價精品」呢？

- 如果競爭對手的產品更小呢？
- ……等等。

這些狀況，有部分是可以透過修改發想方向和文案來解決，有些則需要徹底改變思考架構（也就是可能不適用「從零架構法」），改用收斂（前面提到的「FFAB—USP—文案」方法）或發散（從基礎的最強賣點發想基本文字，再納入其他優點）來著手。

你也會寫英文標語了！

但如果你覺得「從零架構法」適用於你現在的狀況，不妨作些練習，用自家的產品，或手邊的日常物件（自己開的車、喝的飲料、穿的衣服）當作目標來嘗試創作。

當然，更好的方式是繼續精進自己的中英文程度、欣賞更多好的文案或文學作品（不要想得很難，好作品走在路上都可以看到很多）；因為，進階的技巧還是需要進階的文字能力來搭配。

不過在這個階段，以前面的範例來說，你在這個階段需要的只有最基礎的中英文能力、再加上一點點聯想和創意，應該不會太難。

祝你創作順利！

PART4.
練好功了嗎？內容行銷應用篇

寫企業文章是有方法的，這篇都有教

我沒辦法教你怎麼寫出好的企業文章，但我可以告訴你三個基本重點、六種基本脈絡、以及五種結尾寫法；學會這些技巧的排列組合，你也可以寫出一篇結構嚴謹的、首尾相應的、馬馬虎虎的企業文章。

一位顧問客戶問過我一個很好的問題：「如何寫出好的企業文章？」

所謂企業文章，指的不僅是文案，還包括為了公司的宣傳、溝通，或是內容行銷等目的，發表在外界或自有媒體上的內容；通常用來介紹公司的人物、理念、產品或是最近的活動等等。

我的回答是這樣的：

我沒辦法告訴你怎麼寫出「好」的企業文章，因為：

- 對於企業文章來說，「好」的定義跟一般文章不同；例如一篇文情並茂、詞藻精闢的文章，並不見得能達到前面講的公司目的；

- 企業文章各有不同的目的；一篇好的人物專訪、跟一篇好的活動介紹，寫法完全不同，萬一弄錯的話效果也可能完全相反。

所以，我只能告訴你一個「安全」的基本架構，讓你寫得出一篇「OK」的企業文章；不過這個架構不會讓你出大錯，同時也適用於一般文章。

當然，一篇文章的好壞，低標是看內容好不好、文字夠不夠精確，高標則是在達到目的之餘，還能讓讀者擊節讚賞；架構只是讓你「煮出一鍋能吃的白飯」而已。

接下來，就讓我借（自己的）花獻佛，跟大家分享一下這個基本架構。

企業文章架構的重點在三個地方：

- 頭尾
- 內容
- 脈絡

這三個基本條件有顧好，文章整體來說不會太差。至於「命題」或「下標」之類的學問，算是錦上添花，這邊先不多談。

內容

「內容」就是下圖中所謂的「Facts」，也就是「事實」；包括故事的內容、活動的內容、評論的內容等等。

如何把這些內容寫好，不是這邊的重點；只能提醒你，企業文章基本上必須以「事實」為根據。個人文章或許可以多少信口開河，但企業文章往往就是「呈堂證供」；一時無心的不實敘述，就可能會讓公司付出沈重的代價，所以這一點不在話下。

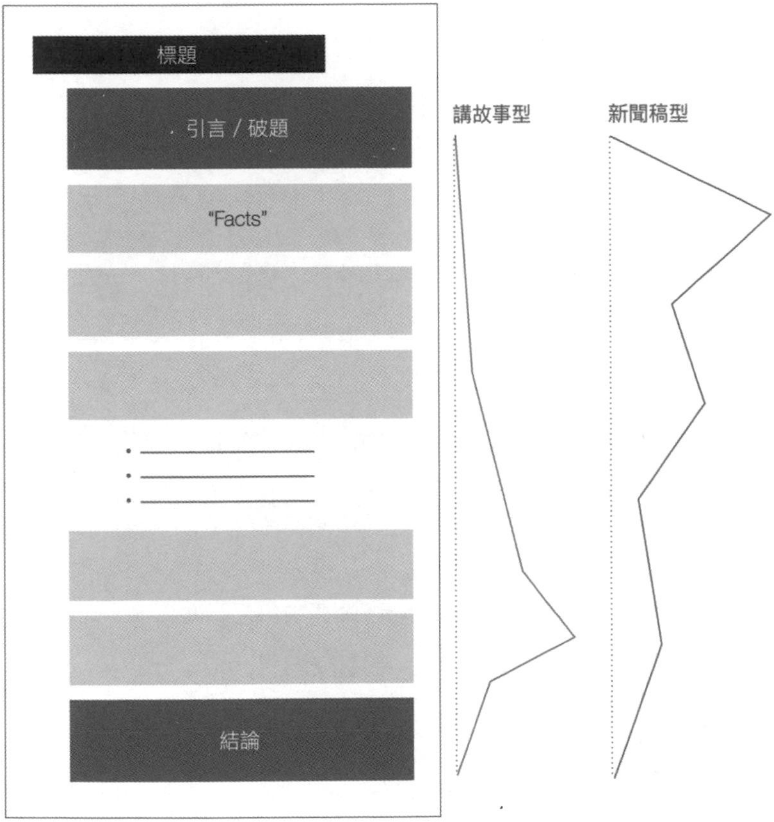

脈絡

內容段落之間的串接，就是所謂的「脈絡」；而脈絡也有很多種串法，例如：

- **以時間為基礎**：例如訪談時，受訪者依照回憶時間說話；但寫作者當然也可以玩一下倒敘、夾敘之類的技巧；
- **以邏輯為基礎**：以不同「事實」之間的「因為……所以……」關係來串接，像是史書上的「紀事本末」體例；
- **以思維為基礎**：完全取決於寫作者的思考方式和喜好來敘述，或是重新整理受訪者的思維，讓敘事輪廓更清晰；
- **高級技巧**：以上幾種基礎的組合連打技。當然也還有其他的脈絡串接方式，這邊只是舉簡單的例子。

同時，脈絡還分兩種：一種是個別段落之間的串接方式、另一種則是整篇文章的脈絡操作。舉兩個簡單的類型：

- **講故事型**：p.179圖中左邊的折線，就是最基本的「起承轉合」類型，包括破題、延伸、出現全文高潮、結尾；這種寫法看起來簡單，但要寫得好也並不容易。適合訪談、簡介、報導之類的文章。

- **新聞稿型**：p.179圖中右邊的折線。如果文章兼具新聞發布功能，就必須將高潮放在最前面一次講完，後面再反覆鋪陳。這也就是廣告公關業熟悉的「金字塔」型寫法，避免讀者只看第一段就不看後面。

從兩種「脈絡」之中衍生出來的一個額外技巧，就是「文章中條列」。在文章中間將類型適當的、想要強調的，或是綜合整理過的資訊，用條列方式來表現。目的是：

1. 讓讀者可以從脈絡邏輯中得到休息；
2. 讓比較「懶惰」的讀者方便抓重點；
3. 讓整篇文章在視覺上有些變化。

頭尾

「頭尾」就是文章的開頭（破題）和結尾（收束）。有時候，一篇企業文章的成敗，就只取決於頭尾；如果讀者看了開頭就沒興趣，或是終於努力讀完，卻發現虎頭蛇尾，不知道文章目的是什麼，那就功虧一簣了。

寫文章開頭有一個簡單的技巧，就是留待整篇文章寫完之後，再回去寫開頭的部分。因為，有時候我們自己也要等寫完之後，才知道整篇文章最有趣、轉折最大，或是最能吊讀者胃口的點在哪裡，也才能把這些點寫進前言之中，成為吸引讀者的「麵包屑」；即使內容真的乏善可陳，至少也還能做個大意彙整，當做整篇文章的「簡介」。

結尾的寫法則有幾種基本類型：

1. **全文彙整**：跟前言一樣，當做整篇文章的重點總結；這是最簡單也最安全的寫法，但比較無趣。
2. **呼籲行動**：也就是所謂的「call to action」，請讀者在看完本文之後思考某個議題、進行某些動作、參考其他文章、購買某些產品等等。企業文章多半有特定的目的，所以如果讀者看完之後「不為所動」，文章往往也就算是白寫了。
3. **頭尾呼應**：對於本文的標題或是埋在前言之中的「吊胃口點」予以呼應，加深讀者對全文論點的印象。
4. **相互引證**：在結尾時，基於前面的事實脈絡，列出自家的其他文章彼此佐證，或是列出外界的媒體或學術文章，來幫本文中的內容背書；除了強化本文內容的可信度之外，還可以增加站內流量、並且（理論上）提高搜尋引擎最佳化（SEO）的排名。

結語

上述的這些技巧，我大概只花了不到十分鐘來對客戶講解，但寫成文章花了兩個小時。因為口語上可以很快舉例，只要聽者表示「懂了」，就可以換下一個主題；但寫成文字的話，就必須將每個點都依照脈絡順序解釋清楚（記得前面講的「脈絡」嗎？）。

此外，因為客戶已經聽過我一段時間的教學，所以很容易抓到我慣用的寫作和思考方式；而寫成文字時，就必須兼顧到「第一次看我文章」的讀者，所以在很多細節上，會比平常的非教學文再更囉嗦一點。

記得最前面提到過，「這些技巧也適用於一般文章」嗎？同樣的道理，這篇文章也大致使用了這些技巧；而當你在寫企業文章時，也必須將讀者設定為「第一次看你文章」的大眾，而不是平常在同溫層之中，已經習慣你表達方式的讀者或朋友。

而這一點，也是客戶雖然已經有寫作和網路社群編輯經驗，但還是覺得寫企業文章很難的原因之一。

對了，這篇文章是沒有高潮的，而且結尾寫法其實只有四種。

建構企業網站內容的20個重點

廠商都想用企業網站「講故事」：講品牌、講產品、講理念，最終當然希望網站成為不休息的業務員、做全世界的生意；但少有廠商對於企業網站內容的結構與規劃有通盤理解，特別是外文版本。本文就來談談這個問題，以及建議企業注意的角度。

……我刻意私底下都問了每家同一個問題：「可以讓我看一下你公司的英文網站嗎？」

結果很有趣，六家沒有英文網站、九家不知道裡面有什麼內容、兩家使用Google翻譯、兩家請親友翻譯、一家特別請專人製作，但內容錯誤百出。

……更耐人尋味的是，所有綠色企業家都知道英文網站之於國際市場，等同一家旗艦門市、等同公司門面，也知道一個像樣網站的價值，絕對遠遠超過打造它的價格，可是基於種種理由，竟然二十家全部都沒有花像樣的功夫在這其上……。

——綠學院：〈為什麼MIT的綠色商品品質好，外國市場卻

賣不起來？一句話點出綠色企業家的盲點〉[7]

雖然引文中還是沒有「一句話點出」答案，不過文章中形容的現況確實沒錯。

我看過的許多台灣廠商，對於英文網站（引文的討論重點）都並沒有給予應得的重視，但就急著想「做全世界的生意」。

這個題目其實我已經講了快三十年，但言者諄諄聽者藐藐；很多企業主管講都聽得懂，但給予這方面的資源和優先順序都排在很後面、甚至沒有。

近年來很多企業家都在「學簡報」，如何做投影片、如何構圖、如何寫文案、如何表達，認為這樣可以提升競爭力、增加說服力；殊不知……英文網站就是對國外潛在客戶做的「無人簡報」。

我們會花錢上課學簡報，但卻可以容忍動線混亂、文不對題、不知所云、錯誤百出的網站內容（美術不是這邊的重點，所以就不提了），卻可以漫不經心的讓它24小時出現在顧客面前，不是很奇怪的事嗎？

7 https://reurl.cc/klnX0b

網站內容的層次

企業網站（不僅是英文）在溝通方面的功能，必須關注到幾個不同的層次：

- **告知能力**：把想要傳達的產品或服務資訊，忠實的告知訪客；這是最基本的功能。
- **解答能力**：當訪客有疑問的時候，能盡量簡單的在上面自助找到答案。
- **聯繫能力**：讓顧客在找不到答案、或是需要跟真人進一步交談時，能在網站上找到正確的窗口。
- **服務提供**：有一些原本顧客要找真人幫忙的事情，如果可以在網站上透過檔案或說明書下載、常見問答集、知識庫等服務來解決，就可以節省時間和人力、並且提高滿意度。

而在內容的撰寫方面，則必須注意：

1. 易讀性

包括遣詞用字、排版、分頁、圖文搭配、閱讀引導動線等方面，讓訪客可以輕鬆閱讀。

2. 組織結構

要有哪些分頁？為什麼要這樣分頁？希望讀者看完這一頁

之後再去看哪一頁？頁面上是否有提供適當的導引？這裡指的不只是視覺上的美術或介面設計，包含文字內容的組織整理都有關係。

3. 行銷能力

內容除了易讀、精確、具有導引功能之外，當然最好能在吸引目光、引發訪客共鳴、提高轉換率方面有所貢獻。

但必須說的是，如果因為撰寫能力不足，使得內容精確和行銷能力無法兼顧，最好還是以精確優先；

4. 自我保護

在〈「防禦性寫作」的技巧〉（p.59）一文中提到過，好的企業文字內容除了可以促進溝通、提升銷售之外，還可以協助公司減輕客服負擔、甚至避免法律責任。

5. 文化差異

在製作任何外語網站時，都必須注意不同的詞彙、表達方式、比喻、俚語在不同地區和文化環境下的差異，以免冒犯訪客、甚至為公司帶來公關危險。

撰寫網站內容時的注意事項

或者換個角度來說，在撰寫網站內容的時候，必須注重幾個要點；這些可以靠能力很強的撰寫者一次完成，或是在「主編」的監督下，由不同功能職位的組員或外發人員來完成：

- **基本撰寫**：文字通順、內容正確、下標分段容易閱讀；但一般業主通常做到這邊就結束了。
- **技術撰寫**：在牽涉產品技術、功能、使用步驟說明的部分，由產品經理、工程師、或是專業的技術寫作人員撰寫或核稿；這個部分最好也能有經常直接面對顧客的客服和業務人員參與。
- **行銷撰寫**：經過上面兩個步驟完成之後的內容，由行銷人員根據宣傳或活動等需要，在不更動原意的前提下加以潤飾改寫，增加文字的可讀性和吸引力。
- **審閱確認**：由合格的公司主管或外界顧問審閱整份內容，做最後的確認和修正之後發布。但必須強調的是，這個步驟最好不要「官大學問大」；給老闆看是可以的，但是請避免做「非專業」的隨性改動，否則可能前功盡棄。

管理階層的心態

回過頭來看主題：企業網站、或者說英文企業網站，大家都知道是公司的門面，但真正願意投下應有資源弄好的中小企業並不多。

還有一種業主的心態，則是「好，你說網站很重要我懂了；但如果沒人看的話還不是白做工？所以你要先幫我把流量做起來，人多了我自然願意去改。」

如果把這樣的想法視為「等我餐廳生意好了，再來重新裝潢」，是可以理解的；但恐怕有個誤解是，與其說網站是你的裝潢，不如說有更大的成分是招牌、門口的菜單，或者說是登在旅遊指南上的廣告。

你或許可以經營沒有招牌的隱藏版餐廳，但千萬不要掛出很糟糕的招牌來昭告世人「我做菜並不用心」。

千萬不要

再回到網站。上述的這些重點步驟，技術上都不是非常困難，只是有沒有貫徹的意志、相對願意投入的資源多寡、以及是否找到了對的人來執行。

大企業、尤其跨國企業因為資源多、而且部門功能完整，所以網站相對容易做到上述的各種溝通功能；小公司資源少，所以並不一定要所有功能一步到位：

無論中文或外文，只要先做到「把話講好、把話講對」就夠了。

因為，只要把話講好、講對，前面的各項要求就已經做到了一半，其他部分再隨著時間和資源慢慢累積就好；除非忽然募到大筆可以亂花的資金，否則請盡量**避免**：

1. **一步登天**：完整網站很難一次就做完整；實務上通常會經過一段長時間的規劃、測試、修改，所以時間和成本方面都要有心理準備。如果有人跟你說能一次做完，請謹慎應對。
2. **非必要功能**：先把上述的溝通功能做好就好；諸如會員制、電商、即時互動等額外功能，都需要不同的專長、技術、人力、成本。除非你要經營的原本就是電商或媒體，但就不在本文討論的範圍之內了。
3. **找到錯的人**：內容的規劃和寫作（特別是外文，又是另外一門學問）跟網站架構的規劃和架設是不同的專業；當然也有高手兩種都能做，但找人做之前要先弄清楚對方的專長和能力。

別忘了「接球」流程設計

最後要提醒的是，即使有了好的門面，特別是以外文而言，公司內部還必須要有妥善的「接球」機制：

1. **內容更新**：除了「公司簡介」會維持一段時間不動之外，商品和服務內容可能會頻繁更新，此時必須有妥善的工作機制，維持外文內容以同樣的水準來更新。
2. **業務處理**：如果有外國顧客看到網站（或其他宣傳途徑）前來詢問，業務單位必須有適當的回覆、接單、處理人員和流程。
3. **客服處理**：無論是電話、email，或是線上即時交談（如果有的話），都最好能有專人回覆；如果是線上回覆，最好是在包含時差的兩個工作天內處理完畢。這當然是理想狀態，如果人力不足的話，就只留email、盡可能兩三天內回答就好。

如果以上這些暫時沒有辦法做到，也不是沒有辦法；簡單的方式就是保留一個高品質的靜態（固定內容）網站、結構盡可能簡單、把內容寫好。如果接到顧客需求，就先「請洽當地代理商」即可。

網站是你的跨國簡報、也是無人推銷員

網站是一家公司的門面、也是24小時不間斷幫你工作的跨國推銷員，所以值得花些心思想想該怎麼做、該怎麼把它做好。

即使沒有網站或是網站很簡單，也並不是丟臉的事情，不必

「別人有，我也要有」，尤其不必「別人的網站有某某功能我也要有」；但必須在權衡自己的產業特性、長期資源、行銷方式，以及內部流程之後，以最適合自己的型態來呈現。

最重要的是，必須能從視覺、內容、結構、服務等各種角度，呈現出公司最好的一面，再以理想的動線、流程、使用體驗推展良好的形象，提高業務轉換率。

至於外文網站的差異與重要性，前面都已經提過了；但因為外文不是我們的母語，而且有文化和品質上的諸多考量，讓我們必須花更多心思把它做好。

如果以個人的顧問經驗和角度，我的建議是「質重於量、也重於上線速度」；雖然有些障礙可以靠資源來克服，但這個基本原則還是不變的。

從對的角度開始思考內容行銷

有些企業在做「內容行銷」的時候，並沒有明顯的策略規劃，而只是在「產出」一些內容之後，就登在網站上「關於我們」之類的地方，或是透過大量廣告推送，而沒有考慮到內容行銷的意義與目的、以及適當的手法。

在輔導一些公司做「內容行銷」（或者解釋「什麼是內容行銷」）的經驗中，我發現案件經常始於「請你來幫我們公司做內容行銷」、「協助產生內容」，或是「將內容轉換成績效」這類的需求。

但如果你對「內容行銷」這個話題夠敏感的話，可能已經從上面這幾種需求之中嗅到了一些很常見、但是不太對勁的味道。

「做內容行銷」是什麼意思？業主知道內容行銷的意義、目的、方法以及預期結果嗎？「協助產生內容」之後呢？你希望內容如何「轉換」成績效？

這些其實都是在動手之前必須先跟業主釐清的重點。如果沒有的話，雙方就可能在目的、過程，以及所需的時間、預算、預期績效等方面都會產生不必要的落差。

關於內容行銷的基本觀念，在下一篇〈內容行銷的意外成敗關鍵〉一文中會有深入討論。

而在開始一切工作之前，我歸納出了幾個簡單的概念，用於和業主溝通清楚；只要在這些點上有所共識，你就會發現做起來會輕鬆一些：

講故事的方式

我們要趕快告訴／教育／灌輸顧客一些事情。（x）

我們有什麼優點是顧客想知道的、有哪些可以幫上顧客的忙？（o）

即使說的是一樣的事情，不同的角度也會帶向不同的結果。很多業主急於告訴顧客「我們有多了不起」、「我們的產品有多棒」、「我們有多少豐功偉業」，所以期待行銷工具能把這些事情「灌輸」給潛在顧客。

這一點在民智未開的時候或許還有點用處；但在資訊爆炸的現在，每個人都有自己的資訊來源和定見，也有不見得少的產品相關經驗，所以一廂情願的訴求不一定會有用，甚至不一定有反應。

內容製作

我們要透過各種方式（漫畫、動畫、影片……）把內容變有趣！（x）

從顧客的角度思考，哪種表現方式能讓顧客迅速理解我們要講的事。（o）

很多單位（特別是公家機關）會覺得，將艱澀單調的觀念透過可愛小熊的嘴巴講出來，就會變得比較好懂、比較有趣。或許小熊（或二次元正妹）可以讓回頭率提高一些，但單調的東西還是一樣單調，大家看完只會記得小熊（或二次元正妹），不會記得它們講了什麼。

如果在（例如）解釋大家原本都沒興趣的稅務概念時，從某個角度（對，這樣有點詐）告訴大家「這樣讓你省下一整年的稅金」，相信不需要小熊，大家都會認真研讀；如果再加上大家（目標受眾）能夠理解的敘事和邏輯（而不是叫小熊照本宣科讀政令），效果當然更好。

附帶一提

我們是2B，不是2C，所以用專業的方式來表達就好。（x）

B端也是人組成的、而且不一定每個都是專家，所以表達方式還

是可以用2C的技巧，只是結論必須導向2B的效益。（o）

有些B2B（企業對企業）的業主，往往傾向使用專業而艱深的觀念和語法來溝通，因為他們相信另一端的專業企業客戶喜歡，而且習慣這樣的溝通內容。

這樣的想法基本上沒錯，在企業之間直接溝通的過程（像是商務信件往來或談判）之中，這會是最有效率、最不會出錯的方式，但在「內容」、「行銷」的領域中，特別是透過「上面多數是普通人」的社群媒介，或是「讀者多數是不特定對象」的網站文章時，表達方式就有斟酌的必要。

或者換個方式說，或許現在透過媒體或社群來做內容行銷是顯學、也是捷徑，但如果你的內容「不有趣」（即使是透過小熊來講），能夠吸引到的注意時間就非常短（或是大家只注意小熊），印象留存和轉換的效果也就不會理想了。

所以，確實2B和2C有內容、受眾以及轉換方式上的差別，但技巧上仍然大同小異；真正需要著重的，則是「我們的服務能為企業節省大量成本」，而不是「讓你每天早一個小時下班」。

你能理解前面這些對照的差異嗎？

內容行銷的意外成敗關鍵

某位朋友問：「為什麼『內容行銷』說的人多，但做得好的案例不多？」從我自己的實際經驗來看，不全然是「好案例」不多，而是會講的人多，但會做的人不是那麼多，願意落實執行的業主更少。

什麼是好案例？

所謂「好案例」，一般來說是指產品的功能實在（所以說詞比較不必灌水）、故事背景有趣（容易寫出吸引顧客深入瞭解的好文案），而且業主也支持（態度上和資源上）；有了好案例，行銷人就只要負責動腦筋、找工具、擬計畫就好，事半功倍。

反過來說，就很容易瞭解了：如果產品灌水（需要虛假的說詞擦脂抹粉）、背景無聊（寫文案的人很傷腦筋）、業主猶豫小氣（後面會說明），內容行銷要成功的難度就很高。

這時候，姑且不論產品好壞，至少業主可以尋求其他的行銷方式，不一定要執著於內容上；甚至把資源回頭拿去改善產品，都可能是更有價值的一種行銷策略。別忘了，傳統行銷「4P」中的第一個正是「product / 產品」。

相較與其他常見的行銷方式（例如辦活動、登廣告、找代言人等等），相同預算的內容行銷專案，需要的製作人力比例相對較高（但其實成本不一定比較高）、見效又相對較慢（好處是有效期間相對較久，費用攤平之後其實並不算貴），所以許多業主沒有那個耐心持續投入和等待。

內容行銷的基本步驟

以基本的準備作業來說，一般內容行銷方案需要幾項元素與步驟：

- 定義目標市場；
- 分析產品特性；
- 根據前兩點發展出內容行銷策略；
- 根據策略發展出一套廣義的（適用於不同表現方式）、口徑一致的、能吸引潛在顧客深入瞭解（還不一定要購買）的品牌或產品故事；
- 選擇適當的形式（文字、圖片、影片等等）與傳播通路（媒體、官網、社群、平面等等），再根據選擇結果訂製「內容包」（不同比例的圖文影音組合）；
- 根據「內容包」和所選通路的形態，來決定表現方式

（投稿媒體、業配報導、病毒式傳播、社群分享等等）；

- 必要時搭配上述表現方式設計實體活動（抽獎、試用、講座等等）；
- 視情況加碼專案時間和行銷資源；
- 最後才是追蹤檢討成果。

內容行銷的執行障礙

這整套計畫所需要的時間，短則數週、長則經年累月都有可能。事實上，比起拍廣告片等其他行銷活動的形式，時間並不見得特別長、成本也不一定比較高；然而在我自己的經驗案例中，內容行銷專案無法持續的關鍵點有幾個：

- 業主已經習慣於傳統行銷方式的成本範圍（例如拍一支廣告片要xx元、買一檔30秒廣告要xx元）；對於現今以網路為基礎的內容行銷方式較不熟悉，很容易問出「這為什麼要花這麼多錢」之類的問題。
- 從2010年左右的「部落格時代」後期，發展到現在的「自媒體」時代，內容製作的技術門檻一直降低；例如修圖、美肌、短片拍攝的工具越來越簡單，手機的拍攝與製作功能也直逼過去的專業設備水準。加上偶有低成本製作爆紅的案例，更容易讓業主低估內容製作成本。

- 上一點提到「製作的技術門檻降低」，但「品質門檻」並沒有降低太多。除了少數歪打正著的特殊案例之外，無論是圖、文或是影音，基本上「一分錢一分貨」仍然是沒有改變的。

失敗率最高的案件類型

■「臨時起意」

通常業主「臨時起意」的內容行銷案（看到別人做了也想做，或是只看到他人成功案例的結果，不知道前面投入的資源與時間，所以誤認為可以快速見效），中途因為不符預期而陣亡的比例非常高。

而能夠持續的案子，很多是因為屬於規模較大、妥善規劃專案的一部分；所以前期都已經說服過業主、預算也已經分配好，所以比較不會因為「太慢」或「太貴」而中斷。

■「收回自製」

在前面提到的9個步驟之中，個人顧問經驗裡最常遭遇的「中斷點」在第3個步驟，也就是「發展出內容策略」的階段。

有些業主經過一開頭的兩點、看到內容策略出爐之後，就覺得自己（或自己公司的人）應該就可以講故事，繼續執行後面的步驟；但很遺憾的是，通常這樣到最後的結果都是不了了之。

道理很簡單：從「內容策略」到「內容產出」中間是一段很大的距離，產出好的內容更是需要專業人士參與。

無論是用文字或影像，「講故事」都是一種特別的能力；就像拍電影一樣，相同的劇本、相同的演員和特效技術，在不同的導演手下就可能有截然不同的成果和評價。

此外，內容之中從「故事」到「產品」、從「人」到「物」、從「好奇」到「認同」到「購買」之間的微妙轉換，也需要細緻的手法來完成。我的朋友解聰文先生寫的〈回歸基礎：內容行銷的精髓永不過時〉[8]一文中，就舉了一個非常基本的例子：

例如我們應該以「健康生活」來當作主題，而非我們正在賣的健康食品；最好以「體適能」為主題，而不是某一款運動鞋。以產業來說，應該談「提升製造業效率」，而不只是貼上最新款電腦控制車床的規格表。

在行銷內容中做這樣的轉換，看起來似乎簡單，但實際上要做得好非常困難；此外，這也不是光靠內容可以達成的，還需要後續的各種策略手法，以及業務和服務單位的支持。

8 https://tuna.to/content-marketing-basics-63232da30349

你可能沒想到的「成功案例」

題外話：事實上，我現在手邊能舉出最淺顯的成功案例，就是「早上起來腰痠嗎？你的腎可能已經壞了」之類的電台賣藥，或是有線電視台賣某些「健康機器」的廣告。

仔細研究一下，你可能會發現很多這類廣告的基本策略就是「販賣恐懼」；而不只是健康類產品，同樣的手法其實在諸如美妝、塑／瘦身、育兒、保險、老人照護等類型的產品上也大量出現。

「販賣恐懼」是一種早已行之有年的行銷手法和策略，只是看你願不願意仿效，以及產品最後是不是能夠誠實的達到宣傳效果；然而如果只論技術層面，你會發現這類廣告就像「色情網站是網路創新之母」的說法一樣，完全具備前面提到的那些策略條件、執行手法和績效也都相當成熟。

專家很重要

總之，成功的內容行銷案例雖然原則萬變不離其宗，但過程中有太多細緻的操作和創造要完成，成本多數時候也不是「找個網紅自拍然後提到我們產品」或「登一篇裡面滿是導購連結的業配文」那麼簡單。

技術上來說，這年頭只要有一支好手機，內容行銷所需要的製作與發表工具大概就全包了；但策略上來說絕非如此，業主仍然需要專家協助規劃執行。或許最後的結果真的只靠一支手機完成（而且還可以拿來當做賣點），但這只會是結果，而不是前提。

順帶再提一點跟我自身工作有關的：在前面提到的兩類「容易失敗」案例之中，偶爾還是有勉強完成（只是效果多半不佳）的專案；但以本地市場而言，無論是標語、故事、產品名稱等等，只要是牽涉到「裡頭有英文」的案子，幾乎100%都是慘敗收場。

回歸基礎

雖然業主的錯誤期望或是支持不足，都是常見的失敗原因，不過並不能都只怪罪業主；魚目混珠、能力不佳的內容行銷人員或顧問，或是前期就出錯的內容策略也都是可能的原因。

回到最前面的問題：「為什麼『內容行銷』說的人多，但做得好的案例不多？」

其實內容行銷就如同其他行銷方式或工具一樣，都不保證絕對成功、並不特別便宜，而且成敗案例一定都有；只是因為：

- 網路內容行銷的發展時間尚短、案例相對較少；
- 比例上「半途而廢」的案子恐怕不比「執行完成但效果不彰」的少；

- 有些成功案例被更亮眼的行銷方式掩蓋。

所以如果沒有仔細觀察，比較不容易看到好的案例；但如果你有興趣的話，仔細觀察一下前面提到的廣播或購物台或網路上的一些奇怪廣告，就會有一些發現。

像是「尾貨庫存過多老闆跑路夥計甩賣」（多半是假的）、或是「臺灣老農含淚拋售過剩水果請大家幫忙」（多半是假的，而且一定要寫「臺」），都可以看到一些內容行銷技法的痕跡，有些技術上其實做得還不錯。

賣出「醜產品」的兩個關鍵

「現在3C廠商產品力強不強，已經不是看規格了，而是看被排山倒海嫌醜之後還能不能賣得動。」

這是我過去說的一段話；乍看有理，但當然失之簡略，所以再多做一些說明。

歷史上出現過許多被嫌醜、但卻賣得非常好的產品；在手機之類的科技產品領域，往往會有某款產品被嫌「萬年不變」、「顏色醜爆」、「螢幕上竟然有個瀏海」、「別家產品都有XX但你卻沒有」；但只要預購一開，還是人山人海、一機難求。

有些人會把這樣的現象稱為「潮」、「賣信仰」或是「智商稅」等等。消費者有自己的品牌或產品喜好，怎麼講都無可厚非；但如果競爭產品的行銷人員也用同樣的話來解釋這種現象，那就太失職了。

原因很簡單：從行銷工作的角度來看，如果有品牌即使推出「醜產品」，卻能因為「賣信仰」而一機難求，表示他們的行銷人員非常盡責，而且策略極為成功；同業應該去努力分析這些背後的原因，而不是雙手一攤、都是消費者的問題。

然而，如果產品本身沒有足夠的「產品力」，光靠成功的策略還是沒有用的；因為這樣的成功也只有一次機會，很容易就被超越。所以，本文就來談談產品力、行銷策略，以及「賣得動」這個結果之間的關係。

什麼是產品力？

所謂「產品力」有諸多不同的說法；例如「企業開發滿足顧客需求的產品和服務的能力」、「主導商品規劃與生產流程，並且定義目標族群、通路、以及品牌價值的能力」、或是「創造產品差異和競爭優勢的能力」等等。

這些當然都有道理，不過至少就我寫下前面那段話而言，我想的是「以合理的價格，滿足顧客的幾類需求」：

1. 解決「相對急迫問題」的能力（也就是行銷上常說的「solution」）：例如連續抽取衛生紙比捲筒式方便；這一點通常會牽涉的是基本設計、效能、價格，也會影響產品的競爭力；至於這個面向的負面表列，則是「要有起碼的品質，不能一用就壞」等等。
2. 滿足實用面的需求（「need」）：我要打電話、我要拍夜景、我要開直播。
3. 滿足心理層面的需求（「want」）：這種產品讓我覺得自己有地位／品味、我就是喜歡某牌產品、買了某牌產品讓我有歸屬感。

以上這三項需求，應該已經大致涵蓋了對「產品力」的多數定義；而一般的中高價位大眾產品，無論品牌，實質上也多半都能滿足前兩項需求，問題不大。

接下來要看的，則是各家廠商如何用獨自的手法，去滿足（甚至「先創造後滿足」）第三類的需求。

要做到這一點的流派很多，像是故事行銷、品牌形象、產品設計（甚至配色）、（相對不必要的）規格提升、環保訴求、團體認同、攻擊對手、人物代言等等手法；這些偏向行銷層面的部分，因為不是本文重點，所以就先不深入討論。

為什麼「產品力不是看規格」？

當然不是「完全不用看規格」，而是：

1. 相對於其他的滿足點，規格相對次要。
2. 這些規格有許多是用於滿足第三層需求，而不是第二層。

說到規格，我覺得有個前提要先說明一下：至少以我略懂的科技業和汽車業而言，雖然許多使用者會熱衷於追求配備規格（例如X車有雷達智慧跟車系統、引擎有200馬力，Y車沒有跟車功能、只有180馬力），但廠商在設計時的思考方式並不一樣。

對於有規模的廠商而言，除非是完全自行研發的先進機密設計，否則基本上只要市面上有人用的功能，要引進都不是問題（例如雷達智慧跟車系統）。因為這些功能都是外界的第三方廠商研發、再向各大車廠兜售，所以它會不會出現在某車款上，原因只會出於：

1. 車廠的取得成本、終端定價策略，以及產品線規劃（例如即使取得成本不高，但市價100萬以下的車就是不裝，以便作出區隔）；
2. 取得的時間早晚，以及因為早或晚、產量多寡而決定的取得價格（早買早享受、晚買晚後悔）；
3. 整合進未來產品的技術可行性高低，以及可能衍生的潛在考量。

也就是說，車廠絕對有能力讓你在50萬等級的車上也有智慧跟車、雷達定速、盲點偵測、10個氣囊，而且可能還有利潤；只是出於產品設計和商業考量，不一定願意這麼佛心。

然而一旦車廠決定（例如）在50萬等級的車上加配某項功能，在行銷上一定會有配套措施；例如列為選配或高階車款專屬，或是至少也要打著「本車廠基於愛護地球、珍惜顧客、注重安全，或為城市交通盡一份心力」的形象牌來賺一點分數。

總而言之，這類決策多半不會單純來自拉低成本、技術上做不到、買不到、研發不出來、主事者不懂市場需求等等理由（雖然也都還是有可能），而是在商業考量下、在那個瞬間所做出來的理性判斷。

只是從結果論來看，這些判斷當然也有可能是錯的，也是可以評論的地方。

「認同」才是關鍵

以我的理解，包括手機之類的電子產品市場也是如此，只是不同廠商的研發能力、獨家技術多寡、財力、採購能力，以及產品設計概念有所不同；有些廠商滿滿的專利（或是買來、授權來的專利）、也有些全靠公版設計也照樣可以賣。

回到前面談的「產品力」三個基本點，小結論還是一樣：

1. 大多數品牌廠商都可以滿足前兩點需要，基本功能大致上都可以視為「一樣好」；
2. 多數時候廠商之間，規格只是「要不要做」的商業考量。

所以在第三點的「心理需求」上，對於品牌的認同度、對於不同手機系統的認同度、個人使用習慣的偏好、再加上對「額外功能」（特定配備、功能、或是顏色等等）的需要／想要，才是決定最後購買的關鍵。

「無條件認同」

有時候，我們會對某些產品或品牌「無條件認同」（這不是最理智的心態，但確實存在）：A牌的汽車都很安全、球鞋就是B牌舒服、一定要C牌手機，問題只是買什麼款式和價位而已。

這樣的心態往往會被批評為「盲目」、「跟風」、「品牌崇拜」。但真的是這樣嗎？你會真的「盲目」到只要是某牌就認同嗎？

其實多數時候並不盡然，這種「無條件認同」往往來自許多個人經驗、可信賴的親友、市場評論，再加上廣告行銷「洗腦」和一點點個人的不科學偏好（「他們的設計就是對我胃口」、「我就是喜歡它的標誌」），長期累積下來的「結果」，而不是引導你選擇的「原因」。

你可以問自己一個問題：「假設我對某品牌有這樣的認同，當我需要買產品時，我『無條件選擇』這個品牌的產品比較安全、還是到市面上『閉著眼睛買一個』比較安全？」

兩者字面上來看都不理智，但大多數人應該會選擇前者；即使你對任何品牌都沒有特殊偏好，除非你是某領域的專家（例如球鞋），否則到市場上閉著眼睛買一個，並不見得會是更安全的選擇。

換言之，我們看到的「無條件認同」其實是很多條件和前提累積的結果；只是我們在需要決定的瞬間，往往會根據這個認同做出直覺的決定。而行銷的目的，也可以說就是培養出消費者的這種「直覺」。

「很醜的手機」

當你說「某個產品很醜」的時候，通常有幾種可能：

1. 它真的是世界公認的醜、或是產品線一直醜到被認為「這家公司設計能力有問題」的程度（有可能，但以目前的商業環境來說，品牌產品要做到這一點還不太容易）；
2. 基本上其實還可以，只是某個地方很醜（或大家說那個地方很醜）；
3. 其實也沒那麼醜，只是跟著大家講一下，可以顯示自己對它的內（關）行（注）；
4. 根本不認同或不想買，只是找個理由合理化自己的選擇。

這些都沒有對或不對，認同或不認同某個產品或品牌都是個人自由，甚至連「合理化」其實都是沒有必要的。

但有趣的是，「不認同卻關注」的消費者，其實已經落入了廠商的圈套；講得更明白一點，這種「不認同」就是「某種認同」，也讓你自動進入了未來廠商訊息的接收者或傳遞者名單。對廠商來說，這樣就夠了。

另一方面，如果你屬於「認同而只是覺得醜」的消費者，就可能會不自覺的反覆思考「是真的有那麼醜嗎？」，而通常的自己得出的答案會是「也還好嘛」、「是有一點啦但其實不要緊」、或是「習慣就好了」。

當然，覺得「醜到不行我無法」的消費者還是會有，但以前面「不至於世界公認醜」的前提下（我認為今天的任何廠商都不會做出這樣的產品，除非是大家都在摸索的全新類別），這些人士並不會成為決定性的多數。

簡單的說，只要你剛好想買、認同這個品牌，而且三個層次（至少兩個半）的需求都可以藉由它獲得滿足，多半還是會摸摸鼻子買了。

口嫌體正直

這句話的意思是「嘴巴說不要，但身體很誠實（的去買了）」；用傳統的話說，有點接近「嫌貨才是買貨人」；或者再換個口語方式表達，就是「想買的人才會殺價」。

任何商品或服務都會有這樣的消費者，而爭取這些人最後仍然下單購買，是行銷上的重要課題（在「不嫌就會自動買」的人身上，可以不用花那麼多力氣）；方式或許是靠價格、靠優惠、靠贈品等各種傳統業務上「臨門一腳」的手法。

但回過頭來說，最高境界還是以產品力（基本條件）和認同感（進階條件）的累積（「累積」兩個字是關鍵），打造出多數潛在顧客的「（有前提的）無條件認同」，降低顧客在購買決策瞬間的障礙（例如「好像有點醜」）。

所以講結論：當你的產品「被排山倒海嫌醜之後還能賣得動」時，就已經達到了這樣的境界。千萬別覺得你的顧客盲目，他們也不會真的盲目；而是因為你的功德已經積得圓滿，現在到了收割兌現的時候而已。

從「話題物」到產品行銷的想像

跟一位顧問客戶討論他的新產品行銷，談到了這個家用產品的外觀設計；我給了他一個建議：除了功能性、美感，以及質感等基本條件之外，最好還能夠兼具「話題物」的功能。

英文中所謂「conversation piece」的意思之一，就是物品除了本身功能之外（甚至可能根本沒什麼用處），還可以用來引發話題；就讓我們暫時稱它為「話題物」吧。

在人與人之間往來交際時，如果是在諸如辦公室或是客廳之類比較封閉的場合，好的「話題物」往往可以扮演關鍵的角色：

- 在完全陌生的對象面前，話題物可以扮演「破冰」的角色，特別是對方如果有類似的物品或喜好時更加理想。
- 在公務或談判對話時，話題物可以轉移話題或舒緩氣氛。
- 至於最高境界，則是這個東西可以讓物主在賓客面前吹噓一輩子。

最常見的話題物是繪畫、雕塑之類的藝術品，或是明顯來自某個特殊地方的紀念品；但如果是大量生產的消費產品，要能成為話題物就有些難度。

讓消費性產品成為話題物

包括特殊的用色（包括配色）、材質、造型、紋路，都可以列為考量；而本身的品牌和呈現方式、以及常見的跨界品牌聯名（例如筆電上放超級跑車品牌的標誌）也都是方法之一。

簡言之，產品外型除了符合功能美感、和周遭環境的對比或融合之外，在使用者心理層面的功能也應該列入考量。在不會大幅增加開模和機構成本的前提下，話題物的設計對銷售可能也有所幫助。

當（說實在話）東西本身乏善可陳時，「話題物」的功能則可以讓行銷內容更加豐富有趣，甚至引爆出意外的賣點。前面提過，話題物本身其實可以沒什麼功能；在經過設計之後，賣的幾乎純粹就是話題功能。

事實上，我們的手邊通常都已經有一些話題物（不妨想想你手邊有什麼、上次用它來當作話題是什麼時候）；而近年流行的所謂「文創商品」，有一些也算是抓到了這個精神，把原本只有簡單基本功能的東西，變成了話題物。例如（雖然已經有點浮濫的）泰國設計「尿尿小童檯燈」，就是其中之一。

複雜產品中的「話題物」設計

其實，像是（我比較熟悉的）汽車之類技術同質性高、但品牌文化差異較大的產業，就大量使用了「話題物手法」來寫文案。

如果你注意過最近的汽車文案（特別是型錄、網站之類的「第二線功能」長文案），就會發現無論是水箱罩、車身線條、車燈、內裝、車尾造型等等，都有一套無中生有的話題可以講。

例如我曾經幫某歐洲品牌汽車寫過文案，某年有一款車的外型上用了一道特殊線條，號稱是向該廠1950年代的某經典車款致敬；光是這件事情，在那個年度的文案中就寫了上萬字。

文案中從1950年代那款車多受歡迎、得過多少大獎、那道線條如何前所未有、線條的弧度其實取自該國的某座山或某條河……等等，最後才拉回主題，強調新車繼承了經典精神、在幾十年後重現往日光輝云云。

如果沒有這樣的話題設計，加上之後的話題關聯，那條線就只是車體鈑金上的一道彎而已。

但是有了這段故事之後，文案上可以寫、業務代表可以說嘴，連車主都可以跟朋友吹噓這輛車的來頭有多特別。

你也可以說這樣的手法叫做「故事行銷」，當然也沒錯；「話題物」只是用來塑造故事性，並且預先拉到最終使用場景想像的一個角度而已。

產品與故事的連結

總之，無論是單純產品的外觀變化，或是複雜產品的細部設計，從「話題物」角度去思考，然後延伸出造型、功能，以及背後的故事，都是在開發過程中可以列入考慮、讓產品在本質之外異軍突起的方法。

如果你正在從事產品行銷的工作，不妨回頭看看自己的產品，是否還有在設計上成為話題物的空間，或是在發展行銷內容的時候，能不能找到與話題故事之間的連結。如果有的話，恭喜你，你的產品又多了一個獨特賣點。

PART5.
科技內容行銷的標竿：Apple風格

如何寫出「Apple風格」的文案？——前言

在科技業界，Apple的文案一直具有一種獨特的風格：用簡潔、明瞭，卻又具有多重意味的語句來描述產品，不僅將原本平淡無奇的功能寫得生動有趣，甚至將「缺點」變成令人會心一笑的特色。

我自己從1980年代末期到2010年之間，長年為Apple撰寫和翻譯文案、也參與過一些產品開發和教學專案；在1995年至2000年之間，則擔任相關產業雜誌《麥客情報》（美國Macworld雜誌中文版）的總編輯與社長，並且為美國《MacWEEK》、《eWeek》等雜誌擔任亞洲特派員並撰寫專欄。

後來在從事行銷顧問工作之後，我寫過不少對於Apple中外文產品文案的評析，其中有一些收錄在本書之中。

所以，我或許可以自稱在中文世界之中，是對Apple行銷歷史和風格有些瞭解的人之一；但從相反的角度來看，我從當時到現在的文案寫作與行銷策略視角，也深受Apple風格、因而受過的訓練，以及為它工作的經驗所影響。

如眾所周知的，Apple文案的味道非常獨特，獨特到光看它的行文方式，即使句子裡沒有提到公司或產品名稱，讀者都可能猜得到是Apple的文案。這種特色已經成為Apple品牌形象的一部分；無論讀者是否喜愛這種風格，它已經成為Apple重要的品牌資產。

如同在〈賣出「醜產品」的兩個關鍵〉（p.205）一文中提到的，如果你看到Apple的文案時，無論喜歡與否，都會在腦中浮現這個品牌，這樣的高辨識度就已經成為「產品力」的一部分；這樣的行銷資產，需要長時間、品質一致、風格不變，再加上一些運氣，才能獲得的成果。

因為光是「文案風格」就已經是兼具品牌、產品、以及行銷活動三大功能的共同資產，為節省溝通和服務成本省下了難以計算的心力，所以至少在科技業中，Apple的文案已經成為產業標竿、也是許多廠商努力效法的對象。

然而，一方面這些模仿者多半沒有抓到Apple風格的精髓、另一方面產品也不夠強或不夠獨特，所以至今很少有人能達到同樣的成就。

在以下這個系列之中，我將以11篇文章深入介紹Apple的文案寫作風格、解析其中的妙處，也會適時舉例比較同一文案的幾個語言版本。讀者不妨與前面談思維和技法的文章對照，讓自己對寫作和解析文案的功力更上一層。

如何寫出「Apple風格」的文案？#1：把玩知名句子

在資訊業界，Apple的英文文案一直具有一種獨特的風格：用簡潔、明瞭、卻又具有多重意味的語句來描述產品，不僅將原本平淡無奇的功能寫得生動有趣、甚至將「缺點」變成令人會心一笑的特色，也成為許多其他廠商仿效的對象。不過其他人多半只學到了皮毛，而沒有抓到精髓所在。

以下舉的這個例子，就是非常典型的Apple風格文案：用一個原本平淡無奇的句子，透過標點、重組，或是非常細微的改動，變換出雙關、甚至完全不同的意思。

「Light years ahead」是英文中常用來形容「遙遙領先」的說法，直譯是「領先好幾光年」；但在這裡用來形容新款筆電，只加了一個句號意思就完全不同了：

Light. Years Ahead.

變成了「輕，（而且）領先好幾年」的意思。

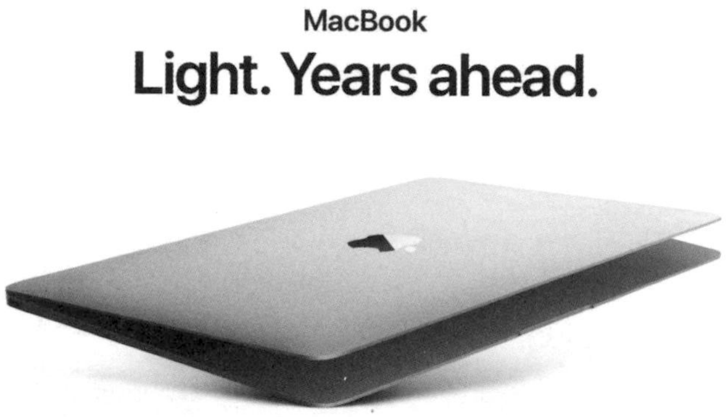
MacBook
Light. Years ahead.

來源：Apple 官網

這個句子用了兩個雙重語意：「Light」同時有「光／輕」的意思，而英文中無論講「領先幾光年（距離）」或「領先幾年（時間）」都是可以的，不會因為「Light」被切掉了就變得意思有點勉強。

簡單的說，這句佳作只用了一個句號就完成了意義的翻轉。這個手法看起來簡單，但其實需要相當高的文字功力和想像力。

以搭配這張圖的文案而言，還有另外一個可以玩的寫法：

The Unbearable Being.

不過這個寫法對西方人可能比較有感覺，它的原文來自米蘭昆德拉的1984年知名小說《The Unbearable Lightness of Being》（生命中不能承受之輕）；如果你知道這個書名，大概就知道我在玩什麼把戲了。

「生命中不能承受之輕」原本就是個文字上刻意自相矛盾的說法，造成它獨特的韻味；而我在這邊又把關鍵的「Lightness」（「輕」的名詞形式）藏起來，讓已經熟悉這個書名的讀者自己把它腦補上去。

有時候，文案（或者說行銷）的最高境界，在於讓讀者自己把你要講、但是沒寫出來的東西補上去；這樣一來印象更加深刻、二來你不需要去說服，因為那是讀者自己把它從大腦深處挖出來的，所以更容易相信。

如果怕讀者不熟悉這個書名，在同樣的基礎上還可以用一種技術層次比較淺的寫法：

Unbearably Light. / Unbearable Lightness.

這兩個寫法意思一樣，只是以形容詞（前者）或名詞（後者）為主的詞性差異而已。

對於不知道書名的讀者而言，這就只是（跟書名同等級的）文字矛盾遊戲「輕得令人受不了」；但對於知道的人來說，這梗來自哪一本知名小說，就很顯而易見、會心一笑了。

這一篇就讓我們用比較簡單的例子來開場；在後續的系列之中，將會再為大家介紹Apple常用的其他技法。

如何寫出「Apple風格」的文案？#2：善用重複的力量

Apple文案常用的技巧之一，是以連續重複的形容詞來加深讀者的印象。這個寫法很簡單，但有幾個不同的變形方式、要注意的基本原則；要寫得好，除了必須強調的關鍵字之外，也必須妥善安排後面的形容主體。

在前一篇中，我們先用了Apple的MacBook產品標語「Light. Years Ahead.」為所謂的Apple風格文案、以及類似的衍生寫法範例做了一點說明，接下來就讓我們來看看其他的玩法。

將一個需要強調的關鍵字（通常是形容詞），在一個句子裡面不斷重複；但重點在於，要讓後面形容的東西至少符合下列其中一項：

- 明顯的關聯性；
- 文字或內容強度的順序性、或是反差對照；
- 閱讀的韻律感（不一定要押韻，但有也不錯；如果音節變化讓整句讀起來有節奏感更好）。

例如以下的iPhone廣告例子中，不斷重複要強調的「Pro」這個字：

Pro cameras. Pro display. Pro performance.

（直譯：專業相機、專業顯示器、專業效能。）

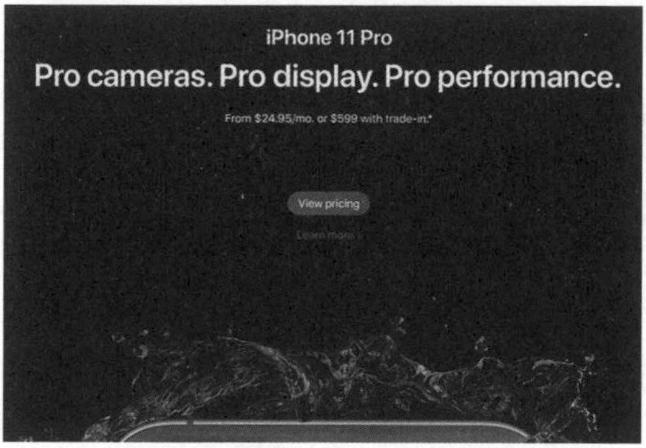

來源：Apple 官網

不過我個人認為，這個例子並不算出色，大概只是「因為很重要，所以說三次」的程度，也只符合上述的「關聯性」一個條件而已。但因為「Pro」這個字在消費性產品上已經有點浮濫，所以這支手機是不是真的「Pro」，就得看個人的實際用途和認同程度而定了。

舉一個寫法類似、但我個人很喜愛的作品，是美國陸戰隊的標語：

The Few. The Proud. The Marines.

（直譯：少數菁英、傲視群雄、海軍陸戰隊。）

大致意思就是「陸戰隊是少數能傲視群雄的菁英」。這裡重複的字是「The」，雖然這是個冠詞，但仍帶有一點「特指某些人」的指稱意味；所以重複三次之後，確實傳達了一種「唯我獨尊」的意味。

因為中文沒有冠詞，所以比較難用類似的方式來表達。比較常見的類似用法是「好媽媽、好太太、好媳婦」之類的，不過就比較平凡一點了；比較類似、但有點變形的全家便利商店「全家就是你家」，就是個讓人朗朗上口的佳作。

另外一個Apple的例子，寫的是16吋MacBook Pro筆電：

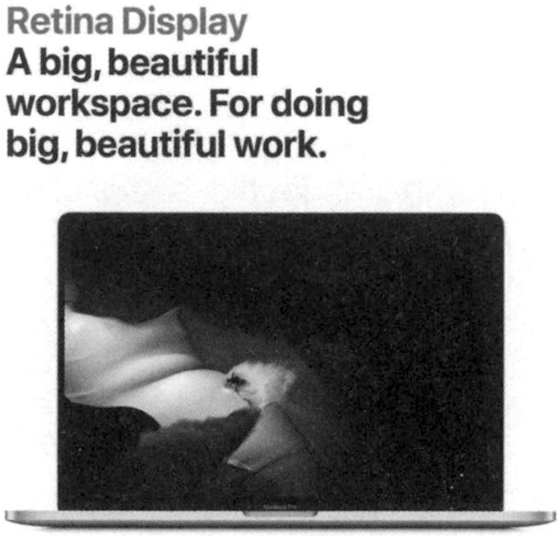

來源：Apple 官網

A big, beautiful workspace. For doing big, beautiful work.

（直譯：大而美的工作空間，讓你做出大而美的工作成果。）

這是另外一種變形寫法：基本上還是重複的形容詞（這邊是「big, beautiful」兩個字），後面接形容的對象「工作空間」和「工作成果」，而這個寫法有兩個特點：

1. 不是單純的「繞口令」式重複，而是用介係詞「for」將前後句連結成一個「說法」；
2. 兩個形容的對象中都有「work」，所以有重複的趣味。

不過可惜的是，雖然有重複的「work」，但是韻律感和押韻比較欠缺（雖然不是必要條件）；如果第二個字是類似「workforce」的雙音節字或是整句寫成這樣，讓兩句的結尾諧音，或許閱讀節奏會更加一致：

A big, beautiful space. For big, beautiful pieces.

（直譯：大而美的工作空間，讓你做出大而美的作品。）

因為，結尾押韻也是一種重複的方式，而且記憶度更高。

這類「透過重複不斷強調」的基本寫法不難，但要能兼顧上述的幾個重點、寫出令人印象深刻（而且重點是要認同你的說法）的作品，就不是那麼容易了。

事實上，在中文裡要用這種寫法，似乎還比英文簡單一點；雖然很多人覺得學習古文沒有用，但如果你在學校多少死背過幾首詩、會做「恭喜發財，紅包拿來」之類的簡單對聯，要寫這類的句子應該就可以信手拈來了。

如何寫出「Apple風格」的文案？#3：矛盾之間的趣味

Apple的文案不僅擅長使用「簡單平凡卻別出心裁」的形容詞，也經常搭配意義相反的形容詞，來凸顯產品特色、增加記憶點。例如中文裡會用到的「小故事、大道理」之類寫法，就是常見的應用方式。

所謂「增加記憶點」的小目標，就是讓讀者停下來、想一下，或是有點訝異，而不是一目十行走馬看花，這樣就算達到目的了；前一篇提到的「重複」，也是技巧之一。以下則是不同手法的例子：

Lots to love. Less to spend.

（直譯：愛得多，花得少）

Heavy on features. Light on price.

（直譯：功能高、價格低）

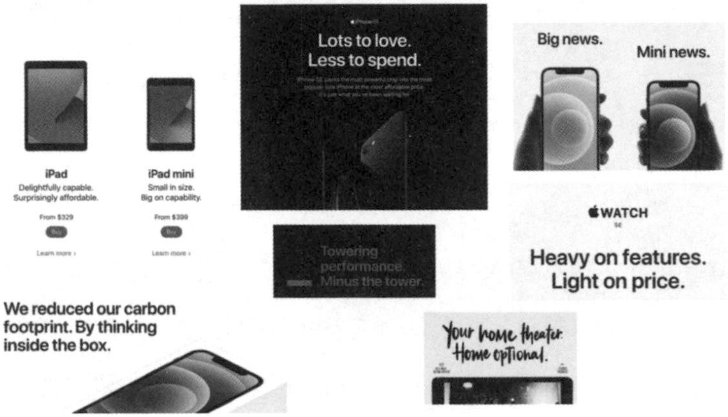

來源：Apple 官網

反差法

相對於前一篇討論過的「重複形容詞」技巧，這種「反差法」文案是更容易寫的；一來是因為中文裡有比較多類似的現成例子（例如「薄利多銷」），而且再怎麼樣普通的產品，都還是可以找得到這種反差點（例如「物美價廉」）。

所以這種寫法的重點，在於找到真正能吸引人的產品強項；這又要回到前面介紹過的「FFAB分析」。用這個技巧分析出產品真正的強項，再用反差法來強調出記憶點，才容易讓顧客留下印象；如果能在反差中帶一點戲謔趣味，那就更上乘了。

例如我寫汽車文案時，如果主打的USP是「強大馬力」和「靈活操控」，用反差法就或許就可以說成：

咆哮如狼，柔順似羊。

相信大家只要找對產品特點，都可以輕鬆想出不錯的寫法。

眼尖的讀者可能會注意到，上面我的例子中「如」和「似」的變化。這算是稍微進階的技巧，也就是做對聯時的「對仗」；在撰寫或翻譯文案時，如果能加進這類變化，可以加強中文的語感，讓「翻譯腔」不會那麼重。

開個小玩笑：如果上面的寫法改成「咆哮如狼，柔順似虎」，就有點戲謔的味道在裡面了；確實可能讓讀者停下來楞一會兒，不過只是文字遊戲，通常不太適合用在商品上就是。

自我否定法

另外一個有點類似、但是不太一樣的技巧是「自我否定法」。這種方法有時候就是刻意前後矛盾、有時候則是「拆字」。在中文裡面比較接近的比喻就是「見山不是山、見水不是水」；透過文字上的自我否定，將讀者帶往另外一個（指定的）境界。在上面的附圖中，有幾句剛才沒有提到的：

Towering the performance, minus the tower.

（直譯：如塔般高聳的效能，但不需要塔。）

意思是「這台電腦雖然造型扁平，但具有大型直立機殼（塔型）電腦的效能」；先提到「塔」（Tower），然後再自己把它否定掉。

Your home theater. Home optional.

（直譯：你的家庭劇院，但「家」可有可無。）

意思是說，「你的手機具有家庭劇院的影音效果，但即使不在家裡，也可以隨身享受得到」；先說「家庭劇院」，然後再把「家」拿掉。

或是以下這個1984年第一代Mac上市時只播映過一次，卻成為廣告史上經典作品之一的廣告影片最後一幕[9]；最後一句話說：

And you'll see why 1984 won't be like "1984".

（直譯：你就會知道為什麼1984年不會像是《1984》。）

9 完整版影片 https://www.youtube.com/watch?v=EMdp8Ff_bCA

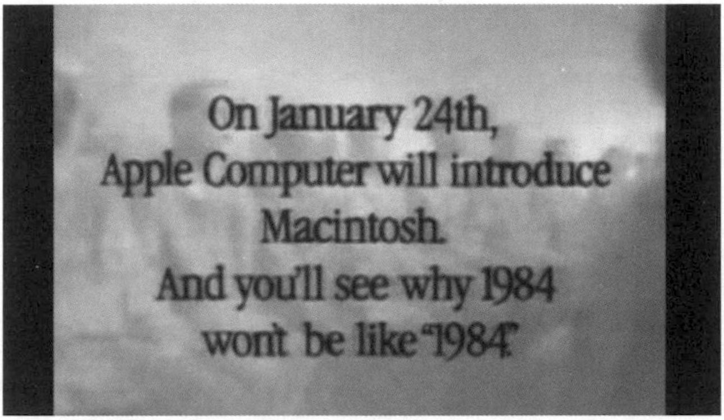

來源：1984 年 Apple 廣告片（因取自老舊影片，因此解析度較低，請讀者見諒。）

第一個「1984」指的是廣告播出，也就是第一代Mac電腦上市的那一年；第二個「1984」指的則是喬治歐威爾的預言小說《1984》。這句話的背景跟廣告片的腳本和訴求有關，這邊就不多說明；總之就是「Mac電腦的出現，讓1984年有了新的生命」。

「讓1984不會是1984」的宣言以及廣告片的視覺表現方式，在當時都算是非常大膽的；而且花了大錢，卻讓廣告只在超級杯足球賽中場播出一次，更是前所未有（大概也後無來者）的作法，讓之後幾十年的廣告人都津津樂道。

這種寫法，會比前面提到的「反差法」難。因為：

1. 必須找到非常精準切合產品或訴求特色、而又可以自我否定的單字或單詞（如前面範例中的「tower/home/1984」）；

2. 在自我否定之後，整句話的邏輯必須仍能自圓其說、並且精準傳達出要表現的正面意義；
3. 用來否定的字（例如前面例子中的「minus/optional/won't be」）必須慎選，以免弄巧成拙，反而搞砸了整句話的意思。

但這種句型如果寫得好，就能製造出強烈的個性、吸引讀者的注意，並且留下深刻的印象，甚至還有機會成為廣告經典。

你可以想想看，如何自己設計出這樣的句子嗎？

如何寫出「Apple風格」的文案？#4：雙關語

「一語雙關」應該是Apple文案最愛用、也最常用的技巧了。不過對於雙語作者或譯者來說，雙關語也是看起來簡單、做得好比較難的手法。

雙關並不容易

之所以說雙關簡單，是因為無論中英文，稍有文字程度的人腦中都多少有幾個雙關詞彙；但一來這些雙關在各自的語言中都有自己的源頭、脈絡、文化背景，以及適用（或看起來適用但並非如此）的場合，要掌握另一語言的雙關語並非易事。

特別是在負面、不適用，甚至有冒犯性的場合，辭典上或許會告訴你「這個詞是這個意思、可以這樣用」，但不見得會告訴你「這個詞不可以在某個場合，或是對某個族群的人這樣用」。用得不好的話，輕則詞不達意、重則變成輕重不等的「社交失禮」（faux pas）。

所以非母語的雙關用之則可，但也必須慎重。

二來，也因為這些背景的關係，兩種語言之間的雙關並不一定能夠在字面上完美對譯。我們看到的一些「怪怪」翻譯句，有時候就是譯者不太瞭解原意或是找不到對應用法，只好照字面硬翻的結果。

所以，多數譯者看到雙關語（特別是典故比較深的那種）都會很頭大；這時候當然就是文化背景知識豐富，或是雜學比較多的人會佔點便宜（至少不用為了一句成語查一小時的書）。

再退一步說，好的譯者至少可以用自己的話，把原本的意思平鋪直敘解釋一遍，而不會貽笑大方。

「一舉兩得」有三種

以這個句子來說：

Kill two birds with one stone.

太好了，中文裡面剛好有句一模一樣的「一石二鳥」；就算忘了這句，還有比較口語的「一舉兩得」。在某些狀況下，還可以轉化成「舉一反三」、「一人吃兩人補」（當年某種營養品的經典廣告標語）、「一事不煩二主」，或是比較輕佻的「燒香看和尚，一事兩勾當」等等。

但有些雙關就沒有那麼直白。一般們所謂的「雙關」，其實還可以分成幾種，用法都不太一樣：

1. **譬喻**（metaphoric）：用某種情境解釋另外一個情境，例如前面提到的「一石二鳥」，通常不會真的講打鳥，而是用來形容一些「順便的收穫」；
2. **模稜兩可**（ambiguous）：用隱喻的方式形容不太想直說、甚至不好直說的情境，例如「那個人長得很守交通規則」；
3. **類比**（analogous）：類似譬喻，但不是「用情境解釋情境」，而是在字面上代入一些情境元素，讓讀者更容易理解意思；例如「人比花嬌」，重點並不在於「比」，而是將「人」和「花」的印象連結起來。

適當使用雙關語有個好處就是，如果引用的典故符合讀者的自身經驗或文化背景，就比較容易讓讀者「自然吸收」，省下一些說服的力道。

頭腦轉啊轉

例如Apple在講Pro display XDR專業級顯示器、以及（必須另購，而且許多人說很貴）的Pro Stand腳架時，是這麼說的：

Elevate your work. And rotate it, too.

（直譯：你的作品可以拉高一點、也可以旋轉。）

這句話沒用到什麼文化背景，也很容易理解；「Elevate」（升高）可以用來講螢幕「調整高度」、也可以說「提高工作品質」。這裡的「Work」也是「作品／工作成果」的雙關。

至於「rotate」（旋轉）在這裡就沒有其他意思，只是補充說螢幕可以調高低、也可以旋轉而已。因為前後兩句沒有「兩倍雙關」，所以氣勢就弱掉了，不算是很出色的作品。

思考一下：這句話用的是上述的哪一種雙關技巧？你可以自己試試看，或是找出其他比「旋轉」更適合的字嗎？

那如果我們想改進這個句子呢？以下隨手舉個實作步驟的例子：

- 因為第二句主要是形容「旋轉」，所以不能跑得太遠，除非老闆說可以改成「輕巧」或「可愛」；
- 那麼，「rotate」（旋轉）的同義字有哪些呢？開始找吧。如果一時想不到，上網查、翻同義字典都可以，但重點是不要太複雜，而且必須能切合「螢幕旋轉」這個情境；
- 接下來，你可以拿這些同義字，一一跟你腦中的成語庫開始比對；如果是有成語可以套、又適合現在這個情境，那就太好了；

- （中間省略10分鐘動腦時間）
- 看起來同義字「spin」好像不錯。有個英文成語叫做「take it for a spin」；通常這句話用於「開這輛車出去逛逛（，看看它的能耐）」，但也可以用在其他地方。例如你買了一部新電腦，我也可以說「Let's take it for a spin」（秀一下有多厲害啊）。

假設你覺得這個說法可以用，接下來就是怎麼套進原本的句子了。這個部分就是相對比較簡單的步驟；例如：

Elevate your work. And take it for a spin, too.

（直譯：讓你的作品更棒／更高，也更顯出它的精采／讓它可以轉轉。）

如果覺得太長，也可以變形一下，意思一樣：

Elevate your work. And spin it, too.

不過這要怎麼樣翻譯成字面和雙關都貼切的中文，就是另外一個題目了，留給你練習。

嚴格說起來，「rotate」跟「spin」有些語意上的細微差異；

前者可以是小幅度的轉動、後者比較常用於「團團轉個不停」。不過用在雙關文案上，這一點通常可以忽略。

如果想進一步瞭解比較好的雙關範例，請參考〈Apple的新產品與「One more thing」（p.308）一文。

總之，雙關語是一種很好用的東西；對於文案而言，可以像是在牛排上灑胡椒一樣，讓美味更有變化、更具深度（這裡用了「類比」的雙關技巧）。但用得對、用得恰到好處很重要；用得好是一舉兩得，用得不好就一翻兩瞪眼了（上兩句繼續技巧連發）（笑）。

如何寫出「Apple風格」的文案？#5：從大眾文化中尋找靈感

另外一個常見的Apple靈感來源，是取材自大眾文化的元素。善用這些曾經深植在目標族群心目中的經驗或意象，可以讓文案內容更豐富、說服力更強、更貼近當地文化，讓人們更加認同你的品牌。

大眾、流行、小眾

另外一個常見的Apple靈感來源是「大眾文化」（pop culture）。通常這個詞也可以翻成「流行文化」，不過實際上並不見得是「流行」，而是「曾經流行」，或是「留存在許多人心目中的經典」；例如1950年代的火箭造型汽車、1970年代的嬉皮文化等等。

有些這類元素，甚至還屬於另外一種叫做「cult culture」的小眾類別。「cult」這個字很難翻譯，總之就是「能讓相對少數的人死忠追隨」的東西（姑且稱之為「小眾文化」）；比較知名的例子像是《星際大戰》電影、《復仇者聯盟》漫畫之類的。

不過「cult」也可能會因為幾種機緣，而華麗變身成為主流大眾文化的一部分：

- 經過商業改編與行銷推廣，受到一般大眾的認知和歡迎；像前面提到的兩個系列，後來都變成了賣座電影。
- 雖然某個小眾文化並不出名，但其中的某些元素非常經典，所以常被一般人引用；而且有時候喜歡引用或聽到的人雖然能懂，但並不一定知道它的出處。很多網路上流傳的流行語或「迷因」（meme）都是如此；而我個人最喜歡用的，則是許多出自《那一夜，我們說相聲》[10]中的句子。

利用這些大眾文化元素來寫文案，不僅跟使用一般成語一樣，可以只用少數幾個字就表現出豐富的意象，事半功倍（例如這句成語就是）；而且因為搭上了大眾文化的便車，所以讀者的吸收速度更快、認同程度更高，不用花太多力氣就能說服。

更理想的是，如果你的受眾剛好跟某個「cult」的族群高度重疊，你又能巧妙套入這個族群的內行用語，不僅能讓受眾立即將自己代入語境，更讓他們感覺到你（或這家公司）是「我們同

10　是表演工作坊於 1985 年推出的相聲舞台劇，也是創團之作。導演為賴聲川，劇本為賴聲川、李國修、李立群共同創作，演出者為李國修、李立群。

一國的」，不僅認同產品，更進一步認同這個品牌。

而因為科技產品的目標用戶很多是「容易沉迷於美好事物的年輕男性」，所以美國廠商最愛用的cult梗經常就是《Star Wars》[11]、《Star Trek》[12]，或是各種超級英雄電影中的台詞。

<u>思考一下：你正在服務的產品或品牌，跟哪一個大眾文化或cult元素是最貼近的？</u>

力量越強，責任越重

以下就是最近Apple用過的一個例子：

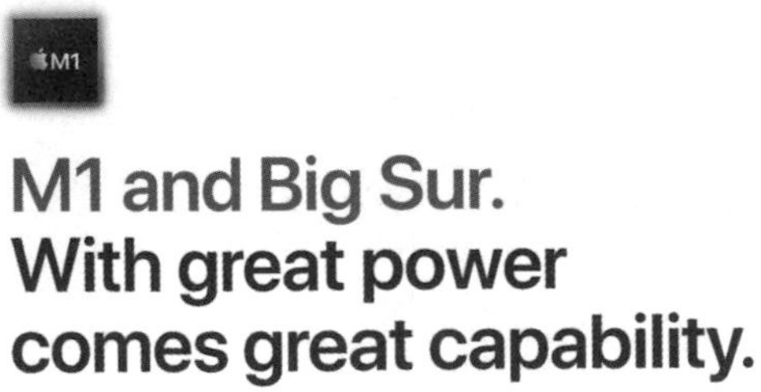
M1
M1 and Big Sur.
With great power
comes great capability.

來源：Apple 官網

11 《星際大戰》是美國導演喬治 · 盧卡斯 (George Lucas)1977 年起，所製作拍攝的一系列科幻電影。

12 《星艦迷航記》（電影）、《星際爭霸戰》（電視及後來新系列電影），是美國自 1966 年起製作的美國科幻娛樂影視系列。

With great power comes great capability.

（直譯：運算力越強，工作能量就越高。）

這句話很多人都知道，是出自《蜘蛛人》電影第一集中，班叔叔說的「With great power comes great responsibility.」（力量越強，責任越重），只是把最後一個字改成代表「工作能量」的「capability」而已。

不過這一句也不算佳作，因為除了套用蜘蛛人台詞的「巧思」之外，並沒有凸顯出產品的獨特性（上面的商品名稱不管換成什麼，應該都可以成立）。

就這一點來看，如果不執著於完全貼近原始台詞（只要能聯想到就好），那麼改成：

Their great power comes with great capability.

（直譯：它們的運算力很強，因此能帶來超高的工作能量。）

至少特別指稱一下上面的產品，以便建立兩句話之間的連結。

以下是同一款產品（M1處理器）強調8核心繪圖晶片運算速度的例子：

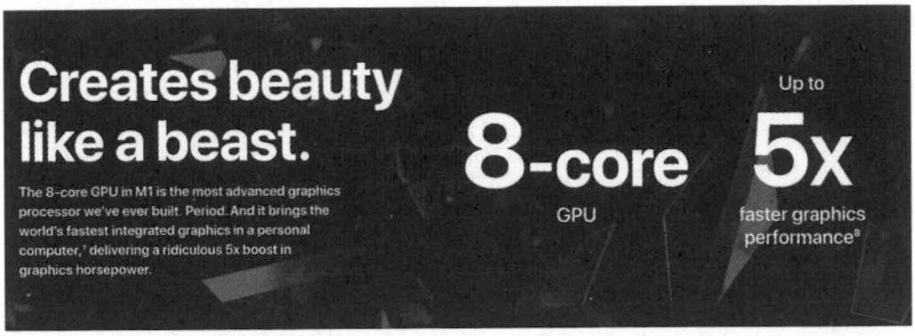
Creates beauty like a beast.
The 8-core GPU in M1 is the most advanced graphics processor we've ever built. Period. And it brings the world's fastest integrated graphics in a personal computer, delivering a ridiculous 5x boost in graphics horsepower.
8-core
GPU
Up to
5x
faster graphics performance

來源：Apple 官網

Creates beauty like a beast.

（直譯：以野獸般的運算能力，創造出美麗作品。）

明眼人一看便知，這句話來自迪士尼電影《Beauty and the Beast》（美女與野獸）；因為這個片名觀眾原本就耳熟能詳，所以如前面所說的，不需要執著於完全貼近原始字面，也可以聯想得到。

此外，這個包含了「美女」與「野獸」的片名，原本就內建了先前在〈如何寫出「Apple風格」的文案？#3〉（p.229）之中討論過的「反差法」，所以在「野獸般的繪圖力量」和「創造出的美麗作品」之間，就令人印象深刻。

附帶一提：「人稱」的文法小問題

這邊有一個特別英文文法上需要注意的小地方。因為中文沒有這方面的問題，我們往往容易忽略，也是在本地作品上經常出現的問題；所以比較少寫英文文案的作者，在這方面尤其要細心。

在上一句文案的第一個動詞（在這裡是「create／創造」）上，是否要加代表第三人稱變化的「s」、或是改成進行式／動名詞的「creating」，都會讓句子有著不同的意義。

就以這個句子為例：

- 「Creates beauty...」：因為是第三人稱動詞形式，所以前面一定會有第三人稱主詞；只是可能被省略掉、或是不明顯（這邊就是省略掉的「它」或「M1處理器」）。所以這個用法主要是用來強調「某個東西有這個特性」。
- 「Create beauty...」：如果沒有「s」則是第一、二人稱形式；通常用於「請你……吧」或「讓我們……吧」的祈求語氣。如果這樣寫，就會變成類似「讓我們來做出美麗作品吧」的意思。
- 「Creating beauty...」：其實在不使用／缺乏主詞的語境下，用「...ing」形式是最安全的，因為沒有「人稱錯誤」的問題，解釋空間更大（你／我／他／它都可以），而且比較有「目前正在進行中」的動作感。

雖然這三種型態都可以視需要使用，但誤用的狀況十分常見；例如台灣餐廳裡出現英文標語，將無主詞的「（本餐廳）

提供最好的服務」（Offering the best service...，用法3）寫成了「（請顧客）提供最好的服務」（Offer the...，用法2）。

這樣的錯誤（或者說混淆），也經常發生在台灣企業的英文標語或文案上。所以寫的人首先要確定文案內容的說話語氣是「本公司」、「請你」，還是「該公司」（用第三者的角度介紹），而且必須前後統一，不可以變來變去。

中文裡的大眾文化用語

相對於英文中豐富的大眾文化語源（因為許多當代影視和網路文化的梗都來自美國），中文比較麻煩的一點是，除非已經也轉化成有一定知名度的中文用語（例如「力量越強，責任越重」），否則要翻譯貼切並不容易。

即使是純中文，也有很多好句子可以用；除了前面說過的「相聲梗」[13]之外，往前去找古文詩詞、《西遊記》、《三國演義》之類的古典小說，都會有一些材料。金庸、古龍、或是其他知名作者的小說之中，也有不少大家都能朗朗上口的句子。

而當代中文因為有兩岸三地差異的問題，所以大眾文化梗（特別是大約早於20年前的）並不一定可以通用。但仍然有一些比較新的材料，是可以信手拈來轉用看看的；例如周星馳電影的

13 「梗」原本的寫法應該是「哏」，意思是相聲表演中的隱藏笑點；但後來經常被寫為「梗」。這以中文來說算是訛誤，但英文中意思幾乎完全相同、也是指這種笑點的「gag」，中文也可以寫成「梗」，於是我就安心沿用下來了。

台詞（這個大家都多少記得一些吧），或是取自日本動漫的題材等等。

以中文的角度，後者說來雖然有些遺憾，但它卻（很現實的）在某種程度上成了兩岸三地年輕人的共通語言之一，對於某些類型的產品和目標族群還是有用的；而且如果文案需要在日本使用，也正好省了一道文化轉換的功夫。

一些基本原則

當然，中文的來源不僅止於這些，相信你也一定想得到其他更好的來源。

但無論中文或英文，無論材料來自影劇、小眾文化、詩詞、小說、動漫，都仍然是「雜學」的一部分；接觸得越多、懂得越多，你的彈藥就比別人豐富，能夠說服的族群也就比其他同業更多。

雖然從本文當中，你應該可以找到一些運用大眾文化來寫文案的方法或靈感，不過最後還是要提醒幾個我自己的基本原則：

1. **適當（appropriate）**：不要為了找梗而硬湊流行文化的句子，如果沒有貼切的用法，不如不用。另外，也盡量避免套用各地的社會、政治標語，以免有適用性的問題，或是遭到意外的困擾。
2. **格調（decent）**：雖然某些電影之類的來源，會有令人拍案叫絕的妙句，但也要注意產品或品牌的定位和高度；引用失當（講得直白一點就是「搞得太低級」）不僅造成誤解，對品牌形象也會有負面影響。

3. **可轉譯（transferable）**：如果是需要在世界上其他地區使用的作品，在寫的時候也要顧及當地譯者的辛苦；太當地、轉折太多、太偏重文化背景或時效性的文案，可能會造成他人無法翻譯，甚至不得不整個重寫的結果。
4. **版權（copyright/credits）**：這個問題不常發生，但可能的話還是注意一下。有些台詞、文字段落或是梗圖內容，是包含註冊商標或是已經註冊成商標的句子；所以如果要引用的話，最好加以大幅度改寫，至少不要原封不動引用（而且如果原封引用，其下的說明文案又被所有者認為有扭曲或醜化的嫌疑，還有可能挨告）。

對於有經驗的文案作者來說，信手拈來有大眾文化梗的段落並不難；但仔細研究下來，其中的細節和背景知識也非常多。而專業與一般文案作者的差異，往往就在這些兼顧品牌、產品，以及應用環境的細節之中。

如何寫出「Apple風格」的文案？#6：組合技攻擊

在這個系列的前面幾篇之中，我們介紹了Apple文案常用的幾種基本技巧；但在多數情況下，特別是比單行標語長的文案之中，我們並不會只用一種，而是以其中一種作為主要開場，再以不同的組合技創造出閱讀的趣味和記憶點。

以近年Apple經常用在產品名稱上，作為「輕巧」訴求主軸的「Air」這個字為例，我在〈Apple的新產品與「One more thing」〉（p.308）一文中做過這樣的分析與解釋：

Power. It's in the Air.

「It's in the air」直譯是「在空中」、或是引申為「到處都有」的意思；而這邊的「Air」字首特別大寫，當然指的就是MacBook Air，表示「MacBook Air也很有力」。

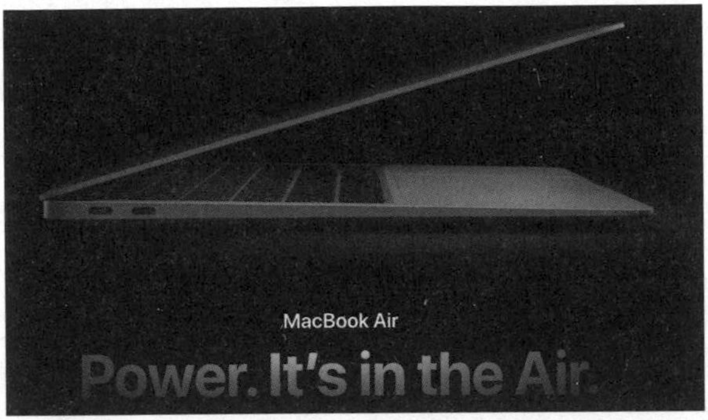

來源：Apple 官網

而同樣的梗Apple還用過不只一次；例如2014年的iPad Air 2平板電腦標語：

Change is in the Air.

（直譯：改變就在空中／產品中。）

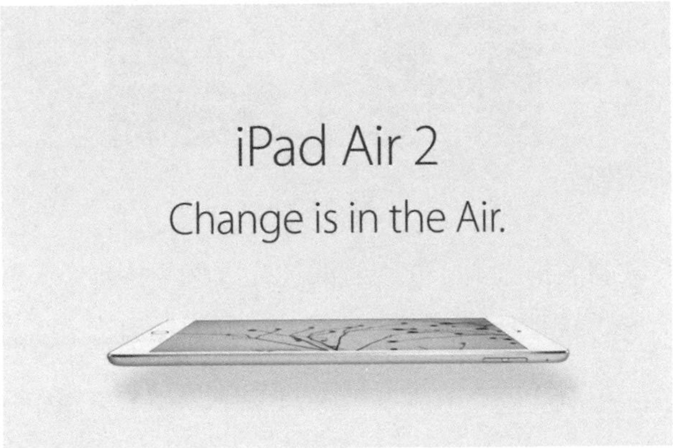

來源：Apple 官網

兩次用的句子結構差不多，意思也一樣，只是「力量」和「改變」用詞不同，但「Air」仍然是「輕量」和「產品名稱」的雙關語。

這兩個例子結構的出處，都是知名歌手John Paul Young的1978年暢銷曲「Love is in the Air」（常見譯名為「愛瀰漫在空中」）；這是年紀稍長一點的美國人耳熟能詳的作品，所以取用這首歌的名字來改成標語，算是前面提過的「雙關語」與「從大眾文化中找靈感」的雙重組合技攻擊。

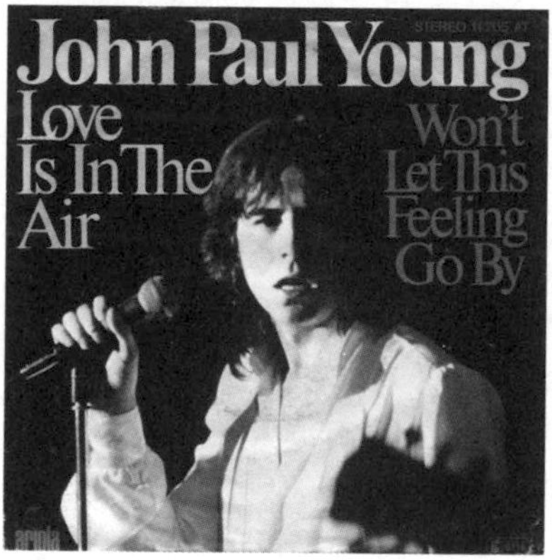

來源：Apple 官網

因為歌曲名稱之中，使用雙關比喻的例子相當多，而且簡短有力（很多歌曲的名稱幾乎都可以直接當標語用了），特別是流行過的歌曲記憶度也高，所以很適合拿來改編；不過如同前篇中提醒過的，還是要注意商標版權問題，最好還是經過改寫再用。

或者反過來操作，在適當時用歌曲或歌手聯名的方式來推，也是一種方法；不過Apple不常用這種方式，反而多半是用懷舊典故的方式來表現。

Apple像「Air」標語這樣，同一個梗用兩次其實是蠻少見的；不過從iPad Air 2到上圖的新款MacBook Air事隔六七年，或許已經換了一批人、現在負責的主管也忘了這件事吧。

讓工作不像工作

至於2020年的iPad Air，Apple的說法則是：

Make working hard feel like hardly working.

（直譯：讓努力工作感覺不像在工作）

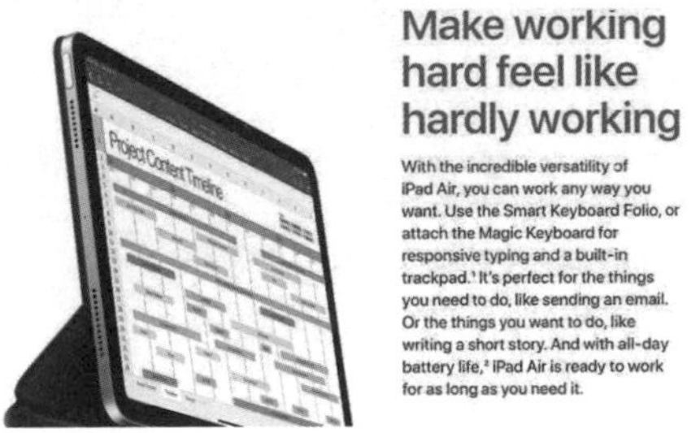

來源：Apple 官網

這個版本使用的技巧，則是本系列前面提到的「重複的力量」、「矛盾的趣味」，以及「雙關語」的三重組合技。要分析這種寫法，有兩個角度可以看：

1. 挑選適合的雙關字

而上面這句中使用的「hard」，符合了「同一個字重複使用」和「反差法」兩個條件：

- 「hard」重複出現；
- 「hard」（非常辛苦）和「hardly」（幾乎沒有）的反差；

所以，這句意思是「讓你工作舉重若輕」的句子中，選擇了「hard」這個可以重複、也可以解釋成相反意思的單字。

思考題：例如系列第一篇中提到的「Light」也可以這樣用。那麼，中文或英文之間有哪些字詞符合這兩個條件？

不過遺憾的是，這個標語在我看來（如果用比較嚴格的標準）是個失敗之作；因為撰稿者可能忽略了，「hardly working」還有另外一重不該出現的意思。

在原句中，「(...feel like) hardly working」想表達的是「不像是在（辛苦）工作」；但英文中「hardly working」也可以解釋成「幾乎不能用／好像壞掉了」的意思，將整句的意思變成「讓你辛苦工作（的結果）像是做白工」，這樣就不太好了。

雖然可以解釋說「不會用『幾乎不能用』來形容人啦」，但在使用多重語意的時候，還是多考慮一下各種不同的用法，避免容易誤解的雙關比較好。

另外，其實英文版也可以簡化成：

Working hard like hardly working.

或：

Working hard without hard working.

雖然比較不像原版那麼口語直觀，但比較有點「上海自來水來自海上」的趣味。

2. 貼切的翻譯

如果不考慮前面說的「敗筆」問題，接下來就讓我們來看看幾個當時的官方中文翻譯：

- 台灣版：工作努力，也可以不費力。
- 中國版：工作，不一定非得像做工。
- 香港版：工作，就如不費功夫。

當我們在Apple翻譯這種文案時，會先如同上面的的思考流程，先解析出原版使用的技巧、想表達的至少兩個層面（字面上、以及隱喻上），然後再開始用中文思考。

所以，從前面提到的「重複出現」和「反差」兩個原則來看，最好（這當然不是最終作品的鐵則，而是思考的起點）在中文版本上也可以保留同樣的感覺。

從這個觀點來看，台灣版的「努力」和「費力」、中國版的「工作」和「做工」都有這個味道，香港版稍差一點；如果再加上閱讀節奏和押韻的加分條件，台灣版就明顯是比較好的作品。

就意思上來說，其實前面提過的「舉重若輕」四個字就解決了，只是就沒有了原文的兩個原則、以及中文的節奏押韻。

另外一個可能的問題是，用現成的中文成語直接套用雖然簡單扼要，但萬一下次碰到Apple（或你的其他客戶）用了類似的梗，就不能再套一次了；所以如果可以的話，還是先另外想點花樣，讓客戶覺得你有在努力工作（但其實並不費力）。

如何寫出「Apple風格」的文案？#7：保持玩心

「有玩心」（be playful）在行銷活動、文案上都是一個重要的因素；它可以在平淡的宣傳材料中爆出新意，讓受眾更容易認同（如前面系列文章提過，許多行銷技巧都不一定是在「推宣傳」，而是在事半功倍的「拉認同」），讓寫作和閱讀都成為一種樂趣。

前面幾篇看下來，或許有些朋友會覺得，既然有那麼多技巧和原則要顧，那麼寫文案似乎是一件很「科學」、有點綁手綁腳的事情，而不是一種自由發揮的「藝術創作」。

其實並非如此。即使歸納出了一些原則，寫作（不僅是寫文案）仍然還是一種需要大量想像力和創造力的藝術；只是因為它有商業目的要達成，並且必須在很短的注意時間內傳達訊息，所以有一些來自經驗的原則，可以供讀者參考、讓作者少繞些遠路。

例如商業文案首先必須符合「先求不傷身體，再講究效果」（不要因為錯誤資訊或易遭誤解，而帶給業主麻煩）的原則和背景知識，甚至已經不需要是「檢查項目」之一，而是直接內建在寫作者的腦中，撰寫時理所當然就必須做到的。

保持玩心

好，所以在瞭解一些寫作的商業原則、先求不傷身體之外，還是要保留一顆「年輕的玩心」。所謂年輕，就是盡量不要試圖在文案中說教、挑戰消費者的觀念或生活態度，或是把一些問題（例如「不會用」）歸咎給消費者。

當然，這些都是「原則上」的；如果想要反向操作，永遠都有機會。

關於「玩心」的幾個想法：

- 不管你年不年輕，都把自己當年輕人。但是「當年輕人」不僅是賣弄年輕人的流行語（我們都看過長輩把流行語玩壞的例子），而是要能夠理解年輕一代文化／次文化的脈絡，所以必須長期關注和參與；
- 知道年輕世代所期待的未來樣貌、相關的技術（如果是技術產品），以及從這些技術所衍生出來的說法，甚至迷因。
- 適度的幽默感、駕馭這種幽默感的能力。但幽默感在不同的對象、不同的語言、不同的時間和情境下，都有不同的說法和尺度，以及可能成為禁忌的底線，所以這些都需要豐富的背景知識來支持。

- 我們也知道，「長輩的幽默感」因為生活經驗、資訊接收時效性的關係，有時候是不太好笑的；但要怎麼用、用在哪些地方、用怎麼樣的文字去表現出恰到好處的，就是功力所在。

不過，反過來玩也是可以的。像是以下這個作品，就是「用玩心反向操作玩長輩幽默」的好例子，誰曰不宜？

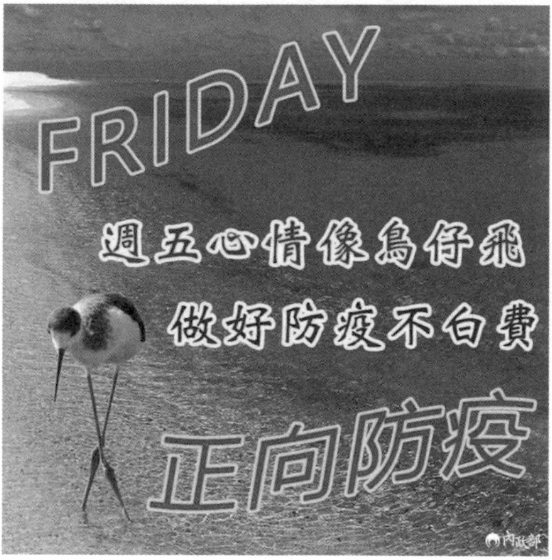
FRIDAY
週五心情像鳥仔飛
做好防疫不白費
正向防疫
內政部

來源：內政部 Facebook 粉絲頁

Apple風格的玩心

接下來看看Apple的例子：

5G speed, OMGGGGG.

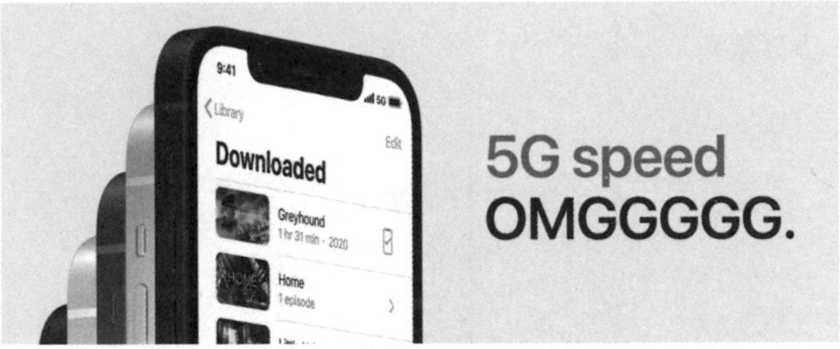

來源：Apple 官網

很多這類文案都很有圖像感；好處是有些時候很好翻譯，但也有時候根本無法翻譯。以上面這個例子來說，在大家（至少目標族群）都知道「OMG」是什麼的前提下，就很好翻譯了。例如：

5G超高速，OMGGGGG。

不過通常不會那麼簡單，各地的習慣和法規也不一定允許英文單字直上；所以就這個例子而言，兩岸三地就各自用了不同的手法：

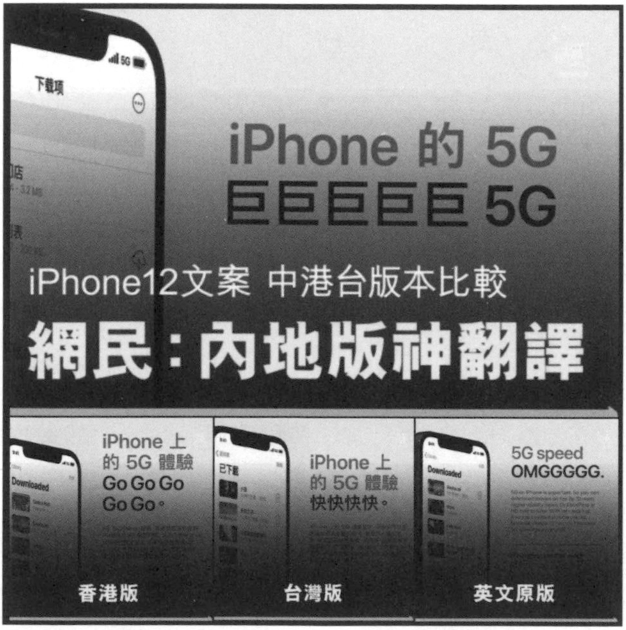
下載項
iPhone 的 5G
巨巨巨巨巨 5G
iPhone12文案 中港台版本比較
網民：內地版神翻譯
iPhone 上
的 5G 體驗
Go Go Go
Go Go。
Downloaded
已下載
iPhone 上
的 5G 體驗
快快快快。
Downloaded
5G speed
OMGGGGG.
香港版
台灣版
英文原版

來源：《經濟一週》轉貼 Apple 官網

基本上三個中文版本都沒有採用「OMG」這個梗，而是改用自己的變通方式。從「玩心」的角度來說，中國版的「巨巨巨巨巨 5G」是比較有趣的；重點是當地有很多人會把「G」發成「巨」的音，所以這個寫法容易引起共鳴；不過這個版本的幾個問題是：

1. 訴求有點模糊掉，失去了「快」的意思（雖然說「巨」多少有帶到）；
2. 第二個「5G」有點多餘（你出聲音唸唸看就知道了）；用「巨巨巨巨巨」結束打住，就正恰到好處。或是寫成「巨巨巨巨巨快」也可以（「巨快」也是當地存在的用法）；
3. 這種寫法可能不適用於其他中文市場。例如在使用廣東話的香港，「巨」的發音就完全不同。雖然即使同樣是中文，也不必強求一致，但如果可以一致的話更好；對於沒有資源寫兩岸三地不同版本的中小企業，如果能一版到底會更方便。

雖說如此，中國版還是其中比較好玩的版本；香港版還台灣版都會令我覺得，還是保留「OMGGGGG」就好。

再來看下一個例子，形容iPhone防水功能的：

H_2OK

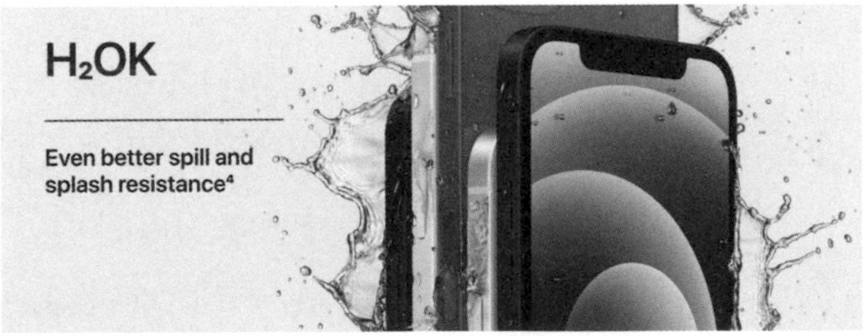

來源：Apple 官網

這個自創單字是「H_2O」（水）和「OK」的組合，也算是屬於可以不必翻譯、也無法直接翻譯的玩心；但我也估計不太能抓到意思的中文讀者會有一半（？），所以各家還是都做了自己的詮釋：

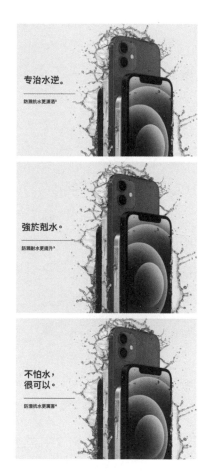

來源：Apple 官網

從上到下是中國版、香港版、台灣版。雖然「專治水逆」跟「水星逆行」的原意有點不太一樣，但就原始文案「不怕水」的訴求來說，「治水逆」算是既貼切、又與大眾文化無縫接軌的佳作。

香港版標語比較拗口，但應該是「抗水是它的強項」的意思。至於台灣版的「很可以」雖然也是大眾口語，不過比起中國版用「水逆」當梗，就不免略顯遜色了。

結語

對於針對中低年齡層的消費產品而言，「有玩心」（be playful）在行銷活動上、文案上都是一個重要的因素；它可以在平淡的宣傳材料中爆出新意、讓受眾更容易認同（如前面系列文章提過，許多行銷技巧都不一定是在「推宣傳」，而是在事半功倍的「拉認同」），讓寫作和閱讀都成為一種樂趣。

要用「有玩心」的方式來寫文案，當然「幽默感」是一個要素，但並不是唯一的；還要能在文字上、意義上都讓衍生自幽默感的文案玩得切題、玩得恰到好處。

不過以我的觀念來說，這種「玩心」不包括「年年有魚」這種風格的諧音梗；除非你能在抽換諧音字之餘，還能幫句子翻轉出整個全新的意思，而且完全切合當下的訴求（而不是只切合你正在賣的東西）。

對於以外文寫文案、翻譯的人來說，「玩心」會是比「大眾文化」更高一層的挑戰；大眾文化究竟還有角色範本和數不盡的語錄可以參考，你不需要自己重新發明輪子，但要自己玩出新層次來，就難得太多了。

你曾經挑戰過這樣的寫法嗎？

如何寫出「Apple風格」的文案？#8：要押韻嗎？

Apple的文案經常將押韻當作一種技巧、一種條件或是一種塑造閱讀情境的工具。用比較暗黑的角度反過來說：當你寫到越沒什麼特點的產品時，可能就越需要用到押韻、重複、反差等等技巧，讓文案看起來不會太無聊。

文案寫成押韻的形式，有幾種潛在的好處：

- **文意看起來更美**：比較有詩歌作品的感覺，而且即使不讀內容，看起來也比較精緻、比較像是花心思寫的。而且，這一點可能在對客戶提案時就會發揮作用；
- **容易凸顯重點**：某些特別用來押韻的字會重複，或是嚴格說起來不一定必要的，所以視覺上忽略這些字以後，剩下的就是重點；
- **記憶度比較高**：如果讀者因為押韻，而跟著唸一遍（即使只是在心裡唸），都會增加停留時間、留下相對深刻的印象；
- **看起來就是比較「高尚」**：雖然「俗又有力」的文字不

見得比較沒有說服力，但你要記得一件事：「文案的品質會直接關係到讀者對於商品、品牌本身的印象。」或許在路口賣水果的文案就是要簡單明瞭，寫得太雅緻可能沒有必要；但如果賣得是國際品牌的高價位精品，包含用字、意境、押韻等細節的文字品質，就可能會被讀者跟品牌畫上等號。

- 當然，Apple的文案也會留意到這一點，並且經常使用押韻當作一種技巧、一種條件（別人可能沒有），或是一種塑造閱讀情境的工具。

用比較暗黑的角度反過來說：當你寫到越沒什麼特點的產品時，可能就越需要用到押韻，或者是先前提到的重複、反差等等技巧，讓文案看起來不會太無聊。

英文文案的押韻技巧

例如iPhone 5的：

The thinnest, lightest, fastest iPhone ever.

（直譯：歷來最薄、最輕、最快的iPhone）

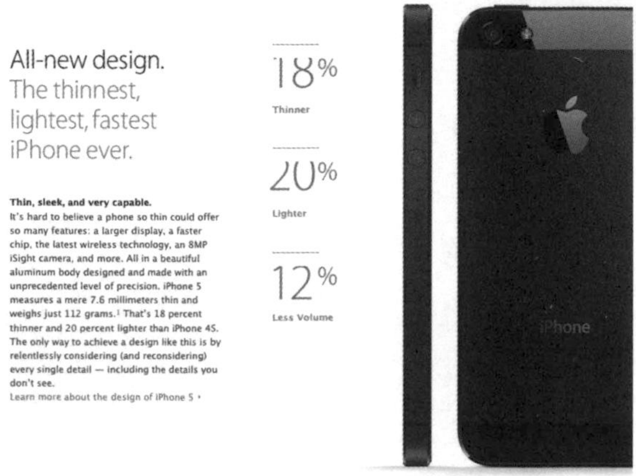
All-new design.
The thinnest,
lightest, fastest
iPhone ever.
Thin, sleek, and very capable.
It's hard to believe a phone so thin could offer so many features: a larger display, a faster chip, the latest wireless technology, an 8MP iSight camera, and more. All in a beautiful aluminum body designed and made with an unprecedented level of precision. iPhone 5 measures a mere 7.6 millimeters thin and weighs just 112 grams.[1] That's 18 percent thinner and 20 percent lighter than iPhone 4S. The only way to achieve a design like this is by relentlessly considering (and reconsidering) every single detail — including the details you don't see.
Learn more about the design of iPhone 5 ›
18%
Thinner
20%
Lighter
12%
Less Volume
iPhone

來源：Apple 官網

其實上面這個廣告案例中，從標語到內文都挺無趣的；就是一句有押韻的標語，然後將一些技術規格用活潑一點的文字寫在下面而已。

所謂押韻技巧，這邊也是用最簡單的形式來表達：找幾個「-est」（最……）結尾的字並列；跟過去介紹過的「重複」技巧差不多一樣，只是把重複的位置從前面改到後面了。

在英文中，因為表達相同意義的字根（如表達「最」的「est」）都是固定的，所以挑選起來很容易；只要找到幾個想用的詞（薄／快／輕）、加上相同的結尾，並且確認一下用法確實一致（有些表達「最」的字不是「est」結尾）就行了。

當然有稍微進階一點的寫法，就是並非找相同的結尾字根，而是真正只是結尾發音押韻的字，例如「page/cage/rage/sage」之類；但因為這些字的意思各不相同，所以就沒有一直「最」這麼簡單，而是要將各自的意思串起來，變成一個有意義、有說服力的句子。

例如iPhone 12的：

Blast past fast.

（直譯：爆發般的迅速飛過）

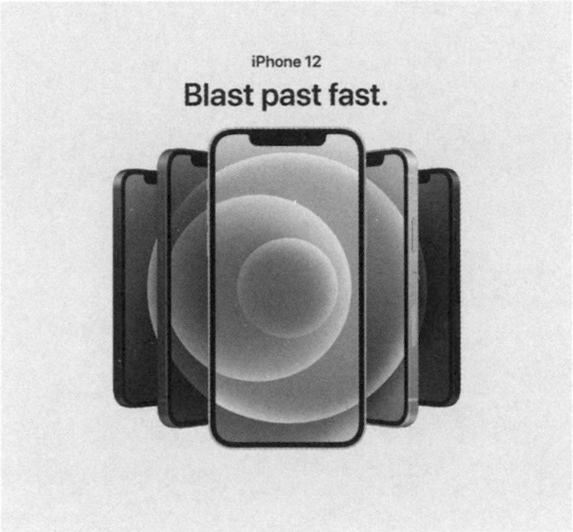

來源：Apple 官網

就是用相同結尾發音、意義不同的字去「串」出來的；比較特別的地方，是這幾個字都是唸起來很「急促」的短字，所以多少會增加一點速度感。

如果寫英文文案要用這種技巧，必須具備至少兩個條件之一：

單字字彙夠多，至少要記得相關產品常會用到一些字，例如前面提到的「輕／快」等等；如果是食品相關，就是要記得「香／美味／滿足」之類的單字；**很清楚英文字的字根結構**，即使是原本不知道的字，也有辦法透過字根組合去查到可能適用的字。

第二種條件，即使是英文母語的人，具備的也不是很多，真正用得到的場合也少見。因為標語通常不會用到太生僻的字，所以一般只要常用字彙夠多，再加上會使用「同義字字典」（thesaurus）之類的工具，多半就可以應付了。

思考題：你有記一些這種用得到的押韻字來備用嗎？

中文版的不同思考點

中文因為沒有字根的概念，都是單音節（英文字有些可以押一個以上的音節），而每個字意思都不同，還得避開不好的字（像是「虧」、「爛」、「破」通常不會出現在標語中）。所以相較之下，中文要選押韻字就難多了。

如果能在中文裡靈活使用押韻字，即使還不能寫詩，大概也會有能做個簡單對聯的水準；或是古文程度不錯、多少背了一些詩詞在肚子裡，必要時也可以挖出來應急一下。

所以說，在學校學點古文不會沒有用啦，至少幹文案這一行還是用得上的。

那麼，就讓我們順便來看看下面這則廣告的幾個中文版：

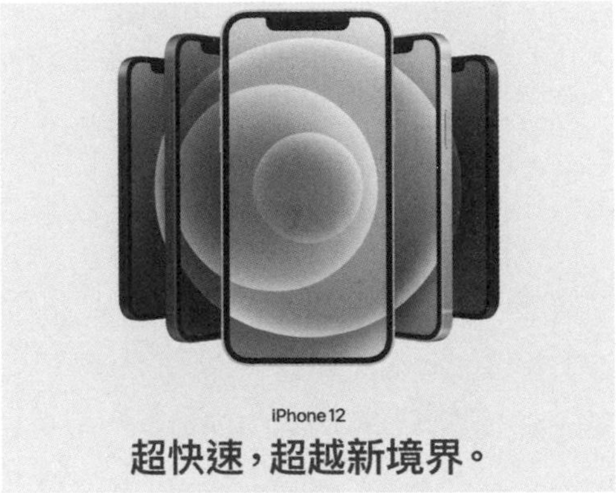
iPhone 12
超快速，超越新境界。

來源：Apple 官網

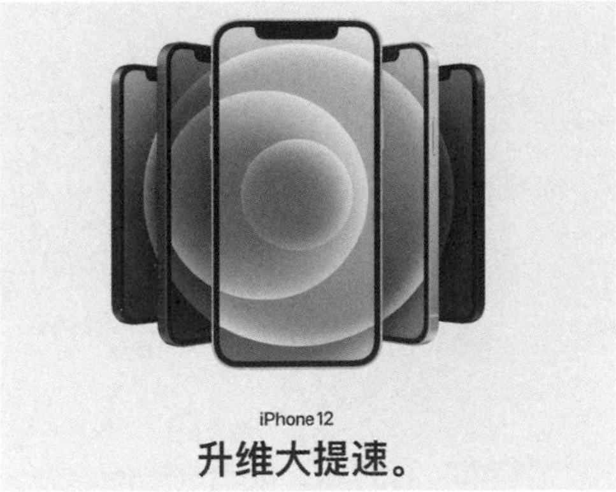
iPhone 12
升维大提速。

來源：Apple 官網

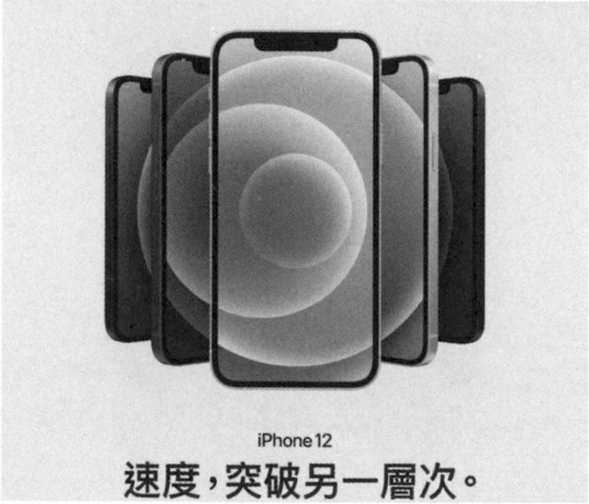

來源：Apple 官網

以上面三個案例來說，大概是因為用中文無法寫出一樣的效果，所以全部宣布放棄，自己重新來過；只有台灣版還試圖用「超」開頭來掙扎一下。

我也同意，如果中文寫不出來，或是寫出來也沒有一樣的效果，並不見得要硬寫成對照英文的形式；但如果時間允許（有時候確實不允許），還是可以花點時間想想比較特別的表現方法。

如果要貼近英文原意，有個方法就是不管技巧，先把關鍵字抓出來重組，看看中文有沒有現成句子可以套；其實如果熟練的話，這種方法是最快的。舉我會用的方式模擬一下：

- 抓出原文的關鍵字義：「爆發」、「超越」、「快速」；
- 思考：中文有沒有現成的詞句或成語，已經包含了這三個字？沒有的話，兩個也好。

- 套用：好像有個詞叫做「風馳電掣」，已經包含了一部分意思了吧？
- 補足：但是「超越」好像還沒寫到；那看是要放棄（因為這個意思相對不重要），還是寫個下聯來補？
- 附註：之所以說「超越 / past」不重要，是因為它在原句中原本就是個用來「湊人頭」的字。「Blazing/Blasting fast」（就是「風馳電掣」）是個常見說法，但為了押韻、改詞性、搞變化，才硬插進「past」這個字。有時候如果能辨識出這種字，不翻譯是沒關係的；以上的三個例子，也只有台灣版試圖把它直接放進來；
- 試寫：那有沒有什麼四個字（或是其他字數，串起來有韻律感即可；押韻更好，沒有也可）的詞可以套用、或是寫出來當下聯的？
- （中間省略五分鐘思考時間）
- 替換：好，想不出什麼現成的下聯，那就拿其他句子來改，真的找不到再自己重新寫一個；例如寫個「技壓群雄」改的「速壓群雄」，或是配個「超越天際」之類的。不過說實在話，以這個例子而言，我認為這樣硬湊出來沒有比較好；
- 翻新：直接打掉重練，寫個「速度，快到突破盲腸」之類的；不要笑，有時候新版本還真的就是從這種思路想出來的，只是當然措詞會改一下。

以最後的「翻新」來看，似乎會寫出類似香港版「突破另一層次」的結果；不過我個人不太喜歡「另一層次」這種「說了好像沒說」的講法，至少台灣版的「新境界」還稍微明確一些。

至於中國版的「升維」，以當地的用詞習慣算是簡單扼要、意思準確；但「升維大提速」總有點像「加量不加價」，似乎是在賣汽車改裝套件的感覺，而且「升維」跟原文的意思也沒有太大關係。

回到「押韻」這個主題。前面已經提過中文寫押韻文案的困難；而且中文如果寫成兩句的對聯形式，比較需要注重的是平仄，而不是句尾韻腳，所以困難點跟英文不太一樣。純舉例（看發音就好），剛才的例子如果寫成：

風馳電掣，超越快樂

唸起來就有點往下沈的感覺。但如果是：

超越群雄，風馳電掣

就好一點了吧？

用得好是加分，但無須拘泥

嚴格說來，押韻在中文文案中算是比較不那麼重要的技巧；因為寫得好並不容易，弄巧成拙的機會還比較高，而且大多數時候加分效果有限。

特別是如同上面舉的例子，在寫短標語時不容易發揮，在長文案中也不太需要「作詩」；不過偶爾可以在適當的時候，穿插在內容中賣弄一下，用來加強語氣（但這種時候仍然對仗比押韻好用）、讓文章有點變化。

至於在英文中，就相對簡單得多，但也不是常見的重要技巧，往往是在內容真的很「乾」的時候才用。只要字彙夠多、再加上會拆字根，技術上要寫出「Apple風格」的標語並不難，其餘就只差在表達轉折的靈感、以及用字的細緻程度了。

最後還是要說明一下：本文所說的中英文押韻難易、使用時機、平仄用法等等，在正統文學寫作理論上可能有不同的定義；這邊是以我個人的經驗和思考方式、Apple慣用的寫法為主。而且無論我的觀點如何，必定會有打破這些觀點的優秀作品出現，這裡只是講解用的例子，不需要拘泥成規。

如何寫出「Apple風格」的文案？#9：讓顧客自我感覺良好

文案的功能之一，就是「讓讀它的顧客自我感覺良好」。或者換個方式說，就是創造一個與產品相關的正面情境，再讓顧客不自覺的將自己放進這個情境之中，並且做出「自己認為正確」的購買決定。

奧義：「現實扭曲力場」

要靠短短的文字說服許多人，是很困難的事情；但如果能讓讀者自己說服自己，就會簡單得多。

對於熟悉Apple產品或文化的朋友來說，「讓顧客說服自己」最有名的例子，就是Steve Jobs生前最擅長的所謂「現實扭曲力場」（Reality Distortion Field，簡稱RDF）。

我在〈談談行銷中的「現實扭曲力場」〉（p.303）一文之中，曾經闡述過這種技巧的基本精神：

……（現實扭曲力場）就是透過行銷手法、文字、訊息，讓目標消費者自以為處在一個平行空間之中（「我是女王」之類的），然後：

- 願意為了留在這個空間中而付錢；
- 自以為有了新的身分，所以做出這個新身分「應有」的消費行為。

要建立一個完整的「現實扭曲力場」很難，而且在「扭曲現實」跟「欺騙」之間往往也只有一線之隔。

我們不談欺騙。營造完整的力場除了文字或圖像等媒介，以及具有魅力的個性和表達技巧之外，最重要的是一般水準以上的產品力、顯著的產品特色，以及長期的顧客信賴；所以光想靠一行、或是幾段短短的文案來完成，是做不到的。所以：

如果你對自己的產品或服務有信心、願意長久經營，那就儘管使出你的能力，在潛在顧客周遭建立一個現實扭曲力場，讓顧客在花錢之餘，也享受到平行時空的快樂；這樣的雙重收穫，不僅讓顧客雙倍開心、也更願意追隨你的品牌，何樂而不為？

有些產品的成功，並不是因為它比別人強很多，而是因為它為顧客創造了更多對自己的想像。（完整討論請參閱〈談談行銷中的「現實扭曲力場」〉）

不過，這並不代表我們可以透過一點技巧，創造出一個小小的空間，暫時讓顧客說服自己按下「加入購物車」；而且這樣的技巧用在「臨門一腳」的關頭，會比介紹產品的時候更有效果。

創造「自我感覺良好」的空間

讓我們暫時岔開一下，用一個不太一樣的例子來譬喻：

大家應該都玩過「角色扮演遊戲」（RPG）吧？一個好玩的RPG遊戲，除了故事線、繪圖場景、視覺特效等遊戲內容之外，往往最令人興奮的是在這些前面的「定義角色」階段。

許多RPG的角色設定選擇，其實都相當有限、大同小異。例如：

- 性別：男、女，現在可能還會加上「其他」；
- 職業：戰士、巫師、教士、魔法師等等；
- 能力點數：不同職業的角色，通常會有預設的能力點數設定（戰士的膂力最強、魔法師的魔力點數最高等等），有些遊戲會提供有限的變動彈性，例如犧牲A點數換取B點數；
- 造型：頭髮、膚色、服裝等等；
- 工具：不同職業的角色，會有最擅長使用、效果最好的武器或工具類型。

……依此類推，越複雜的遊戲選項越多。

但無論如何，因為電腦遊戲都是程式，所以選項的數量是有限制的，例如性別三種、職業七種之類；然而有趣的是，我們從設定自己的角色、在這些其實有限的選項中定義自己的特質時，往往就可以從排列組合中得到很多樂趣。

因為，你是從別人（遊戲設計者）給你的有限選擇之中，去找出最像自己、或自己最想要的自我認同；而且在之後展開的旅程中，還可以用自己定義的自己去追求樂趣與成就。

即使這些樂趣和成就，其實大多數時候都是假的。

但是你很開心，或許也課了金。

透過提供有限的選擇，讓讀者自我感覺極度良好、在過程中得到最多樂趣、花錢花得心甘情願，正是「現實扭曲力場」的精髓。

事實上，每一個成功的遊戲產品，都是強大的現實扭曲力場；但如同前面說的，「產品力」、「特色」以及「信賴」，也就是遊戲的好玩、特別、穩定、公平，才是讓產品維持不墜的基礎。

要透過文案創造一個扭曲力場，就像在創造一個顧客的心理遊戲空間；而我們也可以從遊戲之中，得到許多靈感和素材。

帶有力量的字

回到寫作技巧上。在英文中，會用所謂的「power words」（帶有力量的字）來刺激讀者，讓讀者打開心中那個啟動「自我感覺良好」的開關。常見的這類字眼包括：

- Empower（給予……力量）；
- Enable（讓……有能力做某事）；
- Choice（選擇，通常會造句成「你的選擇」、「最佳選擇」等等）；
- Imagine（想像）；
- Elevate...another level（提升到新的境界）；
- Immerse（沉浸在……之中）；
- You can / You'll see / Your...（你可以 / 你將會看到 / 你的……），但因為「Your」太容易使用，所以也往往非常浮濫。

……諸如此類，還有很多。

另外，如果你熟悉英文版的老式RPG遊戲，而且確定目標讀者能夠理解，甚至可以大膽套用源自這些老遊戲的用語，立刻將讀者拉回想像中的場景；例如：

- Teleport（傳送）；
- Potion（靈藥）；

- Heal（醫治）；
- Resurrection（復活）；
- Levitation（飄浮）；
- Revelation（啟示）；

……等等。雖說對於日常生活而言，這些字都相對比較冷僻、或是比較老派；但因為RPG遊戲的普及，以及近年流行各種奇幻小說與改編戲劇的緣故，讓這些典故可以上溯至《聖經》，或是希臘、羅馬、北歐神話小說的字，都已經變成了大眾文化的一部分。只要使用得當、情境切合，倒是不太需要擔心英文讀者「看不懂」。

只是上述這些「古典」用字、與來自遊戲或奇幻小說的典故，對於中文文案的撰稿或翻譯者而言，是相當頭痛的一件事情；它們往往並不容易翻譯、翻出來也沒有原本的效果或感覺。

所以，因為中文比較難靠「單字」來創造情境，這時候只能靠套用跟原文類似的成語，或是改寫比較淺顯的古文來達到相同的效果。

Apple的例子

當然，如果用比較簡單、而且是自己發想（而非翻譯）的情境入手，就會稍微輕鬆一點；只要把重點寫出來、以關鍵字創造情境，再用畫面輔助引導想像就行了。這邊有個技術上比較簡單的例子：

The notepad where your best ideas are born.

（直譯：你的最佳創意，就在這個筆記本上誕生。）

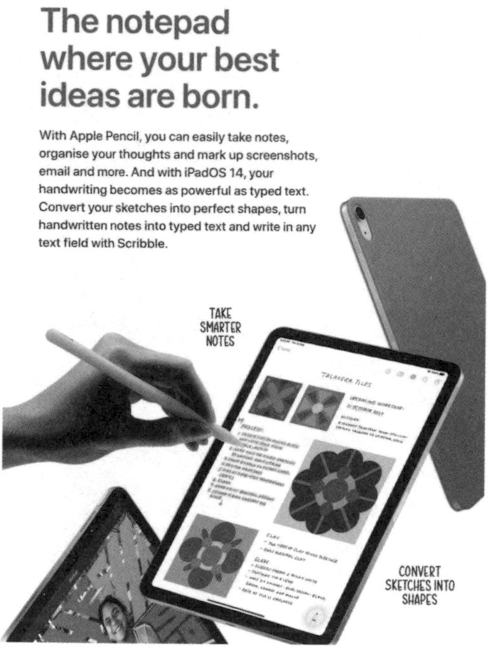

來源：Apple 官網

這句標語雖然不算是令人拍案叫絕的絕妙好辭，但就「創造力場」的角度而言，結構非常嚴謹。大致分析如下：

- 「notepad」（筆記本）：這邊講的不是iPad（商品名稱）、也不是tablet（平板電腦的通稱），而是直接稱它為紙本意象的「筆記本」，直接轉移焦點、創造想像；

- 「where」（在……發生）：雖然只是一個平凡無奇的介系詞，但卻偷偷的敲釘轉腳，把後面的話變成真的；有點像「He's the one who did it」（他就是做那件事的人）中的「who」一樣，一口咬定就是他；
- 「your best ideas」（你的最佳創意）加上漂亮的圖片：你的創意當然是最佳的，就算沒有也會自己腦補；「圖上的筆記我也會寫啊」，自我感覺當然要良好。此外，在這句話中也隱含著「最佳創意『只』會在這裡出現」的意思；
- 「are born」（誕生了）：這是個非常常見、而且很容易腦補畫面的說法。

所以只要有這台iPad，像圖中這麼精采漂亮的筆記，就會從我筆下噗滋噗滋的生出來了。很容易想像，對嗎？

上面這段標語，算是有效達到了它的目的；但也因為結構太過嚴謹，所以就顯得有點中規中矩、不是那麼有趣了。

來一點變化

試寫兩個沿用原版大意，但玩心重一點、也有大眾文化味道的版本：

The big idea is born.

（直譯：[你] 最偉大的創意誕生了。）

「The big idea」（大創意）這個特定的寫法，是從事廣告行業的人都應該很熟悉的詞，意思大致是「成為長久傳誦的經典、而且賺進大把鈔票的創意」，可以說是所有廣告創意人一生追求的「聖杯」；所以這樣的寫法，或許可以讓廣告人（算是iPad主要客層之一）會心一笑。

另外要注意的是，因為「The big idea」很稀奇、通常一次只會出來一個，所以第一句是用單數。在寫英文文案時，有時候單複數除了一般文法規則之外，也會隱藏著想表達的情境。或者也可以寫成：

The/A star idea is born.

（直譯：「你的」明星創意誕生了。）

這個版本意思跟前面類似、看起來也差不多，但用的梗不一樣。「A star is born」（巨星誕生）是一部老電影的名稱，加上「idea」就成了「明星創意」。

我個人偏好寫比較短的標題，所以試寫的版本多半也短。這邊寫一個比較長的版本來玩好了：

The tablet that carries your most blessed notes.

（直譯：這台平板上有／可以放你最珍貴的筆記。）

刻意將「筆記本」改成「平板」（tablet），是因為這句話用的是基督教的「十誡」典故，而講到十誡就會聯想到刻著字的「石板」（也是tablet）。

而後面用比「神聖」（sacred/holy之類）意思稍弱、稍微模糊一點的「blessed」，也沒有提到「十」，則是為了不要有太直接的宗教意味；讀者能聯想到最好，聯想不到也不會影響原意。

讓顧客自己來

總之，有時候我們會用文案、也許搭配其他的媒介工具，創造出或大或小的想像空間；讓顧客在享受產品之前，就先享受到成為用戶之後的情境，以便讓他們替我們（行銷人員）代勞，走完購買旅程的最後一里路。

設計這整個旅程，有時候就像設計遊戲一樣；跟遊戲不一樣的地方，在於我們給的幻想素材（產品、功能、使用體驗、服務等等）都必須是真的，只是排列組合成虛擬的體驗、以及最後的選擇與決定，是交給顧客自己來做而已。

如何寫出「Apple風格」的文案？#10：產品就是解決方案

包括Apple在內，許多產品本身就是一種「解決問題、滿足需求的方案」；即使並不真的是，也可以透過講故事的方式，「創造」（或者說「虛構」）出問題，然後將自己的產品當作那個問題的解決方案。

沒錯，「創造問題」就是「先射箭再畫靶」。如果這個問題夠獨特、而且確實存在，只是還沒有人講出來，那麼先搶到「解決方案提供者」這個位置的人，就可以搶到獨家的話語權。

這不一定是要花招，有時候也是預見市場需求的能力，例如大家可能都聽過的「馬車時代談汽車」。有些（曾經）賣得很好的產品，其實多數買主並不見得有需求，而是因為「被說服有這個需求」、也就是所謂「腦波弱」才買的。

休旅車解決了什麼問題？

例如曾經席捲汽車市場的大馬力休旅車，就是個不錯的例子。在大多數的使用情境下（至少在人口密集、道路方便的市區），大多數人並不需要四輪傳動、高底盤、大排氣量、車身高的休旅車。

但是因為它可以「輕鬆搭載全家人」、「有更多活動空間」、「使用彈性變化大」、「爬山涉水如履平地」，而且往往還有隱藏的「男人就是要開休旅車」、「休旅車就是比較帥」的暗示，所以很長一段時間都是熱賣商品。

賣了幾年之後，連原本沒有這種類型產品的車廠，都開始做休旅車來賣了。

十多年下來，因為使用者逐漸瞭解自己的實際需求、發現有很多用不到的功能，車廠發現這些用不到的功能是浪費、也會吃掉自己的利潤空間，所以陸續推出了「看起來像休旅車」的簡配版。

例如將四輪傳動改回二輪傳動、與轎車共用底盤（而不是特製的強化版）、取消越野配備、降低底盤（以便利室內停車）、加強「成本不高，但可以把價格拉高」的家用便利設計（例如感應式電動尾門）等等。

除了實質上的修改演化，以獲得成本和利潤之間的最佳平衡之外，車廠在形象宣傳上仍然主打粗獷、自由、霸氣之類的基本訴求；再搭配原本休旅車相對較不重視的省油、內裝等條件之後，變成了接送家人、賣場採購、偶爾踏青外，還維持著一點「心理療癒」功能的產品。

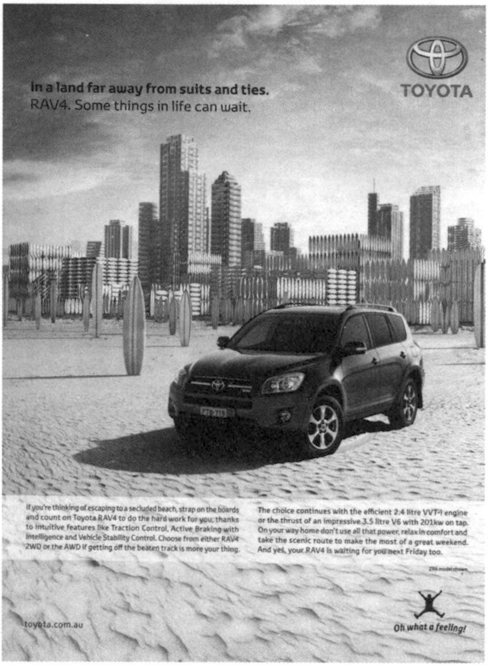
TOYOTA
In a land far away from suits and ties.
RAV4. Some things in life can wait.
If you're thinking of escaping to a secluded beach, strap on the boards and count on Toyota RAV4 to do the hard work for you, thanks to intuitive features like Traction Control, Active Braking with Intelligence and Vehicle Stability Control. Choose from either RAV4 2WD or the AWD if getting off the beaten track is more your thing.
The choice continues with the efficient 2.4 litre VVT-i engine or the thrust of an impressive 3.5 litre V6 with 201kw on tap. On your way home don't use all that power, relax in comfort and take the scenic route to make the most of a great weekend. And yes, your RAV4 is waiting for you next Friday too.
toyota.com.au
Oh what a feeling!

來源：Toyota 汽車廣告

（順便附註一下：書中所出現的廣告都只是範例，不構成背書或推薦。）

像上面的這個廣告，主訴求就是「逃離西裝領帶生活」的療癒功能；越野性能之類的特點，就只是聊備一格而已。其實這些功能一般轎車也多半都有；像途中這樣把車開上沙灘，應該無論什麼家用車都不建議才對。

總之，這樣「以供給創造需求」的手法，需要的條件是：

- 基本的產品力、獨特的功能組合；
- 找出可能存在、但還沒有人發現或強調的需求；

- 如果這樣的需求還不存在，就投入行銷預算設法創造出來；
- 將自己的產品塑造成這個問題的最佳、且唯一的解決方案；
- 這個創造需求的行為，做的時候要偷偷做，一旦公開就要搞大。一來搶到時機和話語權、二來不要讓競爭對手很快就有機會說「咦，這我們家也可以啊」；
- 開始行銷活動之後，供貨不要拖太久，備好貨再講更好；別讓競爭對手的（山寨？）產品還比你早上市，變成你在幫忙宣傳。

Apple的例子

在新版iPad Air推出時，Apple給的標語是：

Your creative studio on the go.

（直譯：你的行動創意工作室）

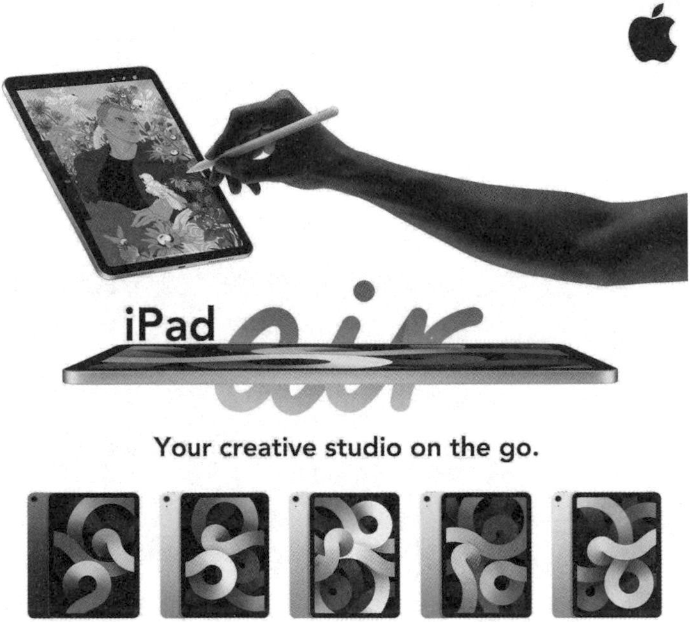

來源：Apple 官網

總之要講的是，它可以做許多「創意工作室」的事情，但是可以帶著走。這裡面講到了兩個重要的賣點：

1. 創意工作室的工作：

在一般的印象中，這樣的形容通常是指繪圖、音樂、影片拍攝剪接之類的「媒體製作」用途；文字工作如寫文章、編輯、寫程式之類比較少。以現在流行的使用模式來說，甚至可能特別指個人自拍、短片剪輯後製、加字幕效果，上傳到社群網站等「網紅內容」用途。

以前者的「專業媒體製作」而言，iPad還不見得可以完全取代電腦，但「網紅內容」就應該輕鬆愉快了，對於行銷和新聞產業而言，這個改變的影響確實不小。

2. 可以帶著走：

就「網紅內容」用途來說，大至專業設備當然好用，小至手機也能拍攝剪接上傳，但這兩者之間其實還有個「跟手機一樣方便，但螢幕大到方便工作」的市場空隙；而目前最適合這個用途的工具，就是平板電腦了。

也就是說，「你的行動創意工作室」這句文案雖然不起眼，但準確的抓住了最近的「網紅」與內容創作趨勢，為這類使用者提供了填補市場空隙的解決方案。

當然，純就繪圖、攝影、剪接、上傳個別功能而言，大多數市面上的平板電腦都做得到；但一來設計用途的細節（例如色彩準確度）、自家系統軟硬體整合、內建影音製作軟體，以及檔案的處理流程與儲存，一直都是Apple的強項。

何況，如果真的要進入影音製作剪接這類需要大量運算的流程，對於色彩準確、處理速度、記憶容量、電源管理等條件，都會是很大的考驗；如果只是普通的平板，在這種用途上是很容易卡關的。

三種中文版

大致上知道上面這段標語的來龍去脈之後，讓我們列出它的三個中文版本，看看你覺得哪個說法最貼切原文要表達的精神：

- 台灣版：你的創意工作室，隨身行。
- 中國版：創意工作室在手，說走就走。
- 香港版：你的創作室，隨你到處天馬行空。

公平的說，因為原文就不是很巧妙的寫法，所以中文版也不太容易別出心裁。

這三個版本的水準大致上都差不多，但台灣版的斷句方式有點怪，像是前半句白話、後半句文言；而且因為後半句字數尷尬，讀起來的韻律也不太對勁。

如果前半句是7個字，後半句又希望較短，可以試試4或2個字，應該會順很多，例如（看字數就好，用字可再斟酌）：

你的創意工作室，隨身即行

你的創意工作室，隨行

其實閱讀韻律問題的解答，古人早就幫我們做好小抄了：記得「少年不識愁滋味，愛上層樓」嗎？讀起來很順對吧？這就是了。

如果你對這方面的技巧有興趣，可以參考「採桑子[14]」這個詞條、或是其他詩詞結構的說明，對寫中文標語會很有幫助。

其次，中國版和香港版之中，香港版比較有創意，但「到處天馬行空」稍微有點意思跑掉。中國版比較忠於原文，但前後半句的句尾以三聲押韻、及「在手」兩字都有點多餘；如果改成「創意工作室，說走就走」會比較簡潔有力一些。

不痛的地方也有商機

其實，「產品就是解決方案」無論對於創業者、產品設計者，或是行銷人而言，都是一個有如「聖杯」的目標；有許多新創事業或產品，都是因為立志「解決痛點」而誕生的。

但如果你是我的長期讀者，可能會發現我很少、也不愛用「痛點」這個詞，因為它很容易造成基本認知的誤解、尋求 / 創造解決方案時的誤解，甚至對於整個產業問題與需求的誤解。

14　採桑子，詞牌名，又稱《羅敷媚》、《醜奴兒》等。雙調四十四字，上下闋各四句、三平韻，一韻到底。上下闋第三句常用疊韻。詩人歐陽修、辛棄疾、李清照等皆有作品。（資料參考自維基百科）

我在前面的〈痛點會痛不是問題，不痛才是問題〉（p.83）一文中提到：

創業者經常宣稱自己找到了某種「痛點」，然後往這個方向投入所有努力……然而，有一大半是找到了錯的痛點、開發了無用的解決方案。

其中也舉了大同電鍋當例子：

大同電鍋……不知道有多少創新設計想要解決它的問題……，但是沒有人賣得比它好、在市場上存在得比它久。

以這個例子來說，我們追求的目標並不是「解決大同電鍋的痛點」，而是「創造出大同電鍋絕對做不到的需求」，並且成為第一個提出來的人。

創業如此、產品設計如此、行銷也是如此，而在行銷面上去創造出還不存在的需求、並且用自家已有的產品當作唯一的解決方案，會比前兩者要簡單得多。

如何寫出「Apple風格」的文案？#11：KISS原則與國際化的行銷思維

這是本系列文章的最後一篇。希望這個系列的文章能成為有志於學寫文案、成為國際行銷人的讀者們，在進一步理解基本文字技巧、進入多語思考的層次、並學習「語言行銷」這個領域的起點。

根據一項研究，人們集中精神程度最高的時間是8秒鐘。

加拿大學者對2,000參與人士進行了調查、並採用腦電圖（EEG）研究了另外112人的腦部活動。主持研究的微軟公司發現，自從2000年行動裝置開始普及之後，人們的平均注意力集中時間，從過去的12秒減少到了8秒。
——TIME雜誌〈You Now Have a Shorter Attention Span Than a Goldfish〉

也就是說，人們現在集中精神去理解、記憶訊息的平均時間，已經少於「金魚腦」的9秒鐘。

所以，當你將閱讀、理解、或是轉換雙關意義所需的時間拉得越長，作品的競爭力或記憶度就越低；因為讀者可能記不住、無法理解，然後就滑到下一個畫面去了。

「KISS」原則

因此，英文中所說的「KISS」（Keep it short, simple, effortless；讓作品長度短、內容簡單、閱讀不費力）原則是很重要的；長篇大論不是不行，但必須有它的道理和方法，而且拆解之後的論述邏輯，最好仍然能符合「KISS」原則。

其實「KISS」最原始的版本應該是「Keep it simple and stupid」（保持簡單、同時「讓笨蛋也能理解」），只是字面上的「Keep it stupid」常會令人誤解、而且也不太雅觀，所以就有人換了別的寫法。不過怎麼講都沒關係，你大概懂得意思就好。

總之，不管是整句標語、單字、意義、或是雙關，都是越簡單越好。

不過，這當然只是原則而已。記得，「簡單」是一個相對的詞，跟你賣的商品、所在的地方、以及訴求的對象都有關係；如果你賣的是高價位、或是高專業性的商品，或者寫的內容對當地、對目標族群而言都是常識，當然也可以考慮使用。

舉個例子：

To be, or not to be? That is two questions.

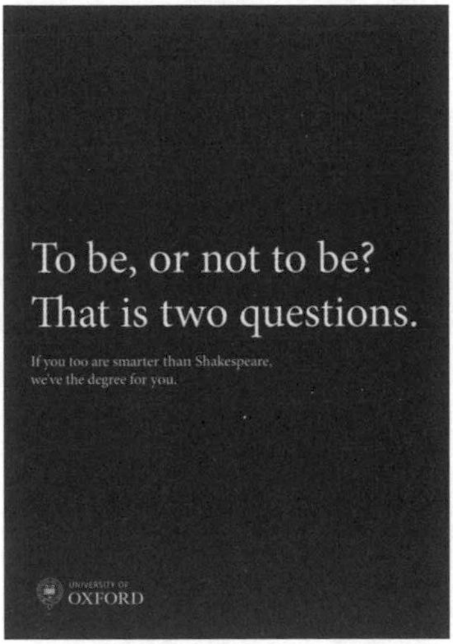

來源：英國牛津大學廣告

「To be, or not to be, that is the question」（一般譯為「生存還是毀滅」）是個可能連不熟悉英語的人都能朗朗上口的句子；但或許也只有一部分人知道，它的典故出自莎士比亞的名劇《哈姆雷特》，夠艱澀了吧？

但以上面這個英國牛津大學的廣告而言，雖然它改了第二句、並且拿來當雙關語，但以它定義的受眾而言，就不會是太難理解的寫法。

當然我們也可以拿它改一下來賣電腦，例如這個我隨手做的假廣告：

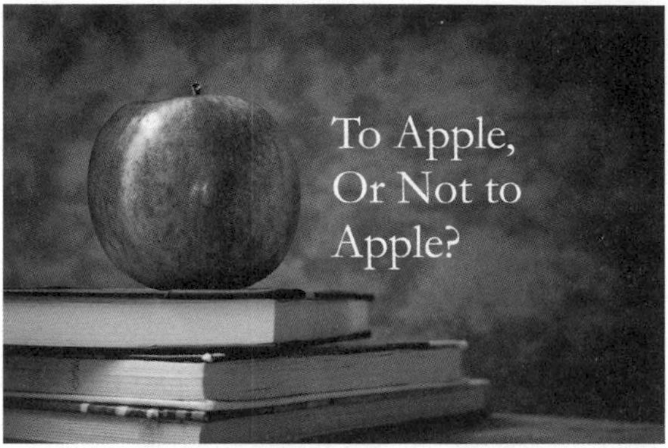

來源：作者修改免費圖庫圖片

對於一般英語讀者也不會太難，故意吊著一句「that is the question」（那是個值得思考的問題）讓大家自己想。如果標題下面會放一段文案的話，就會引導到這個「思考題」的答案：當然是「Apple比較好」。

幫Apple寫文案的好處，是無論從名稱、產品、文化、規格、受眾、或是事件層面來說，都蠻容易找到話題點的；而且光是「Apple」這個名稱，就有太多的人、事、物可以聯想。

但有時候這也是個缺點。在這個範圍之內想梗的時候，太容易被讀者認出來源、你的意思轉折也常在讀者意料之中，一不小心還可能被讀者批評為「老梗」。

其實，如果你完整讀過這個系列的文章，大概所謂的「KISS原則」，以及常用的雙關、轉折、押韻、對仗、隱喻、文化轉用等等技巧，都已經在你的意料之中，不需要在這邊反覆強調；接下來要想的，就只是跳多窠臼的創意、以及令人擊節讚賞的呈現而已。

知道你的讀者是誰

然而除了文字的技巧之外，我曾經一再強調的是，優秀的文案不是孤軍作戰的「藝術品」，它必須跟其他行銷媒介（網站、印刷品、影片、廣播、網路等等）緊密配合；也因為如此，寫作者必須明瞭自己透過什麼樣的媒介、向怎麼樣的受眾說話。

或許你的受眾族群是辦公室上班族、學生、家庭主婦、高階企業主管、行動工作者、影音創作者等等；他們平常做些什麼事、需要怎麼樣的工具、碰到什麼樣的困擾、需要怎麼樣的協助、平常是否喜歡運動、經常使用哪些品牌的什麼產品……。

這些都是你需要花功夫去調查、瞭解、研究的特性，也是能協助你寫出精準文案的強大輔助資訊。

寫文案、訂策略不能只有「腦筋急轉彎」的智慧、或是只依賴一時乍現的靈感；而必須是像狙擊手的子彈一樣，是在研究並結合標的的前進路線和行為習慣、環境中的風向與氣溫、以及自己的武器特性等資訊之後，才迅速扣下扳機、期待一擊命中。

國際化的工作

這一點是很多（或許應該說大多數）我在國內看過、教過的學生，以及「想學行銷／文案」的人們比較缺乏的態度：只想快速學到些「竅門」、寫出能夠在本地迅速找到「小編」之類工作的作品，而不是成為讓作品具有雙語水準、能跨上國際舞台的行銷人。

你可能會發現，我在這個系列的文章中雖然會盡可能用中文說明，但大多數的文案範例都是英文作品。一方面是因為「Apple文案」這個主題的原始作品都是英文，中文版都只是翻譯或重寫之後的作品，所以從原始的英文版本開始理解，會比較有幫助。

另外一個原因，則是我希望讀者能夠從更國際化（主要語言還是英語）的角度，去閱讀、理解、思考、甚至仿作（當然能創作更好）一些作品，讓自己的行銷思維更寬廣、甚至在未來的職涯中，也能有自信的說「我能寫雙語文案！」

簡言之，啟發或培養具有國際水準和經驗，能為台灣企業和市場在跨國市場上發聲的行銷與文案人，其實是我寫這個系列文章、以及在許多場合教學的最大目的；而不是讓一些原本不錯的新創產品與服務，不得不花很大的成本跟譯者或代理商溝通、或是在層層轉譯的過程中失去競爭力。

國際化的作品

為了讓文案和行銷作品能在最快的時間、最低的成本、最少的轉換之下跨上國際市場，最重要的方式之一就是在撰寫之初就是跨國版本。

也就是說，盡可能在直接翻譯之後，仍然能涵蓋最大的客層、最多的語言與文化背景、以及最廣的使用環境。

好的原始作品，不僅讓其他國家的譯者能快速轉換、節省時間與成本，意思不會在過程中被扭曲（甚至造成冒犯）；最重要的是，也維持了品牌的一致風格與形象。這一點是在Apple寫文案時經常強調的，不僅原始作品多半不難翻譯、而各地的改寫者也都表現了優異的文字水準。

例如我們在系列第三篇中提過的「Lots to love. Less to spend.」（直譯：愛得多，花得少），印尼文版的翻譯就是經過細心轉換的「夢幻iPhone、夢幻價格」，而且還有押韻：

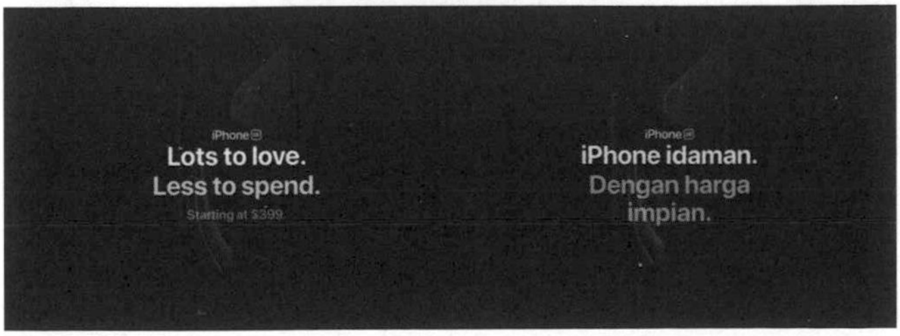
iPhone
Lots to love.
Less to spend.
Starting at $399
iPhone
iPhone idaman.
Dengan harga
impian.

來源：印尼 Apple 官網

作為原始文案的作者（無論你第一版用的是什麼語言），你怎麼知道自己的作品容易翻譯、不會被誤解、在其他的文化環境中也一樣的傳神典雅？或是你如何將原文翻譯得沒有誤解、同樣精采？

這就是功力所在了。

結語

希望「如何寫出『Apple風格』的文案」這個系列的文章，能成為有志於學寫文案、成為國際行銷人的讀者們，在進一步理解基本文字技巧、進入多語思考的層次、並學習「語言行銷」這個領域的起點。

對於上述的「功力」來說，這個系列中所提到的各種技巧和思考方式，都只是最基礎的「雕蟲小技」而已；在真實的環境中，還有許多產業上的、技術上的、文化上的、甚至政治上的挑戰，值得花一生時間去學習與探索。

當你願意挑戰這些領域、並且藉由累積實力而獲得相關職位時，將更加能夠體驗行銷與文案工作的迷人之處，以及它如何帶著你用不同的角度表達自己、欣賞世界。

談談行銷中的「現實扭曲力場」

許多人都說Apple前執行長Steve Jobs有強大的「現實扭曲力場」，但只知其然而不知其所以然，也沒有深入探究過自己或他人為什麼會受影響。其實要扭曲力場不是太難，或許你無意中也已經在用，但「虛」要能撐得起「實」，才是關鍵所在。

有一個說法是，行銷人必須懂得文字與圖像的運用、心理學，以及消費者行為（還有一些其他列舉不完的東西），才能產出有效的策略。

而其中的最高境界之一，就是如同許多人形容Apple已故執行長Steve Jobs強大說服能力的「現實扭曲力場」（Reality Distortion Field，簡稱RDF）；換言之，就是透過行銷手法、文字、訊息，讓目標消費者自以為處在一個平行空間之中（「我是女王」之類的），然後：

- 願意為了留在這個空間中而付錢；
- 自以為有了新的身分，所以做出這個新身分「應有」的消費行為。

你可以自己思考看看，是不是有時候會（被）跑進這種平行時空之中。

現實如何扭曲

而RDF的扭曲方式，又可以分為兩種類型：

1. 讓你因為相信某人（例如Jobs），所以也相信他說的都對；此時，你在平行時空中是「粉絲」或「信徒」的身分。
2. 讓你因為相信自己是某種人，所以自己怎麼做（其實是跟著行銷者的引導做）什麼都對；此時，你在平行時空中就可能是「女王」或「大師」。

如果你是腦波比較強的人，或是也在做行銷這一行，或許比較不容易受到這種力場的影響；但你也可能有意無意的在使用這種技巧，例如：

- 「有錢人都這樣做筆記」
- 「身材超好的女明星都在吃這個，你呢？」
- 「Bill Gates也在讀的三本書」

看到這些文案的時候，你想的可能不是「這種筆記法很有效」、「吃這個可以減肥」、「這三本書真的很棒」，而只是被騙進了平行時空，認為自己可以變成、甚至已經一腳踏進了有錢人的領域。

先談破解，再談建立

而這種策略的有效與否（所謂有效，不只是能賣東西，還包括後續的產品策略和商譽發展），取決於幾個因素：

- 顧客所相信或嚮往的「大師」是否真實？是否能撐得起他所主張的商品？
- 讓顧客成為「女王」或「大師」的實際機率有多高？
- 商品和平行空間主張的關聯是什麼？

其實道理不難，只要把話反過來看就知道了：

- 有錢人是因為這樣做筆記才有錢的嗎？
- 身材超好的女明星是因為吃這個才身材好的嗎？
- Bill Gates之所以是Bill Gates，是因為讀了這三本書嗎？

遺憾的是，通常反過來問的答案都是否定的，所以要不是只能玩一次，就是效果有限。但這並不代表不能這樣玩行銷；雖然扭曲力場不是人人能用，但至少出了一個Steve Jobs，筆記法、吃這個、三本書的好，也不一定是假的。

「撐得起」是長期成功的關鍵

在前面提到的「有效因素」之中，其實最重要的是「撐得起」這三個字。Jobs之所以會成為RDF魔王，是因為他的個人魅力、傳奇故事，以及實際做出來的產品，好壞或許見仁見智，但不僅造就了目前全球市值數一數二的科技公司，這家公司在某些層面上也確實改變了世界。

同樣的，如果你的商品或服務「撐得起」這樣的主張，剩下的就只是主事者或行銷策略的魅力問題了。回想一下，各種領域暴起暴落的明星、大師、產品、服務，問題是不是都出在這裡？

現實力場真的很難扭曲嗎？其實並不難。我們經常可以看到某些奇特的商品、主張、銷售手法，甚至新興宗教，都可以用你想像不到的方式，讓某些人進入平行時空還拉不出來；而這些手法的成功方式並不一定是「撐得起」，而是「恥度」、「話術」、「利之所趨」，但這就不是我想要討論的範圍了。

簡單一點說，有些人所謂「易騙難教」，也是一樣的道理。

虛實之間

「行銷」和「騙術」在技巧上有時候只是一線之隔，差異只在於「虛」能不能撐得起「實」。

如果你對自己的產品或服務有信心、願意長久經營，那就儘管使出你的能力，在潛在顧客周遭建立一個現實扭曲力場，讓顧客在花錢之餘，也享受到平行時空的快樂；這樣的雙重收穫，不僅讓顧客雙倍開心，也更願意追隨你的品牌，何樂而不為？

有些產品的成功，並不是因為它比別人強很多，而是因為它為顧客創造了更多對自己的想像。

說不定，下一家全球市值第一的公司就是你的。

Apple的新產品與「One more thing」

之前，Apple發表了Mac電腦系統近年來最重要的轉型機種：配備ARM架構「M系列」處理器的桌機和筆記型電腦，揭櫫了Apple離開Intel系統的第一步。讓我們以這些新機種的標語、它們的中譯版本，來分析Apple獨特的雙關文案風格。

大致上來看， MacBook Air、MacBook Pro、Mac mini這三個主要產品的標語，都延續了過去Apple「拿現成句子改雙關」的風格。

雖然這一點在英文上很方便，但其他語言版本的譯者就傷腦筋了；因為在不同語言的文化背景之中，不見得有類似的原句可以用，更不用說改一兩個字，就變成跟英文版意思完全相同的雙關語。

如果是厲害的譯者，或許可以在中文裡面找到類似的句子來改；或是改用完全不同的原句，但透過同樣的改字手法，製造出純屬中文語境、和英文原版一樣的雙關效果。

能做到這一點，就算是玩這類標語的最高境界了。

先簡單總結一下英文版：如前面提到的，這次的寫法延續了Apple一貫的風格和水準，不過並沒有特別出色的地方；尤其是如果這種技巧繼續玩下去，可能會在某個時候降低到「cliché」（陳腔爛調、老生常談）的水準，就不有趣了。

MacBook Air

首先來看看輕型筆電MacBook Air：

Power. It's in the Air.

這個標語我們在〈如何寫出「Apple風格」的文案？#6：組合技攻擊〉（p.250）一文中解析過；「It's in the air」直譯是「在空中」，或是引申為「到處都有」的意思；而這邊的「Air」字首特別大寫，當然指的就是MacBook Air，表示「MacBook Air也很有力」。

滿載強大，輕巧登場。

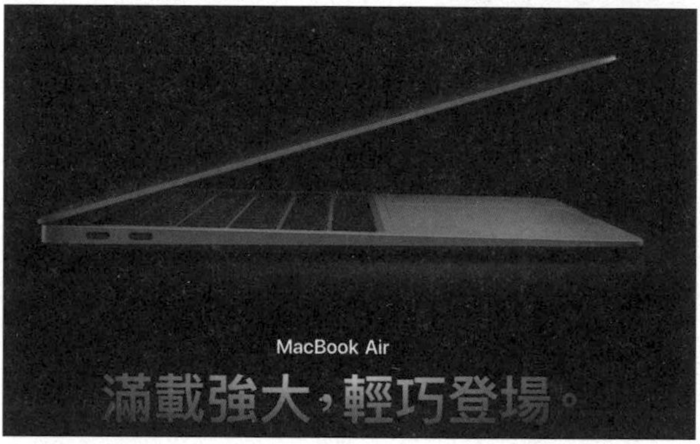

來源：Apple 官網

中文版的這個翻法，顯然是放棄了「找中文雙關」的企圖（近年許多Apple中文文案的翻法都是這樣；當年我負責處理的時候，還會努力一下看看）；只是把「強大」（Power）和「輕巧」（Air）兩個關鍵字寫進去而已。

而這邊的「air」，在意義上就恢復成字首沒有大寫的版本了。

貼近原意的中文有梗翻法：

輕功，高強。

如同過去我寫過的類似範例，這邊都只是在示範「如何用中文文案寫法來抓原文梗」，不一定是最好的、或是可以直接取代原版的寫法，我也不會特別去雕琢文字。

■ 同場加映：中國版

實力，來得輕巧。

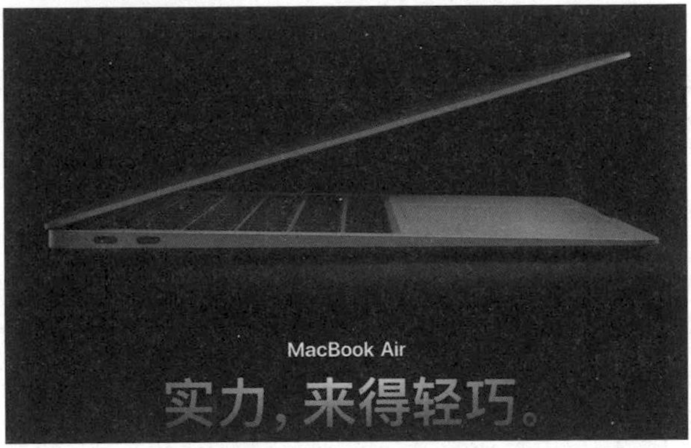

來源：Apple 官網

這個版本的「轉折」程度比台灣版高，但有點過頭。因為在這裡的「來得」有兩個可能的意思：一個是如「來得正好」、另一個是如「還不如這樣來得好」。你覺得這個文案裡想表達的是哪一個？如果文案中的用字，會讓讀者必須停下來想「它到底想說什麼」，就不夠完美了。

不過，把「Power」翻成「實力」，而不是一般常見的「強大」，是個不錯的巧思。如果沿用這樣的想法，或許翻成這樣會比較通順直覺：

實力，也可以輕巧。

或是：

有實力，更輕巧。

MacBook Pro

接下來是專業級筆電MacBook Pro：

All systems Pro.

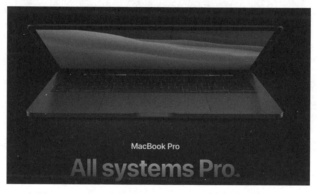

來源：Apple 官網

這一句玩的是軍方或航空領域用語「All systems go」（所有系統正常，可以發射）的雙關語，意思也很簡單，直翻就是「所有（內部）系統都是專業級」，沒了。

全系統，全面Pro。

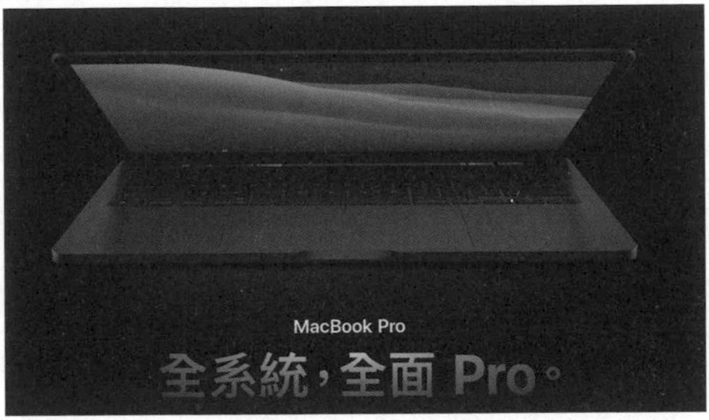

來源：Apple 官網

雖然也是「放棄治療」、或是沒抓到原意出處的直覺翻法，但好歹還抓了一個「全XX、全XX」的句型；不過這個（原文沒有的）梗，在這邊並沒有特別加分的效果。

貼近原意的中文有梗翻法：

整個就是強／Pro。

或是：

從頭Pro到腳。

Pro到飛起來。

■ 同場加映：中國版

一Pro到位。

「一X到位」是對岸常見的語法，類似「直接攻頂」、或是現在也已經很常聽到的「一次到位」。不過這梗已經跟原文幾乎沒有關係，等於是抓住「都很強」的意思來再創作了。

不過這個語法一直讓我忍不住，很想把它改成這樣（笑）：

一Pro天下無難事。

Mac mini

小型桌機Mac mini寫的是：

New guts, more glory.

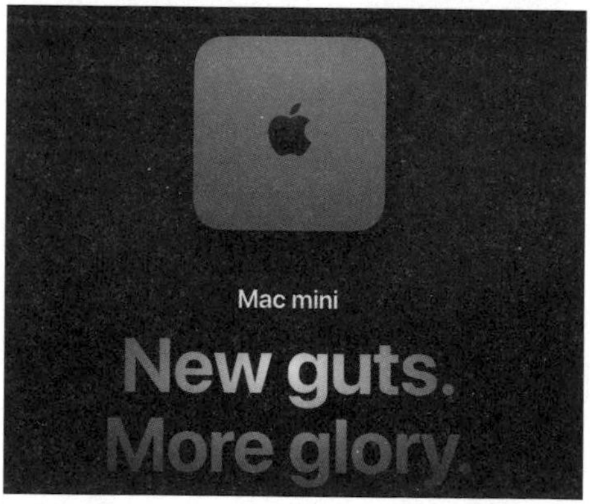

來源：Apple 官網

這句話的原型是常在電影台詞中出現的「No guts, no glory」。直翻的意思是「沒有膽量，就沒有榮耀」，大約等於中文的「不入虎穴，焉得虎子」。

在Apple這邊變形之後，失去了原有的「No..., no...」結構（上面的兩個中文翻法都有同樣的結構），變成了「（因為有了）新的內臟（組件），（所以）更加精采」。

來看看官方中文：

有新招，就是更霸氣。

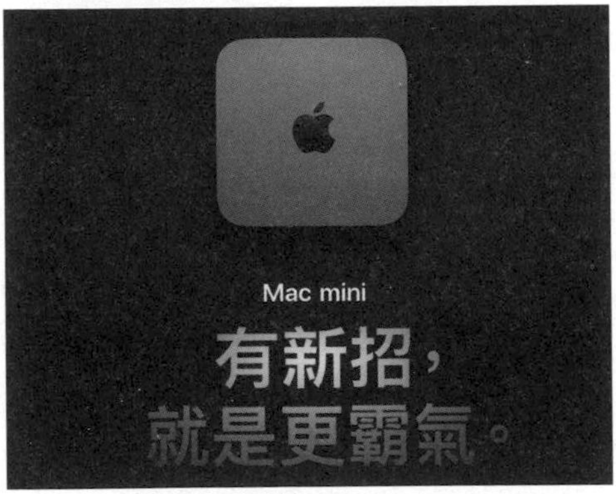

來源：Apple 官網

在我看來，這個版本是本文提到三組標語中，在翻譯轉換上做得最好的。除了語句結構上最貼近（經過變形的）原版之外，諸如「新招」和「霸氣」的選詞也花了些心思。不過如果這樣寫的話，或許更簡短有力：

出新招，更霸氣。

如果同樣用貼近原意的方式來翻，可以寫成：

脫胎換骨，更加出色。

「胎」和「骨」都呼應了原文的「guts」（有「內臟」的意思）；不過就標語效果來說，還是「出新招，更霸氣」比較搶眼。

■ 同場加映：中國版

平添內力，更霸氣。

相較於台灣版的「新招」，「內力」就更有中文感了。雖然這兩者都已經脫離了原文的「guts」（這邊就只是「內臟」，而沒有「膽量」的意思），但「內力」就飄得有點遠了。

「平添」原本帶有「無中生有」的意思；如果要用在這邊，必須是前面有些省略，例如「增加了新的組件，使得新機種平添不少內力」。但如果這個省略並不明顯，這個「平」字就有點多餘。如果拿掉的話，會更精鍊一些、也更能強調對仗和押韻：

添內力，更霸氣。

「One more thing」

這句話是近十來年常看Apple產品發表會轉播的人，都一定耳熟能詳的一句話；通常出現在大家都以為發表會要結束時，主持人（Steve Jobs或後來的Tim Cook）忽然冒出一句「One more thing」（等一下，還有……），而通常其後發表的產品，就是當天的最高潮。

久而久之，這句話反而成為整場發表會最大的重點，讓大家乖乖把整場發表會看完，屏氣凝神等著看最後壓軸出場的新東西是什麼；而通常在「One more thing」之後端出來的東西，也多半能讓人有值回票價的感覺。

在Jobs去世之後，Apple就比較少用這個手法了。一來是因為接任的Tim Cook平穩有餘，但缺乏Jobs的舞台魅力；二來在近幾年都是產品的成熟期（例如造型幾乎萬變不離其宗的iPhone），也比較少有產品能擔綱這個令人眼睛一亮的角色了。

在這種「產品高原期」，行銷就扮演著維持市場動能的重要角色；從幫產品想個新說法（例如新iPhone的「動態島」設計）、到推出個新色彩，或是講個新故事，都是維繫顧客黏度、讓研發和供應鍊趕快追上的方式。

所以如果你看到市場上某個產品基本設計不動，但一直推出新色彩、新造型，或是「女性專用可愛版」之類的新設定，就知道是怎麼回事了。

在任何電腦平台上，換處理器、換作業系統，都是值得當作「One more thing」的重大改變，此時更值得行銷人員大書特書；包括改換的理由、新系統的介紹、與競爭對手拉開的距離，以及更理想的成本效益等等，都可以再生出一套全新的FFAB和USP、開啟全新的發想循環。

除了「M系列」處理器之外，本文最後這個部分的說明，也是隱藏在產品發表和文案背後的是「One more thing」：以實質的產品進步藍圖，透過全新的故事和和敘述方式引導顧客期待，再以「呼籲行動」臨門一腳，拿下這一回合的勝利。

今天，我看到了「恥力全開」的Apple

聽完Apple 2022年的產品發表會，除了各種族繁不及備載的新設計、新功能之外，我覺得最有趣的是Apple的恥力水準變高了。

關於「恥力」

我曾經在一則網路貼文中，提到一個關於「恥力」的案例：

一則賣劣質膠鞋（廣告上沒說中國製，但鞋墊上是簡體字）的廣告，文案上有這麼兩句：

「為了保持傳統手製原味，每隻鞋子的大小和花色都有些許落差」

我看了有點覺得好笑：雖然手製或許不如機器準確，即使真的是手製，每隻鞋子都不一樣也太離譜，萬一一邊合腳一邊不合怎麼辦？

但人家就是有這個「膽識」把缺點直接寫出來，而且一句話就把它變成特色優點。而且既然話講在先，買了表示你接受，之後客服就可以不管了。這是不是一種本事？

簡單的說，這種玩法的公式就是「倒果為因」，把品管不佳而「大小不同」的結果，變成「為了維持手製原味」的原因。公式很簡單，只是看你的文字功力以及恥力程度而已。

我用「恥力」來形容這種寫法，並沒有貶意（會貶的是不良的產品和廣告心態，而不是「寫法」）。只是Apple從前不常用這種技巧，現在居然在iPhone 14推出時也用了，令我覺得有點新鮮。

從「瀏海」到「黑斑」

iPhone X之後的系列（以及後來的一些其他品牌）產品，在螢幕頂端都有一個俗稱「瀏海」的黑色下凹，以容納前鏡頭、感測器等等組件。

這個「破壞畫面完整」的設計，當初Apple要「領先業界」推出之前，內部也想必有很大的爭議，最後則是在「讓螢幕盡量貼到邊框」的考量下所做的妥協，其他廠商一看這樣能賣，當然也就陸續跟進。

幾年來雖然大家也慢慢習慣了，但當然都期望能把這些組件都藏到螢幕下方，讓畫面上不會缺一塊。

雖然有些手機廠商陸續宣稱即將做出這類螢幕下組件，可以讓手機不再有「瀏海」，但目前包括最新發表的iPhone 14，都還是沒有突破這一點。

Apple在這一點上的改變，是iPhone 14上的「瀏海」從螢幕頂部脫離，變成了一個長形的「黑斑」（裡面應該包含了鏡頭和感測器）。雖然這樣也算是進步了、也縮小佔據的螢幕空間，但因為黑斑的阻擋，周圍的區域可用性也還是降低了不少。

從「臭蟲」到「功能」

所以有趣的來了：於是這次Apple不再多做說明、也不用躲躲藏藏，直接恥力大開，或是用行話講叫做「直接把bug（問題）變成feature（功能項目）」。

既然黑斑拿不掉，螢幕頂端又是經常顯示系統訊息的區域（通常是黑色方塊），那何不把兩件事合而為一、餿水變黃金，把黑斑當作「還沒打開的訊息」就好？

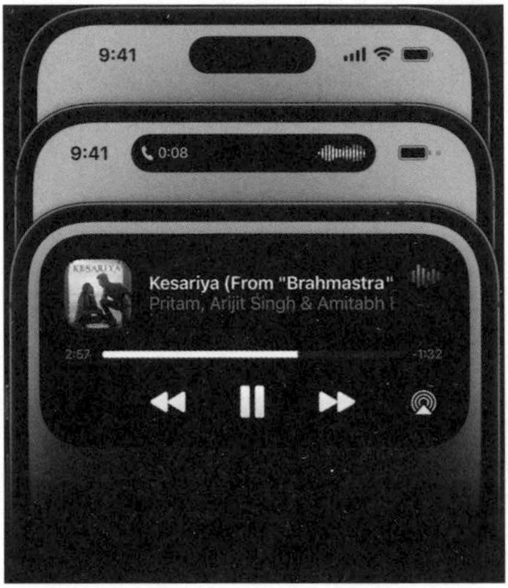

來源：Apple 官網

更有趣的是，不僅臭蟲變功能，Apple還幫它取了一個叫做「Dynamic Island」的華麗名稱，中文翻譯叫做「動態島」（台灣版）或「靈動島」（中國版）。

就命名角度來說，「Island／島」的觀念算是神來一筆，把「漂浮在螢幕上的黑斑」當成一個「有功能的島」（特別是用水藍色底圖就更像了）。從行銷觀點來說，幫特定的功能取個有趣的名字，有利於提高記憶度、以及使用者「對，它是個功能沒錯」的認同感。（就像幫蟑螂取名叫「小強」之後，就稍微比較沒那麼可怕的意思差不多。）

倒果為因

但最重要的是，這樣的設計思維就是我在前面膠鞋案例中提到的關鍵：「倒果為因」以及「恥度」。

「暫時無法消除的黑斑」變成了「發明出動態島」的靈感，也讓這隻臭蟲在取了個好名字之後變成了寵物。換言之，只要你恥力夠、文字功力也強、敢編故事，那麼這種「倒果為因」、「移形換位」的本事就派得上用場。

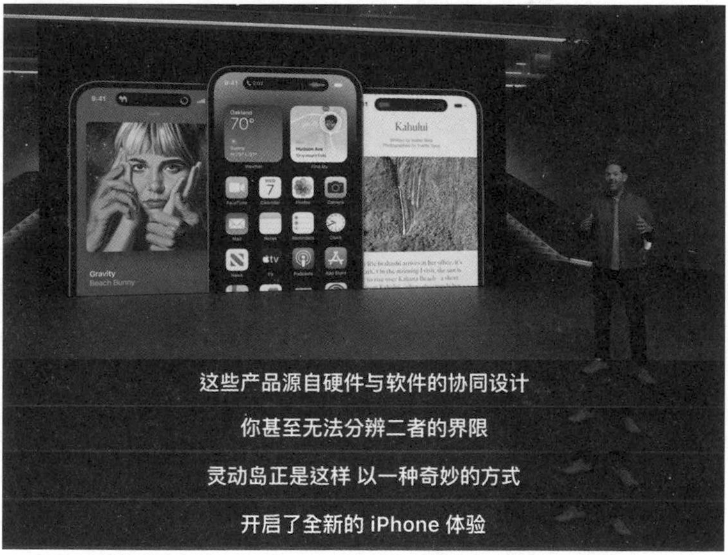
这些产品源自硬件与软件的协同设计
你甚至无法分辨二者的界限
灵动岛正是这样 以一种奇妙的方式
开启了全新的 iPhone 体验

來源：Apple 官網

看到「源自硬體和軟體的協同設計」這句話，我真的大笑了。雖然這句話當然可以解釋成Apple所有產品的設計原則，但放在這裡、再加上對Apple「恥力覺醒」的先入為主成見，這四段台詞真的太有趣了。

你看懂了其中的微妙嗎？相信經過這些說明，你也可以慢慢看出一些行銷語言的寫作技巧、以及當觀眾時怎麼去解讀它們。

更重要的是，這一招「移形換位」你學到了嗎？

PART6.
AI對於行銷人的影響

身為行銷人，AI寫作能幫你做什麼？

最近，「AI自動寫文案」功能成了十分熱門的話題。有些人測試出了令人驚艷的結果，但AI有時候也給了錯誤百出的答案。整體來說，AI技術是持續在進步的；從行銷和寫作的角度來看，它能幫我們什麼忙、又有什麼需要小心的地方？

這陣子，以GPT-3技術為基礎的「AI自動寫文案」功能成了十分熱門的話題；許多人都競相出題目讓人工智慧生成文章，而有些這類文章還真的寫得有模有樣。但觀察了一些這類自動生成的文章之後，我有一些看法。

不過要先說明的是：技術不斷在進步，分析文章的速度經常都比技術慢。本文成稿的時候，是GPT-4人工智慧模型剛問世的第二天；等你讀到的時候，或許世界又不一樣了。所以，請把這裡的討論當成「人使用AI的原則」，不必拘泥於技術細節。

先講前提：技術會越來越強

現在的AI是很厲害，而且隨著運算速度的進步、演算法的改進，以及學習資料的增加，一定會越來越厲害。

不過現在看到的厲害，讓大家驚艷的原因是「相較於從前的智障AI」。然而以後會不會發展到超越「一般真人」的寫作能力？假以時日，非常有可能。

如同大多數人，雖然我有生之年不見得能看到完全自主、有思考和判斷能力的AI出現，但對於AI未來的發展潛力、它在未來人類生活中扮演的角色，都有著一定程度的期待。

我並不擔心AI的普及會危及人類在各種工作上的主導地位，因為在可見的未來，AI能完全自主思考之前，能力無論多強，定位還是在「能幹而忠誠的幫手」。

但我也說過，如果AI能夠自主，「機器人三原則[15]將只是人類的一廂情願」；這一點將會是未來持續發展AI時必須面對的哲學矛盾。

比較令我擔心的，是人類在獲得大量AI協助之後的怠惰。AI並不一定會直接取代人類，但如果會的話，怠惰於思考和創造的人可能先會取代；而且除了工作被AI取代，連自身存在的定位

15 機器人三原則」是科幻作家 Isaac Asimov 所提出，主張在未來有機器人的世界之中，機器人必須遵循的幾項基本規範；包括：1. 機器人不得傷害人類，或坐視人類受到傷害；2. 機器人必須服從人類命令，除非命令與第一項發生衝突；3. 在不違背第一或第二項的前提下，機器人可以保護自己。

都會變得模糊。

現在的AI寫作

仔細看現在AI寫出來的東西，讓一般讀者覺得厲害的地方，在於文章內容變得相當通順、而且開始有架構邏輯，這一點很棒。但是以真人專業文案作者（我）的觀點來看，有很大的部分還是廢話堆砌。

適當的廢話堆砌，是讓文章變得通順易讀的技巧之一；「一加一等於二」這個事實，讀起來就不會像「一個人和另一個相愛，就是美麗的兩人世界」這麼浪漫。

具備這類的修辭能力，是AI的一大進步；再加上原本作為AI強項的邏輯推理，就成了錦上添花。一篇好的文章，通常會具備以下幾個要件：

1. 邏輯推論：這又可以分成好幾層，「因為／所以」只有一層，「因為／所以，然而／如果不是／就」是兩或三層，依此類推；這種可以寫成程式邏輯的推論，是機器原本就擅長的事情；
2. 具體與非具體的事實的引述和呈現：例如「一年有365天」（具體事實）與「她是個多愁善感的人」（非具體事實）；

3. 現實與非現實敘述的交替運用：例如「今天基隆在下雨」（現實）與「天上的星星不說話」（非現實）；
4. 引述與類比加強語氣：如「俄國對烏克蘭的侵略，就像當年德國侵略法國」或「她香得像一朵花」；
5. 運用形容詞、對仗、隱喻、成語、暗諷、反差等等技巧來強化修辭等等。
6. 當然還有許多族繁不及備載、由人類在幾千年文化中發展出來的寫作技巧。

從上面列出的這些內容，再對照AI目前寫出來的內容，大概就可以知道它現在能做到的程度，以及未來還需要發展的方向了。依我所見，目前的進度大概還只在1.跟2.之間。

這也就是前面之所以說「AI目前的厲害是學會堆砌」了。這並不是貶語，而是指出它已經往前進步了一個階段，只是目前僅此而已。

而因為對於許多讀者而言，這種堆砌會被當作一種單純的「智慧」和「寫作能力」展現（他們對真人作者也往往是這樣評價）；所以未來的AI為了能「讓人看到進步」，開發者可能會在這一點上「變本加厲」。

或許以後會衍生出不同類型的AI，有些用於不需修飾的資料查詢（像是現在的維基百科）、有些則用於「花俏」程度可以調整的文章或文案寫作等等；那麼，這一點就不是問題了。

AI寫作現在可以做什麼？

對於專業寫作者而言，善用AI會是很方便的初稿產生器；可以很快的產生出現成的段落架構、甚至自己原本沒有想到的論點，等於是扮演著部分「代筆作者」和「腦力激盪者」的角色。

但以目前的AI能力而言，內容產生之後還是要靠自己的判斷、修辭，以及寫作能力（也就是前面的2.到6.各點）來進一步修整，並且以個人的專業領域知識來驗證內容的正確性。

在「驗證專業領域知識」這個部分，AI以資料連結和速度方面的優勢，或許往後可以扮演協助資料比對或校正的角色，例如指出「第一代Mac電腦在1986年問世」（正確答案是1984年）這句話中的錯誤；或許往後還可以做更多新聞事實查核，或是協助提高文章技術層面精準度的工作。

不過以最近的例子來看，目前的AI經常還在「依照關鍵字去抓答案，但缺乏判斷答案真偽與邏輯關係能力」的狀態；而有些限定範圍的知識如「XXX是什麼」（定義資料+語句邏輯+基本修辭），AI的表現就相對比較好。

如果AI會說話

但如果我們不從「AI幫人寫文章」的角度來看，而是「AI怎麼表達」來看，現在的水準就比從前進步很多了。

以「自然語言查詢」這件事情為例。二十多年前Google、Yahoo，以及其他如AtlaVista和Lycos搜尋引擎剛問世時，「如何用對方式才能搜到答案」還是一門學問。

當時如果輸入「今天台北天氣如何」，可能會找不到答案或是顯示你不需要的資訊；必須懂得下「台北 +今天 天氣 氣象局」之類的關鍵字語法，找到的機會才比較高。

但現在的搜尋引擎變得比較聰明了。它會解析「今天台北天氣如何」的語意，呈現出應該是你想要的答案，並且整合出資訊的顯示型態：

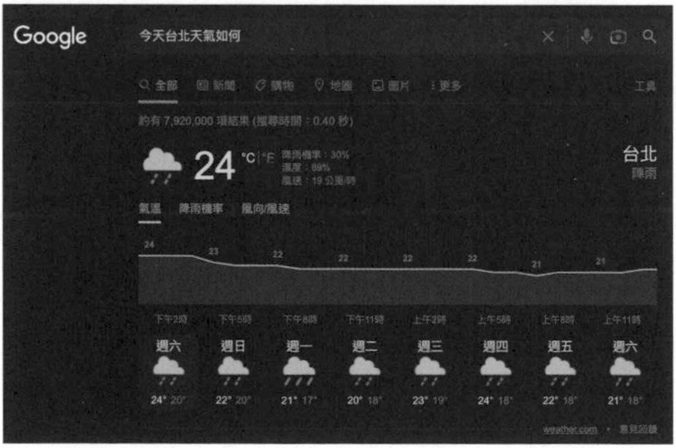

來源：Google 搜尋網頁

既然搜尋引擎（以及現在的GPT-3人工智慧）已經懂得如何理解人們的問題，接下來就是「如何講答案」了。

像上圖一樣的Google圖表是一種方法；現有「語音助理」（如Siri）回答「今天天氣 ___，氣溫 ___ 度，可能下雨」的「非AI填空式」答案也算可用。

但如果以AI能力整合這些已知的資料，並且透過有架構、邏輯、修辭的表達方式，轉為語音提供答案，甚至還可以跟使用者根據上下文語意脈絡（context）聊聊天，那麼現在的表現就已經相當優秀了，值得再進一步發展。

AI應該讓寫作者更勤勞，而不是更懶惰

回到文章／文案寫作者的角度來看AI。

當AI寫作進步到一定程度時，雖然我們可以用它來當作輔助工具，但空出來的時間就應該用於持續提升自己的能力，時時超越AI能做到的領域，而不是都交給AI代勞；否則，因為「你能做的事，AI都能做」，所以最後的下場就是被AI取代。

有些企業主可能會認為，因為AI已經能寫出有模有樣的東西，所以往後或許不再需要專業作者，把文字工作都交給AI處理也無妨，就像某些業主目前看待電腦翻譯工具一樣。

如果只是為了成本考量，或許這樣做也無妨；但也如同使用機器翻譯一樣，還是有幾個基本原則：

1. 成品至少要有一個懂內容的活人看過，特別是自己不內行的外文；
2. 如同任何AI產品（如自動駕駛），整個產生和使用成品的過程中，必須有「當責」的機制（簡單說就是「誰把關」和「出錯了要找誰」）。因為AI不是不可能犯錯，但AI不可能為你的損失負責。

當然，AI也有很多很正確、而且令人驚艷的答案，但這種「一本正經、但對錯難辨的不確定性」才是真正的問題所在。

結語

上面討論的這些，絕對不是在貶低AI的能力和前景；相反的，就是因為它有著無窮的潛力，所以作為還在行銷（或其他領域）工作的人，必須知道如何善用並駕馭它、讓它發揮最大的效益。

1. 雖然AI現在寫文章可以有點架構邏輯，但不要被表面上的華麗遮蔽了判斷力；它確實能比一般「不會寫的人」寫出更好的文章，但實際的專業應用上還有一段路要走。然而，在會使用的人手上，它會是很好的省時輔助工具。
2. 產生的結果要實際使用，至少要有一個懂內容的活人看過。你會覺得某些答案「好得令人驚艷」，是因為你很懂、或是完全不懂。

3. 還是要有人當責。如果學生／員工用AI寫功課，出了問題大概沒辦法跟老師／老闆說是AI的錯。

AI就像汽車一樣，並（還）不是萬能的；在它能完全自主駕駛、而且不會出錯的那天之前，你還是必須懂得它的能力、極限，以及你自己的價值。

AI生成文案的優點、缺點、以及其他

利用ChatGPT之類的人工智慧（AI）工具協助寫文案，是許多業主、甚至正在從事相關工作的人正在嘗試的方式。在這篇文章中，讓我們來探索一下AI幫人寫文案的優點與缺點，以及當AI「完美」之後的行銷世界。

行銷不僅是一種需要知識、技巧、以及一些天分的能力，在企業組織中也是貫穿產品從開發到銷售的流程、並且潤滑流程中各個階段的溝通工具。

而對於外部市場更不用說，以文案為主的溝通策略擬定更是產品運作的基礎。也因為「溝通」必然觸及心理層面，所以寫文案是有架構、有階段，而且必須重視心理機制的工作。

所謂心理機制有兩個層面：

1. **企業內部的**：從產品的發想（為什麼要做這個產品？為什麼這個產品能創造獲利機會？）、研發過程（碰到過什麼困難？過程中取得了什麼成就、技術突破、或是專利？）、合作策略（跟哪些上下游廠商合作過？取得了哪些投資或技術？跟誰達成了策略聯盟？），一直到產品上市的細節（在什麼時間點發表？要走哪些通路？如何訂價），都有許多決策人員的心理轉折，而這些都可能是行銷上的材料、以及行銷人員必須思考的要件。

2. **外部市場的**：當初是為哪個客層開發的？他們為什麼需要？他們願意付多少費用？競爭對手是誰？對手如何制定行銷策略？顧客和對手會如何評價我們的產品？

這些心理機制，目前是AI還還沒有辦法深入顧及到的。事實上，這些不只是寫文案要顧及到的要件，打造完整的行銷策略更需要這些前提；「寫文案」只是相關工作的統一代稱而已。

所以如果你想用AI工具來寫文案，在前期仍然必須透過不同職位的「工人智慧」彼此合作，萃取出這些要素，並且盡可能使用準確的表達方式，透過自然語言或指令「餵」給AI工具，讓它取代部分燒腦的轉化過程，變成可用的文案粗胚。

對，我想強調的是「粗胚」。從專業行銷和文案人員的角度來說，AI產生的材料仍然必須經過檢查、潤飾、以及強化，才能變成可用的東西。

或許你在網路上看過許多人測試AI文案工具之後，給予很高的讚譽；我只能說，請先謹慎看待這些評語，不必全盤相信。

因為一來每個人「餵」的資料和詳細程度不同，你不一定能複製同樣的結果，二來測試者自己可能不是專業人士、也不一定清楚前面提到的「心理機制」，所以只要看到AI寫出似乎通順的文句，就已經驚艷不已。

AI工具對文案作者的影響

總而言之，目前AI文案工具對行銷文案作者的影響是：

■ 對於不會寫的人：

AI幫忙寫的功能是個福音：因為它可以借助訓練資料，幫忙生出很多自己想不出來的語句。雖然AI看起來能「無中生有」，但其實並非如此，而是去融會貫通一些其他人已經寫好的東西。

■ 對於普通會寫的人：

AI是還不錯的靈感產生和時間節省工具：缺乏靈感的時候，可以叫AI幫你觸類旁通，想幾個項目當作起點；如果已經有了起點，可以讓AI幫你生一些延伸內容出來。

但要再一次強調，這些生出來的東西其實都是別「人」寫的，AI只是幫你撈來整理而已，所以不是原創、不一定完全符合你的需求、也可能跟其他AI使用者重複。

■ 對於很會寫的人：

AI可能會變成一種負擔。

想像一下，如果你已經是文案高手，結果老闆或業主丟了一大篇他們叫AI寫出來的東西給你「參考」、或是叫你「潤飾」，你可能會非常痛苦。

如果你還沒碰過這種事情，可以再想像一下：高手譯者被老闆交代，拿一整篇機器翻譯的結果來「潤稿」時，會有多痛苦。

因為你不知道他們餵了AI什麼東西，也可能發現稿子看來有模有樣（而且業主還蠻喜歡的），但架構和論點卻完全不是那麼回事，修辭也沒有技巧可言，讓你覺得與其重新餵資料叫AI做，乾脆自己重寫還比較快。

（目前的）正確使用態度

之所以強調「目前的」，是因為AI的能力一直在進步；而整體來說，人的能力也在進步。而未來AI能做什麼，則取決於「AI的進步」和「人的進步」之間的互動關係、甚至往後人會對AI加上怎麼樣的限制，這些都會影響我們使用工具的方式。

不過站在人類的私心，我還是希望人（至少有一些人）能走在AI的前面，讓它能為人所用，而不是受制於它。

所以，我們的態度應該是不要想著「AI能幫我做完所有的事」，而要將過程的主導權、最後的決定權留給自己。一來經過人類主導的訓練，它才能變成真正有用的工具（除非你的目標是「以後人類擺爛就好」）、二來你的工作不會真的被它取代。

如同前面提到的，目前AI最大的問題之一，在於它不會比你懂產品。你可以餵它一些基本的產品資訊和規格，讓它跟熱心聰明、但是剛到職的新人一樣，「悶著頭」幫你做腦力激盪；但對於客戶需求、市場互動、競爭關係之類的外在因素，以及與真實世界連結的想像力，目前它還幫不上太多的忙。

至於從新人的好點子、以及外在因素之間抽取出重點、並且轉化成實際內容，對你的老闆而言，你就是那個「人工智慧」，而且必須是你；因為如果不是你、或是你做得沒有機器好，這個職務以後可能就是機器的了。

AI生成文案的優點

讓AI寫文案還是有優點的。前面講了這麼多前提，不外是希望你能善用它的優點，而不是優缺點全盤接受，導致自己、以及你的公司因為方便而反倒失去了競爭力。

用AI生成文案的優點包括：

■ 速度

如果不論品質、以及和「心理機制」之間的連結，AI寫作的速度確實非常快（付費版服務更快，而且以後只會越來越快）；人類需要絞盡腦汁一個小時寫出來的段落，AI可能幾秒鐘就可以完成，而且修正重寫的速度也一樣快。

除了生成文字的速度之外，AI「找點子」的速度也很快；例如我想要列出「國內旅遊有哪些方面比出國好」，或許你想了半天想不出來，但AI幾秒鐘就可以生給你，所以你可以用省下來的時間去檢視這些點是否合用、或是以它為靈感想出自己的點。

■ 成本

目前有許多AI工具可以免費使用（付費版的差異主要在AI版本、回應速度、訓練資料多寡等等，但多半也還不貴），所以只要你懂得問對問題，產生內容的成本幾乎為零，比找人來寫便宜得多。

說實在話，比起一些寫東西也馬馬虎虎的人類「小編」，用AI來寫同等級內容的成本效益要高得多。

在需要產生中階內容（例如非專業性、不需要太講究文字精緻度的公司活動文）的場合，AI產生內容的速度雖然快，但建議還是必須有懂產品、懂行銷的人看過，以免發生意外狀況。

之前有一位企業主告訴我，他打算裁掉三個「數位行銷」的職位，把東西交給AI寫就好；我建議他不要全裁掉，寧可花1.5個人的錢，請一位能力比較好的人來管理這方面的作業，對於AI還無法幫忙的策略規劃方面也有幫助。

還剩下來的預算，則可以多請一位研發人員，來提升產品開發速度和品質；不僅兩全其美，而且或許也可以省到錢。

■ 可能有較好的SEO效果

因為AI用於生成內容的訓練材料，多半來自網路上別人寫好並使用過的內容、也經過搜尋引擎爬梳分析過其中的關鍵字，所以對搜尋引擎來說比較「熟悉」，對於SEO（搜尋引擎最佳化）也可能會有些幫助。

但這一點只是附帶效果，不要太看重；因為：

1. 理論上是如此，但無法保證，頂多只能說比無中生有、而且SEO效果原本就不理想的內容好一點而已；而且以後AI生成的內容越來越多，在大家都差不多的情況下，要享受這個效果就不容易了。
2. 因為AI生成的內容很多是以別人的作品為基礎，所以在同性質競爭的情況下，你的SEO不見得會比「原版」的強。
3. 未來，搜尋引擎可能會開始辨識AI生成的內容、以及和上游資料之間的關聯與相似性，也可能給予這類AI生成內容較低的SEO權重，讓原本的這個小優點變成反效果。

AI生成文案的缺點

AI幫你寫文案的優點有一些，但缺點也不少。例如：

■ 抄襲疑慮

如前面提過的，AI目前的訓練資料都來自別人寫好的內容；如果你不加思考的照章使用，除了前面一再提過的「可能跟別人用AI寫的一樣」之外，也可能會意外出現「抄襲他人作品」（最糟糕的是抄到同業）的問題。

這樣的結果會有三層疑慮：

1. **行銷效果**：即使不談著作權的法律問題，如果你的文案內容跟其他AI用戶差不多、甚至跟「原版」內容差不多，效果就大打折扣了；
2. **商譽問題**：如果你的文案或標語推出之後，被眼尖的大眾發現跟某家廠商或同業非常類似，難免會被冠上「拷貝貓」的名號，對商譽大有影響。從前我為某車廠服務時，外發的行銷團隊拿了一個標語「XXXX，近乎苛求」來提案；在即將通過的瞬間，我發現後一句跟另一家車廠的標語完全相同，於是趕快擋下來，才沒有出大錯。類似這樣的狀況，很可能就會在AI撰寫的內容上發生。
3. **法律責任**：如果有某個先前的獨創觀點、內容、或是標語被納入AI訓練材料，而陰錯陽差的被你生出AI文案拿來用了，結果公開使用之後遭遇法律追究，此時AI是無法幫你負責、也不能當作卸責藉口的。

■ SEO權重

以Google為例，根據該公司的〈內容創作者應瞭解的 Google 2022 年 8 月實用內容更新[16]〉文件中所述，以下這些是製作內容時應該避免的方式（僅列出可能與AI相關的條目，其他省略，完整版請參閱原文）：

- 您是否針對不同主題建立大量內容，希望部分內容在搜尋結果中獲得良好成效？
- 您是否大規模運用自動化功能，針對許多主題建立內容？
- 您主要是匯總其他人說話的內容，但其實並沒有帶來太多的價值？
- 您是否因為聽說或讀到 Google 對於撰寫的內容有偏好的字數，所以您才撰寫一定字數的內容？

而上述的「自動化建立大量內容」等目的，往往是一些使用者以AI生成文案想達到的目的，再加上抄襲疑慮、以及搜尋引擎自動辨識AI內容的能力，都可能讓AI文案無意中帶來負面效果。

16 https://developers.google.com/search/blog/2022/08/helpful-content-update?hl=zh-tw

所以，或許AI適合用來協助腦力激盪、產生內容「粗胚」、或是用來做一些比對檢查，但直接沿用目前不會是個好主意。

■ 文字品質的一致性

如果你是一個行銷部門的主管，手下有幾個資歷能力不一的文案人員，針對同一個產品的不同活動、不同時期、不同媒介撰寫內容，在讓這些作品上線、或是在主管會議中提出之前，你需要做一件什麼事？

對，會需要有人看過一遍、彙整內容、修正其中的錯誤和矛盾，並且統一用語和口徑；否則之後可能爆什麼雷，你就可以想像得到了。

一樣的道理，前面說過，對你的公司和產品而言，AI就是一個（或好幾個）「熱心聰明、但是剛到職的新人」；即使你餵的是同一個產品的資料，每次產生出來的措詞、上游資料、以及結果都可能有內容和品質上的差異，可能的錯誤就更不用說了。

如果你帶部門時，不敢把沒彙整過的資料交上去，為什麼用AI寫的時候就可以？

AI直接產生的東西可以用於發想、原型製作、部門溝通、或是內部提案（最好不要用在外部提案），但千萬不要在沒有活人整理過的情況下拿出去用。

■ 仍然需要人的時間和成本

今天的文案高手，仍然可以寫出文字技巧、內容深度、原創性都遠超過AI的作品，但成本確實高很多；比較不需要技巧的說明書、技術文件、邏輯論述等等，則還是AI的強項。

無論是其中的哪一種，中間都仍然可能隱藏著AI無法第一時間辨識的引述錯誤（引用錯誤的來源「佐證」錯誤的答案）、結構性問題、重複內容、以及前後矛盾等等，所以往往還是需要人力校讀、潤飾、整理。

有趣的是，有些這類問題如果丟進AI，AI是抓得出來的，但會出現在AI自己撰寫的內容之中。一個方法是把內容「以毒攻毒」丟進AI工具反覆檢查，但在講究精確的前提下，這種方法的速度不見得比能力強的真人快，跟人力之間的成本差距也會拉近。

如同我先前不斷重複的「當責」（AI做的東西要有人能負責）前提，檢視AI文字作品的人力成本是不能完全省掉的；雖然整體來說可以降低一部分時間金錢成本，但不會是絕對的美好。

美麗新世界還沒有到來（我們需要嗎？）

目前的AI文案生成技術並不完美，所以需要人的監督。不僅是為了最終的品質，也是為了人在這個領域中的主導權。

但即使它有一天完美了，我們必須擁抱這樣完美的能力嗎？

因為「完美」是一個虛無、而且一直在改變的目標，所以或許AI有一天會更趨近完美，但只要產品還是賣給人、而人也隨著世界在改變，AI就不會真的完全瞭解人性、人的需求、以及商品或服務對人的心理價值。

人的價值，或許就很辛苦的存在於「趨近完美」與「完美」之間的那個微小縫隙。

或者換個角度說，如果未來的商品銷售對象已經不是人類，而是機器，屬於人的那個縫隙也已經不存在；又或許以後的人們會直接問AI「那個商品適不適合我用、值不值得買」（也就是我說過的買賣兩端「AI網內互打」），而根本已經不需要行銷活動或文案，那麼行銷也就不再有價值了。

這樣的美麗新世界，我們需要它嗎？它還需要我們嗎？

後記

謝謝您閱讀本書到最後，辛苦了；希望您從內容中有所啟發、也對您未來的行銷職涯有所幫助。

我想，我自己也是很辛苦的一個。以我自己寫作「不喜歡膨脹內容」的習性，這本凝聚了過去多年經驗、以及無數個日夜的工作和思考的書，最後能累積到超過十萬字，也算是九轉丹成、修得正果了。（笑）

然而，如果你過去二十年來一直是我的讀者，應該會知道我的寫作數量可能超過這本書的百倍，但因為已經習慣網路寫作的自由、以及回應的速度，所以原本並沒有寫書的打算，而是在2021年底錄製了一段線上課程（也就是本書「文案寫作力的深入探索」這章的內容）之後，才興起了將這些經驗編纂成書的想法。

其實我自己長久以來還有另外一個身分，就是文字編輯；從過去編雜誌，到後來編輯了程天縱老師的《程天縱的經營學》等六本書、好友解聰文先生的《數位時代的高效行銷》，都算是幕後黑手之一，也翻譯過幾本書。

因此，近年來一直有朋友督促我寫書，但因為上述原因、以及「編輯自己的書有盲點」之故，所以在十年前出版《一個人的出版史》之後，就沒有再往前進了。

這次要感謝的是時報出版林潔欣小姐、以及梁芳春先生兩位的賞識，願意幫我出版這本書、並且為我規劃了初步大綱，讓我得以在短時間之內將文章編纂完成。

在成書的這段期間，發生過兩個插曲：

1. 「科技內容行銷的標竿：Apple風格」系列文章的分析，或許不是最詳盡的技法教學，但卻可以說是過去為Apple工作多年的縮影，對我個人而言很有代表意義；原本編輯對收錄這個系列有不同的看法，但後來在討論之後，終於得以保留下來。
2. 原本最後還有一章是「行銷案例賞析」，預定收錄十多篇文章，但因為篇幅限制，經過編輯同意之後從本書中割愛，留待日後再用。

如果還有機會，或許我會再針對行銷主題出版下一本書，跟大家分享其他角度的觀點。但（廣告一下）在下次出書之前，歡迎訂閱我的《傅瑞德的硬派行銷塾》（ https://hardcopy.cafe ）電子報、或是同名的Facebook社團，追蹤最新的內容。如果您使用上列連結訂閱付費限定文章，還可享受第一年5折的優惠。

最後，我想對我的父母親表達最大的謝意。此外，還有過去幾年一直在各方面支持我、為我開拓更多企業和管理視野，讓我從心底願意尊稱「老師」的程天縱先生，長期讀我的文章、給我許多靈感的讀者們，以及許多難以一一致意的客戶、前輩、朋友們。

因為有你們，才有這本書。

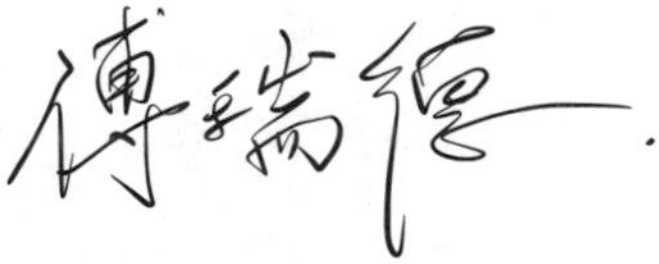

VW00047

傳瑞德的硬派行銷塾：

行銷長的45堂實戰文案技法課

作　　者—傅瑞德
主　　編—林潔欣
企劃主任—王綾翊
美術設計—江儀玲
排　　版—游淑萍

第五編輯部總監—梁芳春
董 事 長—趙政岷
出 版 者—時報文化出版企業股份有限公司
108019 臺北市和平西路 3 段 240 號 3 樓
發行專線—（02）2306-6842
讀者服務專線—0800-231-705．（02）2304-7103
讀者服務傳真—（02）2306-6842
郵撥—19344724　時報文化出版公司
信箱—10899 臺北華江橋郵局第 99 信箱
時報悅讀網—http://www.readingtimes.com.tw
法律顧問—理律法律事務所　陳長文律師、李念祖律師
印　　刷—勁達印刷股份有限公司
一版一刷—2023 年 5 月 12 日
一版二刷—2023 年 6 月 20 日
定　　價—新臺幣 400 元
（缺頁或破損的書，請寄回更換）

時報文化出版公司成立於一九七五年，
並於一九九九年股票上櫃公開發行，於二〇〇八年脫離中時集團非屬旺中，
以「尊重智慧與創意的文化事業」為信念。

傅瑞德的硬派行銷塾：行銷長的45堂實戰文案技法課 = Hardcore copywriting : 45 essential marketing strategy and writing courses / 傅瑞德著. -- 一版. -- 臺北市：時報文化出版企業股份有限公司, 2023.05
面；公分. -
ISBN 978-626-353-736-1（平裝）
1.CST: 行銷策略 2.CST: 廣告文案

496.5　　112005117

ISBN 978-626-353-736-1
Printed in Taiwan